Springer-Lehrbuch

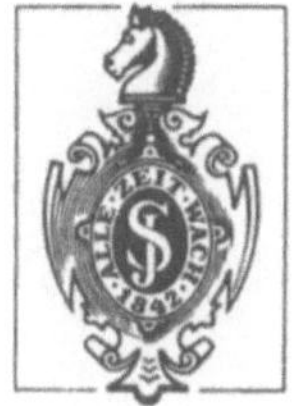

G. Franz   H. Koehler

Drogen und Naturstoffe

Grundlagen und Praxis
der chemischen Analyse

Mit 215 Strukturformeln

Springer-Verlag

Berlin Heidelberg New York
London Paris Tokyo
Hong Kong Barcelona
Budapest

Prof. Dr. Gerhard Franz   Dr. Hildegard Koehler
Lehrstuhl Pharmazeutische Biologie
Universität Regensburg, Universitätsstraße 31
8400 Regensburg

Die Deutsche Bibliothek – CIP-Einheitsaufnahme
Drogen und Naturstoffe: Grundlagen und Praxis der chemischen Analyse /
G. Franz; H. Koehler. – Berlin; Heidelberg; New York; London; Paris; Tokyo;
Hong Kong; Barcelona; Budapest: Springer, 1992
(Springer-Lehrbuch)
ISBN-13: 978-3-540-55285-7   e-ISBN-13: 978-3-642-77376-1
DOI: 10.1007/978-3-642-77376-1
NE: Franz, Gerhard; Koehler, Hildegard

Die Wiedergabe von Gebrauchsnamen, Handelsnamen, Warenbezeichnungen usw. in
diesem Werk berechtigt auch ohne besondere Kennzeichnung nicht zu der Annahme,
daß solche Namen im Sinne der Warenzeichen- oder Markenschutz-Gesetzgebung als
frei zu betrachten wären und daher von jedermann benutzt werden dürften.

Produkthaftung: Für Angaben über Dosierungsanweisungen und Applikationsformen
kann vom Verlag keine Gewähr übernommen werden. Derartige Angaben müssen vom
jeweiligen Anwender im Einzelfall anhand anderer Literaturstellen auf ihre Richtigkeit
überprüft werden.

Satz: Mitterweger Werksatz GmbH, Plankstadt

13/3145-5 4 3 2 1 0 – Gedruckt auf säurefreiem Papier

Vorwort

Eindeutige analytische Methoden zur Beurteilung von Drogen
rücken immer mehr in den Vordergrund des pharmazeutischen
Interesses; dies nicht nur unter dem Gesichtspunkt der Wirk-
stoffcharakterisierung, sondern auch insbesondere im Rahmen
der Qualitätsbeurteilung und Qualitätssicherung von Drogenmaterial und Drogenextrakten in Fertigarzneimitteln, die biogene Wirkstoffe enthalten.

Für eine optimale Standardisierung nach AMG, ferner zur
Stabilitätsprüfung von Drogen und Drogenzubereitungen wird
heute ein breites Spektrum von Methoden gefordert, die z.T.
ihren Niederschlag in Arzneibüchern gefunden haben, z.T. aber
auch der aktuellen Literatur entnommen werden müssen.

Hier zeigt sich, daß gerade in den letzten Jahren eine rasche
Entwicklung auf dem Gebiet der Naturstoffanalytik stattgefun-
den hat. Auch der Gesetzgeber hat diesen experimentellen
Ansprüchen Rechnung getragen, indem er im Rahmen der
neuen Ausbildungsordnung für Apotheker diesem Gebiet großes Gewicht beigemessen hat. Zur raschen qualitativen Beurteilung von Drogen wird nach wie vor die klassische Dünnschicht-
chromatographie ihren hohen Stellenwert beibehalten. Für
quantitative Bestimmungen sind im DAB 10 und anderen Arzneibüchern z.T. moderne Methoden wie Gaschromatographie
und HPLC neben spektroskopischen Verfahren unverzichtbar
geworden.

Wenn auch das normale Apothekenlabor nicht mit derartigen
Analysengeräten ausgestattet sein kann, so müssen den Studie-
renden der Pharmazie moderne Methoden der Naturstoffanalytik geläufig werden, Methoden, die natürlich in Untersuchungslabors und in entsprechenden Einrichtungen der industriellen
Qualitätskontrolle heute unverzichtbar sind.

Das vorliegende Werk soll ein Arbeitsbuch für die tägliche
Praxis der Drogenuntersuchungen darstellen, eine Methodensammlung für die pharmazeutische Ausbildung im weitesten
Sinne, eine Verfahrenssammlung für Untersuchungslabors und
für industrielle Einrichtungen, in denen routinemäßig Bestimmungen von Naturstoffen durchgeführt werden. Nicht zuletzt
auch für das Apothekenlabor soll für den Bereich der DC-Ana-

lytik von Drogen und den entsprechenden Zubereitungen in diesem Kompendium eine Zusammenstellung der wichtigsten Beispiele aus der Praxis aufgelistet werden.

Voraussetzung zur erfolgreichen Durchführung der exemplarisch aufgeführten Untersuchungen sind jedoch Grundkenntnisse in der modernen Laborpraxis.

Aus diesem Grunde wurde auch auf detaillierte Beschreibungen von Geräten, Abbildungen von Chromatogrammen etc. verzichtet.

Die aufgeführten Beispiele sind den aktuellen Arzneibüchern, insbesondere denen des deutschsprachigen Raumes entnommen. Ferner dokumentieren sie analytische Neuentwicklungen, die ihren Niederschlag in der aktuellen wissenschaftlichen Literatur gefunden haben.

Ein großer Teil der angeführten Methoden ist vor der Übernahme in dieses Buch von den Autoren kritisch überprüft und validiert worden. Dies gilt naturgemäß weniger für die gesetzlich verbindlichen Arzneibuchvorschriften als für die Literaturbeispiele, die bislang keinen Niederschlag in gesetzlichen Vorschriften gefunden haben. In den meisten Verfahren konnte auf die Verwendung halogenierter Lösungsmittel verzichtet werden, deren Einsatz in Zukunft immer mehr eingeschränkt werden wird (keine Verwendung von Chloroform im DAB 10).

Die Autoren sind sich bewußt, daß sie keine lückenlose Methodensammlung vorgelegt haben. Es wurde versucht, sich auf wichtige, für die pharmazeutische Praxis relevante Analysenbeispiele zu beschränken. Bewußt ausgeklammert wurden die aktuellen Gebiete der Kontaminationsanalytik pflanzlicher Drogen mit Schwermetallen, Herbiziden und Pestiziden, ferner der Nachweis von mikrobiellen Verunreinigungen. Für derartige Untersuchungen sollte die neuere Spezialliteratur konsultiert werden.

Auch Methoden zur biologischen Wirkwertbestimmung haben kaum Aufnahme gefunden, da diese Kapitel den Rahmen des vorliegenden Buches gesprengt hätten. Hingegen ist jedoch das eine oder andere Kapitel etwas umfangreicher ausgefallen, so z.B. im Bereich der Kohlenhydrate, da auf diesem speziellen Gebiet bei den Autoren ein umfangreiches Methodenspektrum aufgrund eigener Forschungsarbeiten vorliegt.

Viele der angeführten Methoden, insbesondere die Arzneibuchmethoden, stellen Konventionsmethoden dar. Dies bedeutet, daß für reproduzierbare Ergebnisse alle aufgeführten Parameter exakt eingehalten werden müssen, auch wenn durch Variation verschiedener Analysenbedingungen bessere Ergebnisse erzielt werden könnten. Es sind den folgenden Kapiteln allgemeine Erklärungen vorangestellt, die sich insbesondere mit den rechnerischen Auswertungen der erhaltenen quantitativen Ergebnisse befassen.

Die Gliederung des Methodenteils erfolgte nach dem klassischen Schema der chemisch definierten Stoffgruppen, wie sie in vielen Lehrbüchern dokumentiert ist.

In Einführungen zu den einzelnen Abschnitten erfolgte nur eine knappe Definition der behandelten Stoffgruppen und eine chemische Abgrenzung mit den wichtigsten Grundstrukturen. Weiterführende Angaben und therapeutische Anwendungsbeispiele sind in Lehrbüchern der pharmazeutischen Biologie in großer Zahl vorhanden.

Leider lag den Autoren bei Abschluß des Manuskripts das DAB 10 noch nicht vor, so daß die entsprechenden Angaben und Zitate dem DAB 9 resp. dem dazugehörenden Kommentar entstammen. Wesentliche methodische Änderungen sind jedoch im neu herausgegebenen Arzneibuch nicht zu verzeichnen.

Mitteilungen der Fa. B & K, München und der Fa. Pharma Stulln können von den Autoren auf Anfrage bezogen werden.

Sehr herzlich möchten sich die Autoren bei Herrn R. Gaßner bedanken für Literaturrecherchen und gewissenhafte Nachprüfung vieler Arbeitsvorschriften im Labor, bei Herrn P. Böddeker für sorgfältige Durchsicht der Texte und bei Herrn D. Rauscher für Hilfe bei den Schreibarbeiten.

Regensburg, im Juni 1992 *G. Franz   H. Koehler*

Inhaltsverzeichnis

Kapitel 1 Alkaloide   1

Allgemeine qualitative Nachweismethoden
für Alkaloide mit Fällungsreagentien   6

Allgemeiner DC-Nachweis von Alkaloiden
in Drogen   8

  1. DC-Nachweis der Alkaloide in Opium   9
  2. DC-Nachweis der Alkaloide in Schöllkraut
    (Chelidonii herba)   11
  3. DC-Nachweis der Alkaloide in Belladonnablättern
    und -wurzeln (Belladonnae folium und radix),
    in Hyoscyamusblättern (Hyoscyami folium)
    und in Stramoniumblättern (Stramonii folium)   12
  4. DC-Nachweis von Nicotin in verschiedenen
    Tabaksorten mit TAS   14
  5. DC-Nachweis der Alkaloide in Ipecacuanhawurzel
    und -extrakt (Ipecacuanhae radix, extractum)   15
  6. DC-Nachweis der Alkaloide in Chinarinde
    (Cinchonae succirubrae cortex)   16
  7. DC-Nachweis der Alkaloide in Rauwolfiawurzel
    (Rauwolfiae radix)   18
  8. DC-Nachweis der Alkaloide in Strychnossamen
    (Semen strychni)   19
  9. DC-Nachweis der Alkaloide in Ephedrakraut
    (Ephedrae herba)   20
10. DC-Nachweis der Alkaloide in Besenginsterkraut
    (Sarothamni scoparii herba)   21
11. DC-Nachweis der Alkaloide in Boldoblättern
    (Boldo folium)   22
12. DC-Nachweis der Alkaloide in Quebrachorinde
    (Quebracho cortex)   24
13. HPLC-Bestimmung der Alkaloide in Opium   25
14. HPLC-Bestimmung von Hyoscyamin und Scopolamin
    in Belladonnablättern, -wurzeln (Belladonnae folium,
    radix) und entsprechenden Zubereitungen   26

15. HPLC-Bestimmung der Glykoalkaloide
in Kartoffelprodukten 28
16. HPLC-Bestimmung von Emetin und Cephaelin
in Ipecacuanhawurzel (Ipecacuanhae radix) 29
17. HPLC-Bestimmung der Alkaloide in Chinarinde
(Cinchonae succirubrae cortex) 30
18. HPLC-Bestimmung von Coffein in Tee, Kaffee,
Colasamen und Schokolade 31
19. GC-Bestimmung von Coffein in Tee, Kaffee,
Colasamen und Schokolade 33
20. Photometrische Bestimmung von Chelidonin
in Schöllkraut (Chelidonii herba) 34
21. Photometrische Bestimmung der Alkaloide
in Rauwolfiawurzel (Rauwolfiae radix) 35
22. Photometrische Bestimmung der Alkaloide
in Strychnosarten 36
23. Photometrische Bestimmung der Alkaloide
in Besenginsterkraut (Sarothamni scoparii herba) . . . 37
24. Photometrische Bestimmung von Boldin
in Boldoblättern (Boldo folium) 39
25. Photometrische Bestimmung von Colchicin
in Herbstzeitlosensamen (Colchici semen) 39
26. Photometrische Bestimmung von Yohimbin
in Quebrachorinde (Quebracho cortex) 41
27. Maßanalytische Bestimmung der Alkaloide
in Belladonnablättern und -wurzeln
(Belladonnae folium und radix) 42
28. Maßanalytische Bestimmung der Alkaloide
aus Ipecacuanhaextrakt (Ipecacuanhae extractum) . . . 44
29. Maßanalytische Bestimmung der Alkaloide
in Ipecacuanhawurzel (Ipecacuanhae radix) 45
30. Maßanalytische Bestimmung der Alkaloide
in Strychnossamen (Semen Strychni) 46

Kapitel 2 Ätherische Öle 49

Sprüh-Reagentien für den Nachweis
ätherischer Ölkomponenten nach DC 53

Anisaldehyd-Reagenz 53

Molybdatophosphorsäure-Reagenz 53

Kaliumpermanganat-Schwefelsäure-Reagenz 53

1. DC-Nachweis ätherischer Ölkomponenten
   in Pfefferminzblättern (Menthae piperitae folium)
   und in Pfefferminzöl (Menthae piperitae aetheroleum) . 53
2. DC-Nachweis des ätherischen Öls in Melissenblättern
   (Melissae folium) 55
3. DC-Nachweis der ätherischen Öle in Salbeiblättern
   (Salviae folium) und in Blättern des dreilappigen
   Salbeis (Salviae trilobae folium) 56
4. DC-Nachweis des ätherischen Öls in
   Eucalyptusblättern (Eucalypti folium) 57
5. DC-Nachweis des ätherischen Öls in Kalmus
   (Calami rhizoma) 58
6. DC-Nachweis des ätherischen Öls in Thymian
   (Thymi herba) 59
7. DC-Nachweis der Hauptkomponenten in Lavendelöl
   (Lavandulae aetheroleum) 60
8. DC-Nachweis der Hauptkomponenten in Citronenöl
   (Limonis aetheroleum) 61
9. DC-Nachweis der Hauptkomponenten in Citronellöl
   (Citronellae aetheroleum) 62
10. Vergleichender DC-Nachweis der ätherischen Öle in
    verschiedenen Coniferen (Abies- und Pinus-Arten) . . 63
11. DC-Nachweis des ätherischen Öls in Wacholderbeeren
    (Juniperi pseudofructus) 64
12. DC-Nachweis des ätherischen Öls in Kamillenblüten
    nach TAS-Auftragung (Matricariae flos) 65
13. DC-Nachweis des ätherischen Öls in Kamillenblüten
    (Matricariae flos) nach Perkolation 66
14. DC-Nachweis des ätherischen Öls in Gewürznelken
    (Cariophylli flos) 67
15. DC-Nachweis der Hauptkomponenten in Nelkenöl
    (Caryophylli aetheroleum) 69
16. DC-Nachweis des ätherischen Öls in Zimtrinde
    (Cinnamomi cortex) 70
17. DC-Nachweis der Hauptkomponenten des Zimtöls
    (Cinnamomi aetheroleum) 71
18. DC-Nachweis des ätherischen Öls in Javanischer
    Gelbwurz (Curcumae rhizoma) 72
19. DC-Nachweis des ätherischen Öls in Galgant
    (Galangae rhizoma) 73
20. DC-Nachweis der ätherischen Ölkomponenten
    in Kümmel (Carvi fructus) und in Kümmelöl
    (Carvi aetheroleum) 74
21. DC-Nachweis des ätherischen Öls in Anis
    (Anisi fructus) 76

22. DC-Nachweis der Hauptkomponenten
in Anisöl (Anisi aetheroleum)
und Fenchelöl (Foeniculi aetheroleum)   77
23. DC-Nachweis des ätherischen Öls in Fenchel
(Foeniculi fructus)   78
24. DC-Nachweis des ätherischen Öls in Liebstöckelwurzel
(Levistici radix)   79
25. DC-Nachweis des ätherischen Öls in Baldrianwurzel
(Valerianae radix)   80
26. HPLC-Bestimmung von Valerensäuren und Valerenal
in Baldrianwurzel (Valerianae radix)   81
27. GLC-Analyse von ätherischen Ölen am Beispiel des
Fenchelöls (Foeniculi aetheroleum)
Kümmelöls (Carvi aetheroleum)
Lavendelöls (Lavandulae aetheroleum)   83
28. Quantitative Bestimmung ätherischer Öle in Drogen
nach Isolierung durch Wasserdampfdestillation   84
29. Quantitative Bestimmung der ätherischen Öle (Ester)
in Lavendelöl (Lavandulae aetheroleum)
nach ihrer Verseifung   86
30. Volumetrische Bestimmung der Hauptkomponenten
in Nelkenöl (Caryophylli aetheroleum)   87
31. Maßanalytische Bestimmung der ätherischen Öle
(Carbonyl-Verbindungen) nach Oximbildung
in Zimtöl (Cinnamomi aetheroleum)
oder Citronenöl (Limonis aetheroleum)   88
32. Maßanalytische Bestimmung der Hauptkomponenten
(Terpenalkohole) nach Acetylierung in Citronellöl
(Citronellae aetheroleum)   90
33. Gravimetrische Bestimmung des ätherischen Öls
in Liebstöckelwurzel (Levistici radix)   91

Kapitel 3 Harze und Balsame   93

1. DC-Nachweis der Sesquiterpene in Myrrhe (Myrrha) .   94
2. DC-Nachweis der Harzbestandteile in Perubalsam
(Balsamum peruvianum)   95

Kapitel 4 Glykoside. 97

Herzwirksame Glykoside 98

Allgemeine Nachweise von Herzglykosiden
in Drogen 104

Cardenolide. 104

Kedde-Reaktion 104

Baljet-Reaktion 105

Raymond-Reaktion 105

Xanthydrol-Reaktion. 105

Keller-Kiliani-Reaktion 106

Allgemeiner DC-Nachweis der Herzglykoside
in Drogen 106

1. DC-Nachweis der Herzglykoside in Blättern
   des roten Fingerhuts (Digitalis purpureae folium) . . . 107
2. RP-TLC-Nachweis der Herzglykoside in Blättern
   des wolligen Fingerhuts (Digitalis lanatae folium) . . . 109
3. DC-Nachweis der Herzglykoside in Blättern
   des wolligen Fingerhuts (Digitalis lanatae folium) . . . 110
4. DC-Nachweis der Herzglykoside
   in Maiglöckchenkraut (Convallariae herba) 112
5. DC-Nachweis der Herzglykoside in Meerzwiebel
   (Scillae bulbus). 112
6. DC-Nachweis der Herzglykoside in Adoniskraut
   (Adonidis herba). 113
7. DC-Nachweis der Herzglykoside in Oleanderblättern
   (Oleandri folium) 114
8. HPLC-Bestimmung der Herzglykoside
   in Fingerhutblättern (Digitalis purpureae oder
   lanatae folium). 116
9. HPLC-Bestimmung der Herzglykoside
   in Maiglöckchenkraut (Convallariae herba) 117
10. HPLC-Bestimmung der Herzglykoside
    in Meerzwiebeln (Urginea maritima). 119
11. Photometrische Bestimmung der Herzglykoside
    in Fingerhutblättern (Digitalis purpureae oder
    lanatae folium) 120
12. Photometrische Bestimmung der Herzglykoside
    in Strophantussamen (Strophanti semen)
    nach DC-Trennung. 122

Flavonglykoside 124

**Allgemeine Nachweismethoden für Flavonoide
in Drogen** 129

Farbreaktion nach Wilson-Tauböck 130

Farbreaktion nach Shinoda 130

Reaktion nach Pew 131

Reduktion mit Natriumborhydrid 131

Zirkonium-Citronensäure-Test 131

**DC-Nachweis der Flavonoide in Drogen mit
Mikrowellen-Bedampfungstechnik im Vergleich
mit konventioneller Nachweismethode** 132

1. DC-Nachweis der Flavonoide in Arnikablüten
   (Arnicae flos) 134
2. DC-Nachweis der Flavonoide in Huflattichblättern
   (Farfarae folium) 134
3. DC-Nachweis der Flavonoide in Kamillenblüten
   (Chamomillae romanae flos) 135
4. DC-Nachweis der Flavonoide in Mariendistelfrüchten
   (Cardui mariae fructus) 136
5. DC-Nachweis der Flavonoide in Birkenblättern
   (Betulae folium) 136
6. DC-Nachweis der Flavonoide in Lindenblüten
   (Tiliae flos) 137
7. DC-Nachweis der Flavonoide in Pomeranzenschale
   (Aurantii pericarpium) 138
8. DC-Nachweis der Flavonoide in Schachtelhalmkraut
   (Equiseti herba) 138
9. DC-Nachweis der Flavonoide in Weißdornblättern
   mit Blüten (Crataegi folium cum flore) 139
10. DC-Nachweis der Flavonoide in Passionsblumenkraut
    (Passiflorae herba) 140
11. DC-Nachweis der Flavon-C-glykosyle
    in Buchweizensamen (Fagopyri semen) 141
12. HPLC-Bestimmung der Flavonoide in Kamillenblüten
    (Matricariae flos) 142
13. HPLC-Bestimmung der Flavonoide in Birkenblättern
    (Betulae folium) 143
14. HPLC-Bestimmung der Flavonoide
    in Schachtelhalmkraut (Equiseti herba) 144

15. HPLC-Nachweis der Flavonglykosyle
in Buchweizensamen (Fagopyri semen) 146
16. HPLC-Bestimmung der Flavonoide in Ginkgo biloba . 147
17. Photometrische Bestimmung der Flavonoide in Drogen
Arnikablüten (Arnicae flos)
Birkenblättern (Betulae folium)
Holunderblüten (Sambuci flos)
Weißdornblättern mit Blüten (Crataegi folium cum flore)
Passionsblumenkraut (Passiflorae herba)
Rautenkraut (Rutae herba) 148
18. Photometrische Bestimmung der Flavanone
in Mariendistelfrüchten (Cardui mariae fructus). 150

Saponinglykoside 152

Allgemeine Nachweise von Saponinen
in Drogen 154

Schaumprobe 154

Hämolyseversuch 155

1. DC-Nachweis der Saponine in Primelwurzel
(Primulae radix) 156
2. DC-Nachweis und semiquantitative Bestimmung
der Saponine in Senegawurzel (Polygalae radix) 157
3. DC-Nachweis der Saponine in Roßkastaniensamen
(Hippocastani semen). 158
4. DC-Nachweis der Saponine in Süßholzwurzel
(Liquiritiae radix) 159
5. DC-Nachweis der Glycyrrhizinsäure in Süßholzwurzel
(Liquiritiae radix) 160
6. DC-Nachweis der Saponine in Ginsengwurzel
(Ginseng radix). 161
7. HPLC-Bestimmung der Saponine
in Roßkastaniensamen (Hippocastani semen) 162
8. HPLC-Bestimmung der Glycyrrhizinsäure
in Süßholzwurzel (Liquiritiae radix) 165
9. HPLC-Bestimmung der Saponine (Ginsenoside)
in Ginsengtrockenextrakt, -fluidextrakt, -wurzeln,
-blättern und -tees 166
10. Photometrische Bestimmung der Saponine
in Roßkastaniensamen (Hippocastani semen) 168
11. Photometrische Bestimmung der Saponine in Süßholzwurzel (Liquiritiae radix) nach DC-Abtrennung . . 169
12. Photometrische Bestimmung der Ginsenoside
in Ginsengwurzel (Ginseng radix). 171

Anthrachinonglykoside ... 173

Allgemeine Nachweise von Anthrachinonglykosiden in Drogen ... 176

Bornträger-Reaktion ... 176

Shouteten-Reaktion ... 176

 1. DC-Nachweis der Anthrachinonglykoside
    in Rhabarberwurzel (Rhei radix) ... 177
 2. DC-Nachweis von Anthrachinonglykosiden
    in Cascararinde (Rhamni purshianae cortex)
    und Faulbaumrinde (Frangulae cortex) ... 178
 3. DC-Nachweis der Anthrachinonglykoside
    in Curaçao-Aloe (Aloe barbadensis)
    und Kap-Aloe (Aloe capensis) ... 179
 4. DC-Nachweis der Anthrachinonglykoside
    in Sennesblättern (Sennae folium) ... 181
 5. HPLC-Bestimmung der Anthrachinonglykoside
    in Faulbaum- und Cascararinde
    (Frangulae und Rhamni purshianae cortex) ... 182
 6. HPLC-Bestimmung von Aloin in Kap-Aloe
    (Aloe capensis) ... 183
 7. HPLC-Bestimmung von Hypericin in Johanniskraut
    (Hyperici herba) ... 184
 8. Photometrische Bestimmung der Anthrachinon-
    glykoside in Rhabarberwurzel (Rhei radix) ... 185
 9. Photometrische Bestimmung der Anthrachinon-
    glykoside in Faulbaumrinde (Frangulae cortex) ... 186
10. Photometrische Bestimmung der Anthrachinon-
    derivate in Cascararinde (Rhamni purshianae cortex) . 187
11. Photometrische Bestimmung der Anthrachinon-
    derivate in Curaçao Aloe (Aloe barbadensis)
    und Kap-Aloe (Aloe capensis) ... 189
12. Photometrische Bestimmung der Anthrachinon-
    glykoside in Sennesblättern (Sennae folium) ... 190

Senfölglykoside ... 192

 1. DC-Nachweis von Alliin und
    – nach enzymatischer Reaktion –
    von Allicin in Knoblauch (Allii sativi bulbus) ... 192
 2. HPLC-Bestimmung von Alliin bzw. Allicin
    in Knoblauch (Allii sativi bulbus) ... 194
 3. GLC-Bestimmung von Alliin in Knoblauch
    (Allii sativi bulbus) ... 196

Phenolglykoside 198

Allgemeiner DC-Nachweis
phenolischer Verbindungen in Drogen 199

1. DC-Nachweis der Phenolderivate
   in Bärentraubenblättern (Uvae ursi folium) 200
2. HPLC-Bestimmung der Phenolderivate
   in Bärentraubenblättern (Uvae ursi folium) 201
3. HPLC-Bestimmung von Salicin in Weidenrinde
   (Salicis cortex) 202
4. Photometrische Bestimmung
   von Hydrochinonderivaten in Bärentraubenblättern
   (Uvae ursi folium) 203

Kapitel 5 Gerbstoffe 205

Allgemeine Nachweise von Gerbstoffen
in Drogen 207

Farbreaktion mit Eisen(III)-chlorid 207

**Fällungsreaktion mit Bleiacetat-,
Strychnin-Natriumchlorid- oder Gelatine-Lösung** 208

1. DC-Nachweis von Gerbstoffen in Ratanhiawurzel
   (Ratanhiae radix) 209
2. DC-Nachweis der Gerbstoffe in Tormentillwurzelstock
   (Tormentillae rhizoma) 210
3. DC-Nachweis der Gerbstoffe in Johannisbrot
   (Ceratoniae fructus) 211
4. DC-Nachweis in Hamamelisblättern oder -rinde
   (Hamamelidis folium oder cortex) 212
5. HPLC-Bestimmung der Caffeoylchinasäuren und
   Flavonoide in der Artischocke (Cynara scolymus L.) . 213
6. Photometrische Bestimmung der Gerbstoffe
   in Drogen mit der Hautpulvermethode 214
7. Gravimetrische Bestimmung der Gerbstoffe
   in Drogen mit der Hautpulvermethode
   Zur Bestimmung der Gerbstoffe
   in Tormentillwurzelstock (Tormentillae rhizoma) 216

Kapitel 6 Bitterstoffe 219

Allgemeine Bitterwert-Bestimmung in Drogen . . . 222

Allgemeine DC-Nachweise von Bitterstoffen
in Drogen 223

  1. DC-Nachweis der Bitterstoffe in Arnikablüten
     (Arnicae flos)
     Unterscheidung von Arnica montana
     und A. chamissonis 224
  2. DC-Nachweis der Bitterstoffe in Enzianwurzel
     (Gentianae radix) 226
  3. DC-Nachweis der Bitterstoffe in Tausendgüldenkraut
     (Centaurii herba) 227
  4. DC-Nachweis der Bitterstoffe in Hopfenzapfen
     (Lupuli strobulus) 229
  5. DC-Nachweis der Bitterstoffe in Teufelskrallenwurzel
     (Harpagophyti radix) 230
  6. HPLC-Bestimmung der Sesquiterpenlactone
     (Bitterstoffe) in Arnikablüten (Arnicae flos) 231
  7. HPLC-Bestimmung der Bitterstoffe in Enzianwurzel
     (Gentianae radix) 233
  8. HPLC-Bestimmung der Bitterstoffe in Hopfenzapfen
     (Lupuli strobulus) 235
  9. HPLC-Bestimmung von Harpagosid
     in Teufelskrallenwurzel (Harpagophyti radix) 236
 10. GLC-Bestimmung der Sesquiterpenlactone
     (Bitterstoffe) in Arnikablüten (Arnicae flos) 237
 11. Photometrische Bestimmung der Sesquiterpenlactone
     in Arnikablüten (Arnicae flos) 238
 12. Photometrische Bestimmung der Bitterstoffe
     in Condurangorinde (Condurango cortex)
     nach DC-Trennung 239

Kapitel 7 Scharfstoffe 241

  1. DC-Nachweis der Scharfstoffe in Cayennepfeffer
     (Capsici fructus acer) 242
  2. HPLC-Bestimmung der Capsaicinoide
     in Cayennepfeffer (Capsici fructus acer) 243
  3. Photometrische Bestimmung der Capsaicinoide
     in Cayennepfeffer (Capsici fructus acer) 244

Kapitel 8 Cumarine 247

**Allgemeiner DC-Nachweis von Cumarinen
in Drogenextrakten** 249

1. DC-Nachweis der Cumarine in Ammi visnaga
   Früchten (Ammeos visnagae fructus) 250
2. HPLC-Bestimmung der Cumarine in Bibernellwurzel
   (Pimpinella radix) 251
3. HPLC-Bestimmung der Furanocumarine
   in den Wurzeln von Sumpfhaarstrang
   (Peucedanum palustre) 252
4. Photometrische Bestimmung der γ-Pyrone in Ammi
   visnaga Früchten (Ammeos visnagae fructus) 253

Kapitel 9 Kohlenhydrate 255

1. Nachweis reduzierender Zucker mittels Fehlingscher
   Reaktion z.B. in Honig 256
2. Nachweis von Ketosen mittels Selivanow-
   oder Zerewitinow-Reaktion z.B. in Honig 256
3. Nachweis reduzierender Zucker mittels p-Hydroxy-
   benzoesäure-Hydrazid (PAHBAH)-Test 257
4. Nachweis freier und glykosidisch gebundener Pentosen
   mittels Orcin-Test 258
5. Nachweis freier und glykosidisch gebundener Hexosen
   mittels Anthrontest 259
6. Nachweis freier und glykosidisch gebundener
   6-Desoxyhexosen mittels Cystein/Schwefelsäure-Test . . 260
7. Nachweis freier und glykosidisch gebundener
   Uronsäuren mittels Hydroxy-biphenyl-Test 261
8. Bestimmung von Cellulose mittels Updegraff-Test in
   biologischen Materialien und technischen Produkten
   wie Zeitungspapier u.ä. 262
9. Gewinnung der Rohpolysaccharide durch Extraktion
   aus Drogenmaterial 263
10. Ionenaustauschchromatographische Auftrennung
    saurer und neutraler Fraktionen
    in Rohpolysacchariden aus Drogen 264
11. DC-Nachweis von Aldohexosen und -pentosen
    sowie Hexuronsäuren 265
12. DC-Nachweis von reduzierenden Mono-, Di-
    und Trisacchariden in biologischem Material 266
13. DC-Nachweis von Alginat in Getränken (Bier) 267
14. HPTLC-Nachweis der Zucker im Nektar
    von Digitalisblüten 269

15. PC-Trennung von Fructose und Glucose
    in einem Inulinhydrolysat 270
16. Präparative PC-Trennung von Mono- und Oligomeren
    aus Polysaccharid-Partialhydrolysaten
    am Beispiel der Glucomannane aus Lilium-Arten . . . 271
17. HPLC-Bestimmung der Neutralzucker
    aus Schleimpolysacchariden 273
18. HPLC-Bestimmung von Uronsäuren, Aldonsäuren,
    deren Lactonen und verwandten Verbindungen
    in Polysacchariden 275
19. HPLC-Bestimmung der Kohlenhydrate in Honig
    mit Nachweis durch gepulsten
    Amperometrie-Detektor (PAD) 276
20. GC-Bestimmung von Mono-, Di- und Trisacchariden
    über ihre Trimethylsilylderivate
    (Silylierungsanalyse von Oligosacchariden) 278
21. GC-Bestimmung von Monosacchariden
    nach Derivatisierung zu Alditolacetaten
    (Acetylierungsanalyse) 279
22. Strukturanalyse von Polysacchariden
    durch GC-Analyse der Monosaccharidbausteine nach
    Derivatisierung zu Acetyl-methyl-alditolderivaten
    (Methylierungsanalyse) 280

Kapitel 10 Lipide und Lipoide 285

DC-Nachweis fetter Öle 286

1. DC-Nachweis der Triglyceride in Kakaobutter
   (Cacao oleum) 287
2. DC-Nachweis der Fettsäureester in Carnaubawachs
   (Cera carnaubae) 288
3. HPLC-Bestimmung der Fettsäurezusammensetzung
   in fetten Ölen oder Wachsen
   nach schonender Derivatisierung 289
4. HPLC-Bestimmung von Fettsäuren
   in pflanzlichen Fetten und Harzen nach Verseifung . . . 291
5. GC-Analyse von fetten Ölen 292
6. GC-Bestimmung von Erucasäure in Rapsöl
   (Oleum Rapae) 294
7. Gravimetrische Bestimmung der Fettfraktion
   in Mandeln (Amygdali semen) 295

Sachverzeichnis 297

Allgemeine Erklärungen

Abkürzungen

AMG	Arzneimittelgesetz
DC	Dünnschichtchromatographie
G(L)C	Gas(flüssigkeits)chromatographie (gas (liquid) chrom.)
h	Stunden
HPLC	Hochdruckflüssigkeitschromatographie (high performance liquid chromatography)
ID	Innendurchmesser
L	Länge
L	Liter
min	Minuten
ml	Milliliter
ms	Millisekunden (s/1000)
PC	Papierchromatographie
R, RN	im DAB 9 unter Reagentien beschriebene Substanzen oder Lösungen
s	Sekunden

Pulverisierte Drogen

Die Zahlenangabe in ( ) bei pulverisierten Drogen gibt Siebnummern nach DAB 9 an. Sie soll als Hinweis für den Feinheitsgrad der Droge gesehen werden, der erforderlich ist für die Erfassung der Inhaltsstoffe nach der jeweiligen Bestimmungsmethode. Die Zahlen liegen i.d.R. zwischen 125 und 710 (= Maschenweite in mm) und entsprechen feiner bis grober Pulverung. Falls keine Siebnummer angegeben ist, sollte ein Pulver eines mittleren Zerkleinerungsgrades verwendet werden.

Photometrie

Berechnung der Mengen in der quantitativen Analyse mit UV-Vis-Spektroskopie

Die gemessene Absorption A ist der durchlaufenen Schichtdicke b und der Konzentration c der gelösten Substanz proportional gemäß der Gleichung:

$$A = \varepsilon \cdot c \cdot b$$

ε = molarer Absorptionskoeffizient, wenn b in cm und c in Mol/l ausgedrückt werden.

Die substanzspezifische Absorption A(1%/1cm) einer gelösten Substanz ist die Absorption einer Lösung (1 g/100 ml) in einer Schichtdicke von 1 cm bei einer gegebenen Wellenlänge.

Angaben zu Küvetten für photometrische Messungen

Wenn keine genaueren Angaben bestehen, sind für die Messungen 1 cm Glasküvetten erforderlich.

Chromatographie

Methode des internen Standards in der Gaschromatographie (GLC) und Hochdruck-Flüssigkeitschromatographie (HPLC)

Eichanalyse: Der interne Standard darf in seinem chromatographischen Verhalten mit keiner Komponente der Analysensubstanz überlappen!

Vom internen Standard und einer typischen Komponente des Analysengemischs wird eine bekannte, gleichgroße Menge (1+1) eingewogen und chromatographiert. Aus dem Verhältnis der beiden Peakflächen zueinander läßt sich der Korrekturfaktor ermitteln, der für Substanzen ähnlicher chemischer Struktur in etwa gleich ist. Für genaue Messungen muß er für jede Komponente ermittelt werden. Bei identischer Einwaage gilt:

$$k_i = \frac{A_i}{A_{St}}$$

k_i = Korrekturfaktor der Komponente i
A_i = Peakfläche der Komponente i
A_{St} = Peakfläche des internen Standards

Dem Analysengemisch wird eine bekannte Menge interner Standard zugesetzt und aus den Peakflächen der Komponenten unter Berücksichtigung des Korrekturfaktors die Menge der Einzelkomponenten errechnet nach:

$$E_i = \frac{E_{St} \cdot A_i \cdot k_i}{A_{St}}$$

E_i = Menge Komponente i des Analysengemischs in mg
E_{St} = Einwaage interner Standard in mg
A_i = Peakfläche der Komponente i
A_{St} = Peakfläche des internen Standards
k_i = Korrekturfaktor der Komponente i

Methode des externen Standards in der GC und HPLC

Unter den bei der Analyse zu benutzenden Arbeitsbedingungen wird ein Gemisch von Reinsubstanzen, das in seiner Zusammensetzung der zu analysierenden Probe möglichst ähnlich sein soll, gaschromatographisch getrennt und über die Peakflächen durch automatische Integration (oder die Dreiecksberechnung: Höhe * Breite auf halber Höhe) bestimmt. Aus der bekannten Zusammensetzung des Modellgemischs und den gefundenen Peakflächen werden die Korrekturfaktoren errechnet nach der Gleichung:

$$f_i = \frac{C_{iM}}{A_{iM}}$$

f_i = Korrekturfaktor für Substanz i
C_{iM} = Konzentration der Komponente i im Modellgemisch M (%)
A_{iM} = Flächenprozente der Komponente i im Modellgemisch M

Unter Berücksichtigung der Korrekturfaktoren läßt sich die prozentuale Zusammensetzung des Analysengemischs nach folgender Formel errechnen:

$$C_i = \frac{100 \cdot F_i \cdot f_i}{f_1 F_1 + f_2 F_2 + f_3 F_3 + \ldots f_n F_n}$$

C_i = Konzentration der Substanz i in Gew.-%
F_i = Peakfläche der Substanz i
f_i = Korrekturfaktor für Substanz i

Bei fehlenden Referenzsubstanzen kann man näherungsweise eine relative Mengenbestimmung über den direkten Vergleich der Flächen durchführen. Der Fehler bei diesem Verfahren kann jedoch erheblich sein.

Kapitel 1 **Alkaloide**

Die Wirkstoffgruppe der Alkaloide ist chemisch nicht exakt zu definieren. Ganz allgemein umfaßt sie pflanzliche Inhaltsstoffe, die Stickstoffheterocyclen sind, basisch reagieren und charakteristische physiologische Wirkungen im menschlichen und tierischen Organismus zeigen.

Da sich eine Vielzahl von Verbindungen in diese Gruppe einordnen läßt, ist eine Unterteilung nach biogenetischen Gesichtspunkten in *Protoalkaloide, Pseudoalkaloide* und *Alkaloide im engeren Sinn* sinnvoll.

Protoalkaloide sind unmittelbar aus Aminosäuren durch Decarboxylierung oder N-Methylierung gebildete einfache Basen wie biogene Amine oder Betaine.

Beispiele: Cholin, Ephedrin, Mescalin, auch das Säureamid Capsaicin

Pseudoalkaloide leiten sich zumeist aus dem Isopren-Stoffwechsel ab wie z.B. die Steroid- oder Diterpenalkaloide und weisen einen eher zufälligen Stickstoffgehalt auf.

Beispiele: Protoveratrin, Solanin

Alkaloide im engeren Sinn entstehen aus Aminosäuren und einem nicht stickstoffhaltigen Reaktionspartner, enthalten immer ein bis mehrere heterocyclische N-Atome, reagieren basisch und zeigen physiologische Wirkungen besonders auf Teile des Nervensystems.

Beispiele: Hyoscyamin, Papaverin, Morphin, Chinin, Coffein, Strychnin

In den Frischpflanzen und Drogen liegen die Alkaloide selten als freie Basen, in der Regel als Salze organischer Säuren oder an Gerbstoffe gebunden vor.

Formelbeispiele in alphabetischer Reihenfolge:

Ajmalin

Atropamin

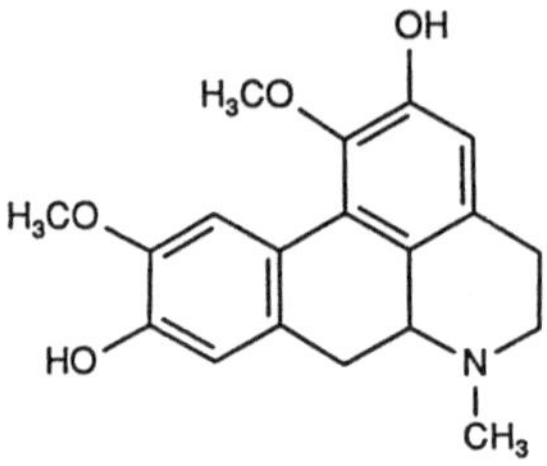

Boldin

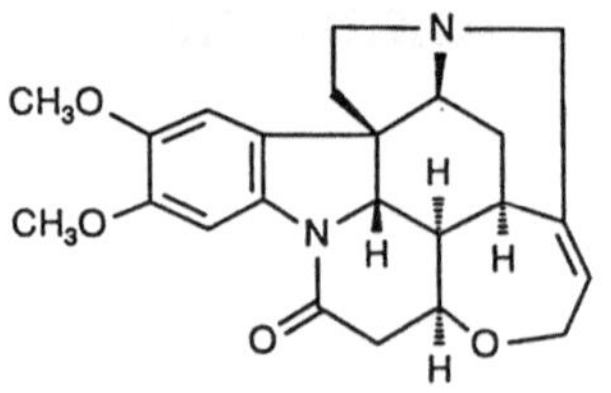

Brucin

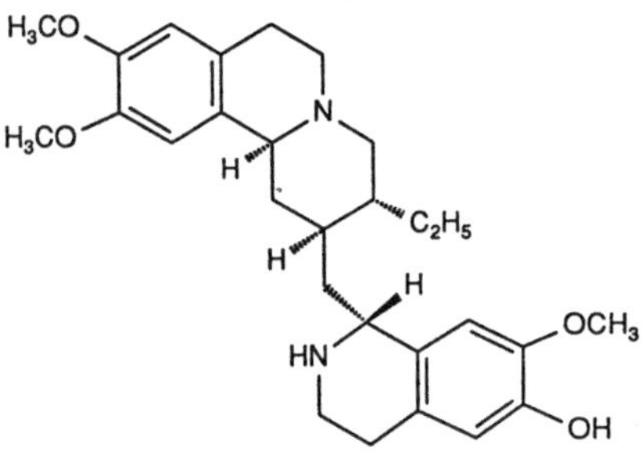

Cephaelin

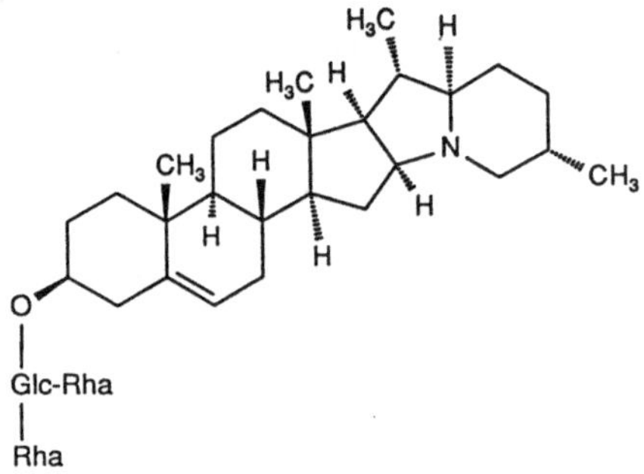

α-Chaconin

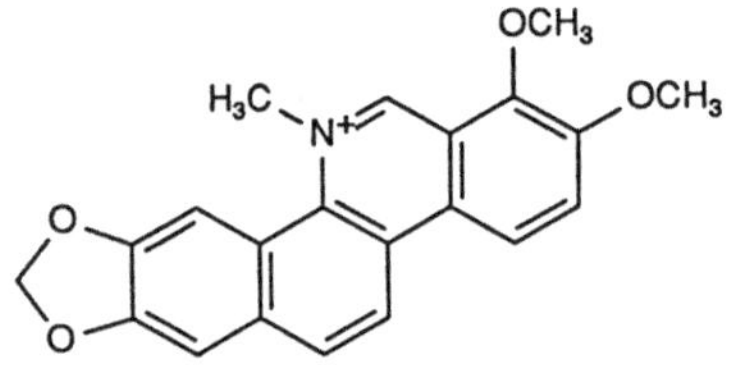

Chelerythrin

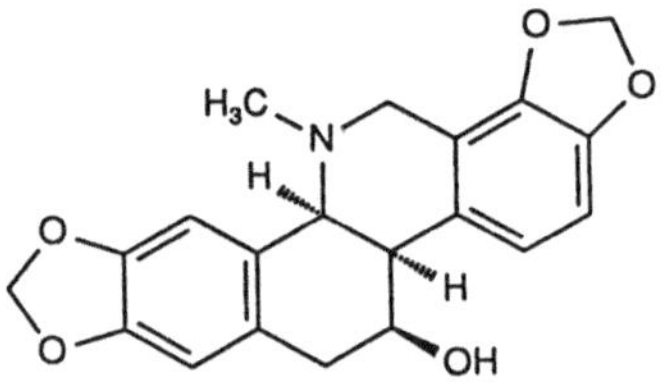

Chelidonin

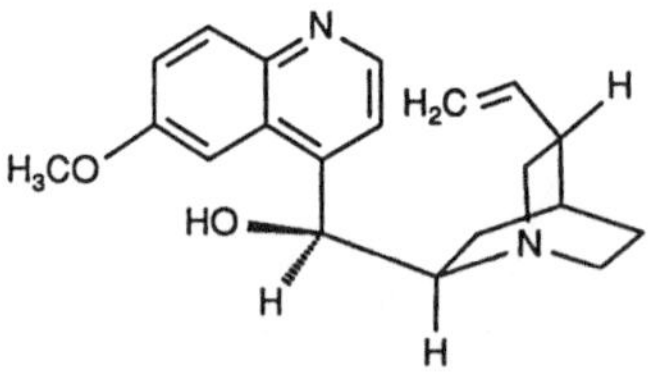

Chinidin

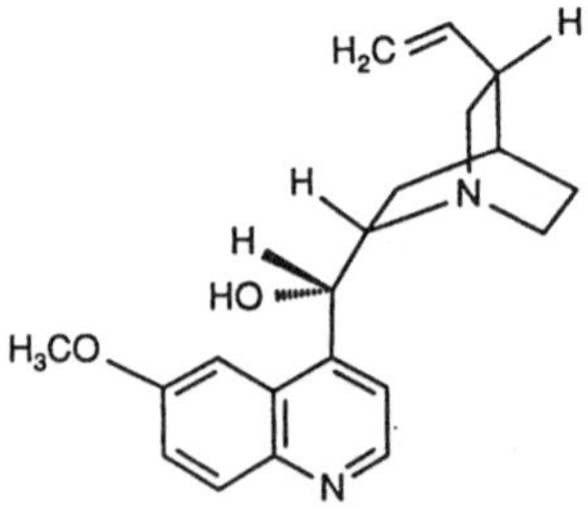

Chinin

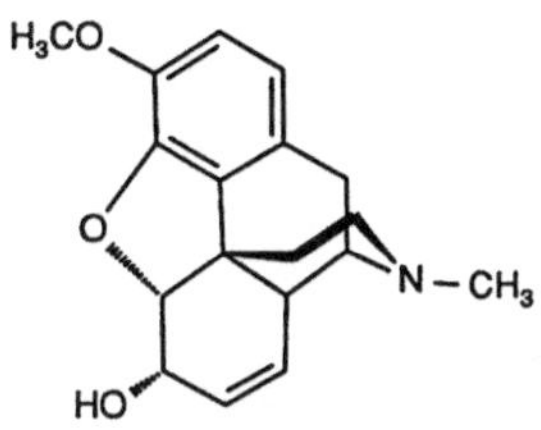

Cinchonidin

Cinchonin

Codein

Coffein

Colchicin

Emetin

L-Ephedrin

Hyoscyamin

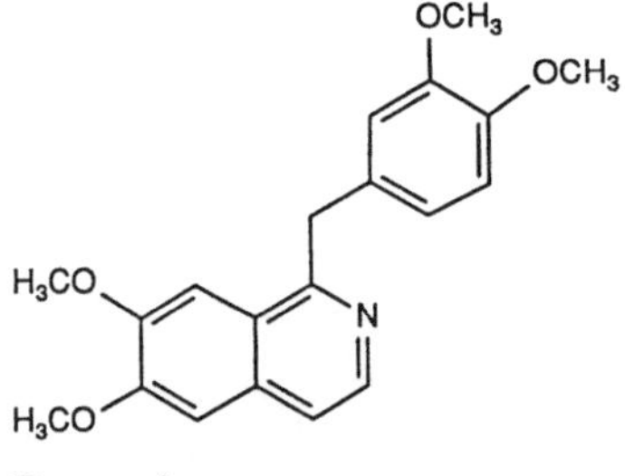

Morphin

Narcein

Nicotin

L-Norephedrin

L-Norpseudoephedrin

Noscapin

Papaverin

L-Pseudoephedrin

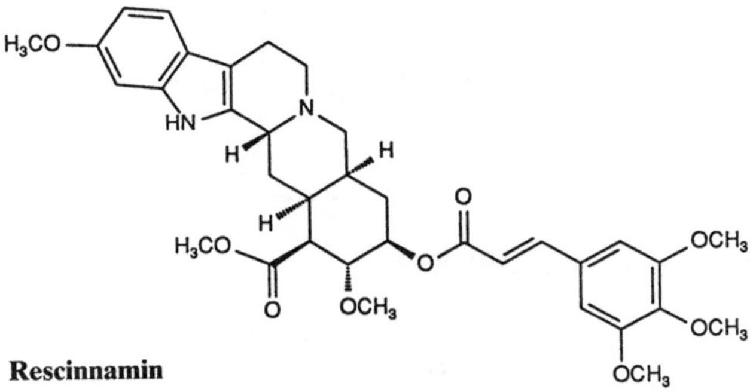

Rescinnamin

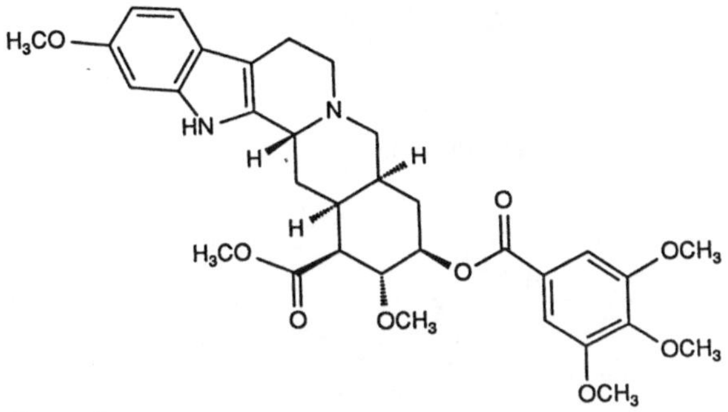

Reserpin

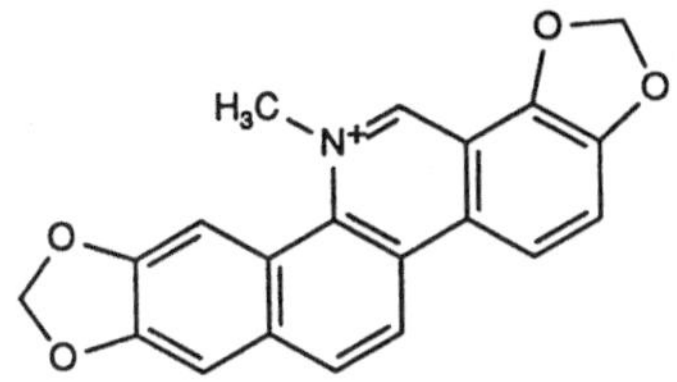

Sanguinarin

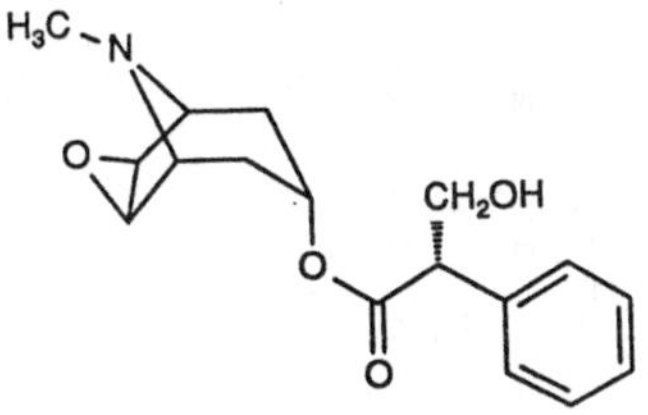

Scopolamin

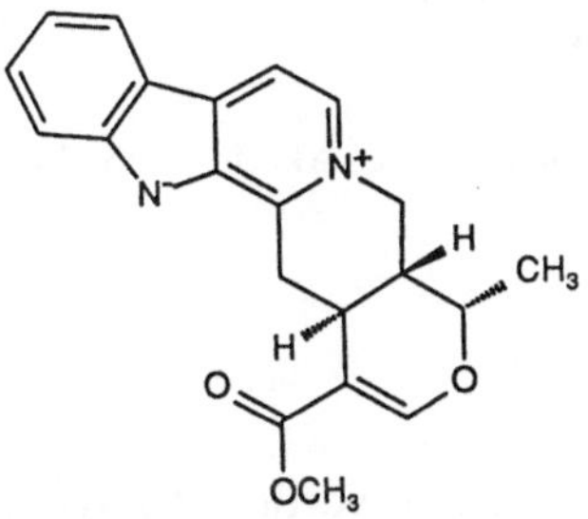

Serpentin

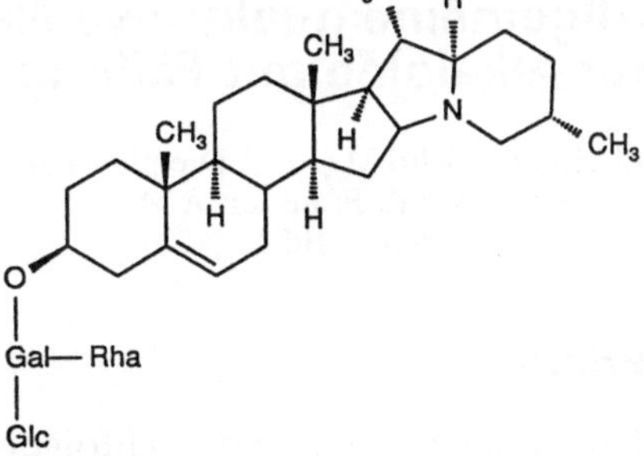

α-Solanin

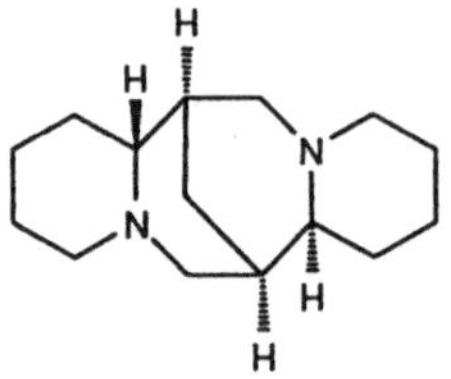

Spartein

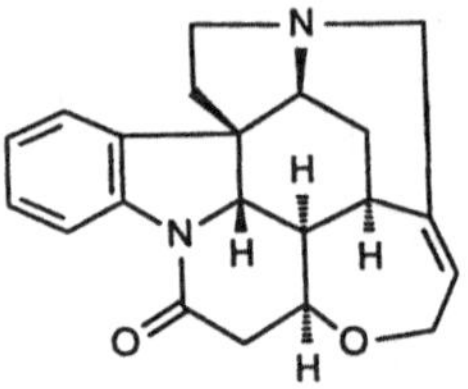

Strychnin

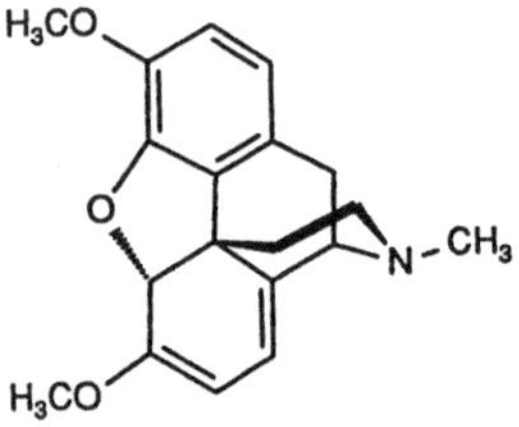

Thebain

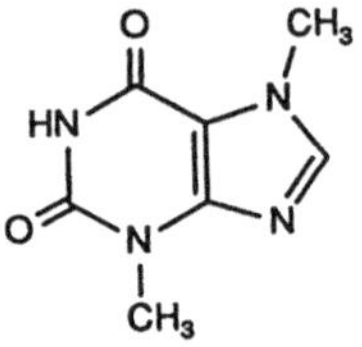

Theobromin

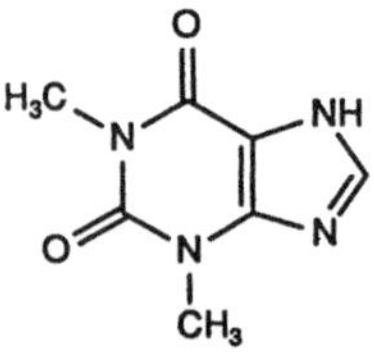

Theophyllin

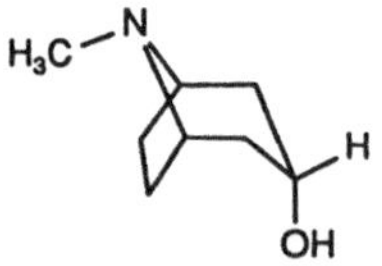

Tropin

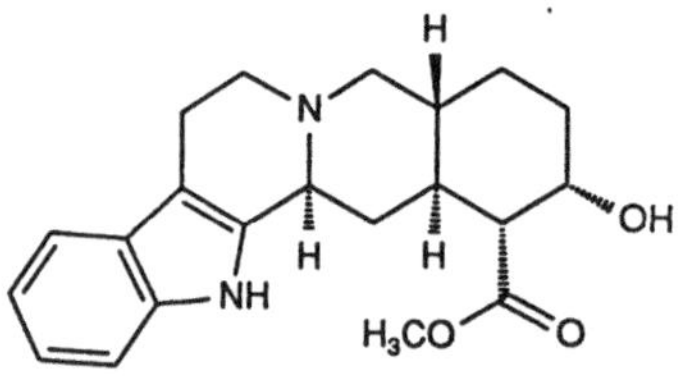

Yohimbin

Allgemeine qualitative Nachweismethoden für Alkaloide mit Fällungsreagentien

Literatur: Wichtl M (1971) Die pharmakognostisch-chemische Analyse, Akademische Verlagsgesellschaft Frankfurt a.M.
DAB 9 Kommentar Bd 1

Prinzip

Durch Salzbildung und nachfolgende wäßrige Extraktion werden die Alkaloide von Begleitstoffen aus der Droge abgetrennt und durch Reaktion mit

Jodlösung und Mayers Reagenz erste Hinweise auf ihre Anwesenheit gesucht. Nach Freisetzung durch Alkali werden die Alkaloidbasen mit organischen Lösungsmitteln ausgeschüttelt, vom Lösungsmittel befreit und mit verschiedenen Fällungsreagentien nachgewiesen.

Durchführung

Geräte und Hilfsmittel: Wasserbad, Uhrgläser, Schütteltrichter, Glastrichter und Filtrierpapier, 100 ml Meßkolben

Chemikalien: 2 N Salzsäure, Ammoniak-Lösung 32 % R, Ether R, Chloroform R , Jod R, Kaliumjodid R, Quecksilber(II)-chlorid R, Weinsäure R, Bismutnitrat basisch R, Molybdatophosphorsäure R, Schwefelsäure 96 % R, Pikrinsäure R, Natriumhydroxyid-Lösung 40 % R, Natriumsulfat wasserfrei R

Fällungsreagentien: *Jodlösung R1* (DAB 9): 10,0 ml 0,1 N Jod-Lösung mit 0,6 g Kaliumjodid versetzen, mit Wasser ad 100,0 ml
(Bei Bedarf frisch herstellen!)

Mayers Reagenz R (DAB 9): 1,35 g Quecksilber(II)-chlorid in 50 ml Wasser lösen, Lösung mit 5 g Kaliumjodid versetzen und mit Wasser auf 100 ml ergänzen.

Dragendorffs Reagenz R1 (DAB 9): 100 g Weinsäure in 400 ml Wasser lösen, 8,5 g Bismutnitrat zusetzen, die Lösung 1 h schütteln, mit 200 ml Kaliumjodid-Lösung (40 g/100 ml) versetzen, schütteln und nach 24 h filtrieren. (Vor Licht geschützt lagern.)

Molybdatophosphorsäure-Lösung R (DAB 9): 4 g Molybdatophosphorsäure mit Wasser zu 40 ml ergänzen, vorsichtig unter Kühlung 60 ml Schwefelsäure hinzugeben. (Bei Bedarf frisch herstellen)

Pikrinsäure-Lösung R1 (DAB 9): 100 ml gesättigte Pikrinsäure-Lösung mit 0,25 ml Natriumhydroxid-Lösung versetzen.

Bestimmung: 0,5 g pulverisierte Probe (oder Eindampfrückstand von 20 ml einer flüssigen Probe) wird mit einer Mischung aus 1 ml Salzsäure und 9 ml Wasser 1–2 min auf dem siedenden Wasserbad erhitzt. Nach dem Abkühlen wird filtriert, auf 2 Uhrgläsern je 3 Tropfen des klaren Filtrats zum einen mit 1-2 Tropfen Jodlösung, zum anderen mit 1–2 Tropfen Mayers Reagenz versetzt.

Bei Anwesenheit von Alkaloiden erscheint mit *Jodlösung* ein brauner bis schwarzer, zuweilen öliger Niederschlag, mit *Mayers Reagenz* ein weißer bis gelber, flockiger Niederschlag.

Das gesamte restliche Filtrat wird mit 3 ml Ammoniak versetzt und die alkalische Lösung mit 10 ml Ether-Chloroform-Gemisch (3+1) ausgeschüttelt. Nach Abtrennen der organischen (oberen) Phase wird diese über

Natriumsulfat getrocknet und tropfenweise auf einem Uhrglas am Wasserbad eingedampft, bis ein sichtbarer Rückstand bleibt. Dieser wird in 2–3 Tropfen Salzsäure aufgenommen und mit 1–2 Tropfen von einem der oben aufgelisteten Fällungsreagentien versetzt. Mit der verbleibenden organischen
Phase können nach dem Eindampfen noch verschiedene andere Fällungsreaktionen durchgeführt werden.

Auswertung

Ein Nachweis auf Alkaloide gilt als erbracht, wenn mindestens mit zwei Fällungsreagentien eindeutige Niederschläge erhalten wurden.

Allgemeiner DC-Nachweis von Alkaloiden in Drogen

Literatur: Mitteilung der Fa. B&K, München 1991

Prinzip

Die Alkaloide können i.d.R. mit Ethanol aus Drogen extrahiert und aus ammoniakalischer Lösung als freie Basen mit Ether ausgeschüttelt werden. Sowohl der ethanolische Extrakt als auch die Etherphasen können nach Konzentrierung durch DC mit zwei allgemein anwendbaren Fließmitteln getrennt und mit Dragendorffs Reagenz nachgewiesen werden.

Durchführung

Geräte und Hilfsmittel: Erlenmeyerkolben, Schütteltrichter, Filter, Glastrichter, Rotationsverdampfer, 50 ml Rundkolben, DC-Kammer, UV-Lampe

Chemikalien: Ammoniak-Lösung 17% R, Ether R, Natriumsulfat wasserfrei R, Methanol R, Chininhydrochlorid R, Ergometrinhydrogenmaleat, Ergotamintartrat (Roth), Ethanol 96% R, Papaverinhydrochlorid R, Colchicin (Roth), Toluol R, Ethylacetat R, Diethylamin R, 1-Propanol R, Ameisensäure wasserfrei R, Bismutcarbonat basisch R, Natriumjodid R, Essigsäure 98% R, Schwefelsäure 96% R

Bestimmung: *Untersuchungslösung A*: 50,0 ml flüssige Probe oder filtrierter ethanolischer Extrakt aus 1 g Drogenpulver wird mit 10 ml Wasser und 1 ml Ammoniak-Lösung versetzt. Die Lösung wird zweimal mit je 15 ml Ether ausgeschüttelt. Die vereinigten Etherphasen werden über wasserfreiem Natriumsulfat getrocknet und im Vakuum bei 40 °C zur Trockne eingedampft. Der Rückstand wird in 0,1 ml Methanol R gelöst.

Untersuchungslösung B: 50 ml flüssige Probe oder filtrierter ethanolischer Extrakt (s.o.) wird auf 0,1 ml eingeengt.

Chromatographische Bedingungen: *geeignete Referenzlösungen:*
Referenzlösung A: Je 5 mg Chininhydrochlorid und Ergotamintartrat in
  10 ml Ethanol lösen.
Referenzlösung B: Je 5 mg Papaverinhydrochlorid und 10 mg Colchicin in
  10 ml Methanol lösen.
DC-Fertigplatte: Kieselgel GF$_{254}$
Fließmittel A: Toluol + Ethylacetat + Diethylamin (70+20+10)
Fließmittel B: 1-Propanol + Ameisensäure + Wasser (90+1+9)
Auftragemenge: je 40 µl Untersuchungslösungen und
  je 20 µl Referenzlösungen bandförmig (20 mm)
Laufhöhe: 15 cm
Dragendorffs Reagenz RN: Stammlösung: 2,6 g basisches Bismutcarbonat,
  7,0 g Natriumjodid und 25 ml Essigsäure einige min zum Sieden erhitzen.
  Nach 12 h durch Glassintertiegel filtrieren. 20 ml Filtrat mit 80 ml Ethyl-
  acetat R mischen.
Sprühlösung: 2 ml Stammlösung mit 20 ml Essigsäure und 40 ml Ethylacetat
  mischen.
Schwefelsäure-Lösung: 0,4 g Schwefelsäure in 100 ml Wasser

Nachbehandlung: Nach vollständigem Abdunsten des Fließmittels wird
zunächst bei UV 254 und UV 365 ausgewertet. Anschließend wird mit der
Sprühlösung besprüht, zur Empfindlichkeitserhöhung mit Schwefelsäure-
Lösung nachgesprüht und erneut bei Tageslicht ausgewertet.

Auswertung

Durch Vergleich mit Färbung und Rf-Wert der Zonen der Referenzlösung
lassen sich erste Hinweise auf das Alkaloidmuster der Droge finden.

1. DC-Nachweis der Alkaloide in Opium

Literatur: DAB 9 Kommentar Bd 3 S.2599 und Bd 4 S.4246

Prinzip

Die Opiumalkaloide werden mit Ethanol aus der Droge extrahiert und nach
DC-Trennung mit Mandelins Reagenz aufgrund unterschiedlicher Farbreak-
tionen individuell nachgewiesen.

Durchführung

Geräte und Hilfsmittel: 25 ml Erlenmeyerkolben, Wasserbad, 10 ml Meßkolben, Filter, Glastrichter, DC-Kammer, UV-Lampe

Chemikalien: Ethanol 70 % RN, Papaverinhydrochlorid RN, Codeinphosphat R, Noscapinhydrochlorid RN, Morphinhydrochlorid R, Ammoniak-

lösung 26% R, Aceton R, Toluol R, Ammoniumvanadat R, Schwefelsäure 96% R

Bestimmung: *Untersuchungslösung*: 0,10 g pulverisierte Droge wird mit 5 ml Ethanol verrieben, nach Zusatz von weiteren 3 ml Ethanol in einen 25 ml Kolben gebracht und im Wasserbad bei 50–60 °C unter Umschwenken 30 min erwärmt. Nach dem Abkühlen wird in einen 10 ml Meßkolben filtriert und unter Nachspülen des Filters mit Ethanol zu 10 ml verdünnt.

Chromatographische Bedingungen:

Referenzlösung: 2,0 mg Papaverinhydrochlorid, 12 mg Codeinphosphat, 12 mg Noscapinhydrochlorid und 25 mg Morphinhydrochlorid werden mit Ethanol zu 25 ml gelöst.

DC-Fertigplatte: Kieselgel GF_{254} R

Fließmittel: Ammoniak-Lösung + Ethanol + Aceton + Toluol (3+7+45+45)

Auftragemenge: 20 µl Untersuchungs- und Referenzlösung bandförmig (20 mm)

Laufhöhe: 15 cm

Mandelins Reagenz: Unter Erwärmen hergestellte Lösung von 1 g Ammoniumvanadat in 100 ml Schwefelsäure

Nachbehandlung: Das Chromatogramm wird 15 min bei 100–105 °C getrocknet und im UV 254 ausgewertet. Anschließend wird die Platte mit Mandelins Reagenz besprüht. Die Alkaloide färben sich sofort an. Unter Beobachtung wird etwa 10 min auf 100–105 °C erhitzt, bis sich die gelbe Färbung der Schicht aufhellt. Dann wird im Tageslicht ausgewertet.

Auswertung

UV 254: Alle Alkaloid-Zonen der Referenz- und der Untersuchungslösung zeigen Fluoreszenzminderung.

Nach Besprühen: Im unteren Bereich des Chromatogramms der Referenzlösung ist die dunkelpurpurfarbene Zone des Morphins zu sehen, darüber die dunkelblaugraue des Codeins. Im oberen Bereich liegen die gelbbraune Zone des Papaverins und darüber die rote des Noscapins. Im Chromatogramm der Untersuchungslösung finden sich die gleichen Zonen in etwa der gleichen Größe. Zusätzlich kann zwischen dem Codein und dem Papaverin die dunkelrotbraune Zone des Thebains auftreten. Im Startbereich kann die braune Zone des Narceins sichtbar sein.

2. DC-Nachweis der Alkaloide in Schöllkraut (Chelidonii herba)

Literatur: DAB 9 Kommentar Bd 3 S.3071

Prinzip

Mit Essigsäure werden die Alkaloide als Salze extrahiert und nach Alkalisieren der Lösung als Neutralbasen mit Chloroform ausgeschüttelt. Die Alkaloide im Chloroformextrakt werden dünnschichtchromatographisch getrennt und im UV 254 und 365 sowie nach Reaktion mit Dragendorffs Reagenz nachgewiesen.

Durchführung

Geräte und Hilfsmittel: Wasserbad, Erlenmeyerkolben, Schütteltrichter, Filter, Glastrichter, 100 ml Rundkolben, Rotationsverdampfer, DC-Kammer, UV-Lampe, Glassintertiegel

Chemikalien: Essigsäure 12% R und 98% R, Ammoniak-Lösung 26% R, Chloroform R, Natriumsulfat wasserfrei R, Methanol R, Ethanol 96% R, Papaverinhydrochlorid RN, Methylrot R, Ameisensäure wasserfrei R, 1-Propanol R, basisches Bismutcarbonat R, Natriumjodid R, Ethylacetat R, Schwefelsäure 96% R, Natriumnitrit R

Bestimmung: *Untersuchungslösung*: 0,750 g pulverisierte Droge (710) wird 30 min mit 200 ml Essigsäure (12%) unter häufigem Umschwenken im Wasserbad extrahiert. Nach dem Abkühlen wird mit Essigsäure (12%) zu 250,0 ml verdünnt und filtriert. Die ersten 20 ml Filtrat werden verworfen. 50 ml des restlichen Filtrats werden mit Ammoniak-Lösung bis zur deutlich alkalischen Reaktion versetzt und zweimal mit je 30 ml Chloroform ausgeschüttelt. Die vereinigten organischen Phasen werden über Natriumsulfat getrocknet, filtriert und das Filtrat im Vakuum zur Trockne eingeengt. Der Rückstand wird in 1 ml Methanol gelöst.

Chromatographische Bedingungen:
Referenzlösung: 2,0 mg Papaverinhydrochlorid + 10 mg Methylrot in 10 ml Ethanol lösen
DC-Fertigplatte: Kieselgel GF$_{254}$ R
Fließmittel: Ameisensäure + Wasser + 1-Propanol (1+9+90)
Auftragemenge: 20 µl Untersuchungs- und 10 µl Referenzlösung bandförmig (20 mm)
Laufhöhe: 10 cm

Dragendorffs Reagenz RN: *Stammlösung*: 2,6 g basisches Bismutcarbonat, 7,0 g Natriumjodid und 25 ml Essigsäure (98%) einige min zum Sieden erhitzen, nach 12 h durch einen Glassintertiegel filtrieren, 20 ml Filtrat mit 80 ml Ethylacetat R mischen.

Sprühlösung: 2 ml Stammlösung mit 20 ml Essigsäure (98%) und 40 ml Ethylacetat mischen.

Schwefelsäure-Lösung: 0,4 g Schwefelsäure in 100 ml Wasser

Natriumnitrit-Lösung R: 10 g/100 ml

Nachbehandlung: Nach Entfernen des Fließmittels (falls erforderlich mit Hilfe eines Warmluftstromes), wird im UV 254 und 365 ausgewertet. Anschließend wird die Platte mit der Sprühlösung von Dragendoffs Reagenz und Schwefelsäure-Lösung besprüht und erneut ausgewertet. Danach wird mit Natriumnitrit-Lösung nachgesprüht, um die bereits erkennbaren Zonen besser kenntlich zu machen.

Auswertung

UV: Im Chromatogramm der Refenzlösung erscheinen etwa bei Rf 0,33 Papaverin als fluoreszenzmindernde Zone und bei Rf 0,55 Methylrot. Im Chromatogramm der Untersuchungslösung sind Sanguinarin bei Rf 0,28 (etwa auf Höhe des Papaverins) und knapp darunter Chelerythrin (Rf 0,19) als rötlich-gelb fluoreszierende Zonen zu erkennen, die bei 365 nm kräftig orange fluoreszieren. Im Rf-Bereich zwischen Papaverin und Methylrot etwa bei Rf 0,44 ist im Chromatogramm der Untersuchungslösung die fluoreszenzmindernde Zone des Chelidonins zu erkennen, die bei 365 nm nicht fluoresziert.

Nach Besprühen mit Dragendorffs Reagenz: Die Zonen von Papaverin und Chelidonin färben sich gelborange, die von Sanguinarin und Chelerythrin orange bis graubraun.

Nach Besprühen mit Natriumnitrit-Lösung werden die bereits sichtbaren Zonen braun bis graubraun gefärbt.

3. DC-Nachweis der Alkaloide in Belladonnablättern und -wurzeln (Belladonnae folium und radix), in Hyoscyamusblättern (Hyoscyami folium) und in Stramoniumblättern (Stramonii folium)

Literatur: DAB 9 Kommentar Bd 2 S.932, S.1940, Bd 3 S.3162

Prinzip

Die Alkaloide werden mit Schwefelsäure aus der Droge extrahiert und aus dem ammoniakalischen Filtrat mit Ether ausgeschüttelt. Nach Trennung durch DC werden sie mit Dragendorffs Reagenz nachgewiesen.

Durchführung

Geräte und Hilfsmittel: Erlenmeyerkolben, Filter, Glastrichter, Schütteltrichter, Abdampfschale, DC-Kammer

Chemikalien: Schwefelsäure 0,1 N, Ammoniak-Lösung 26% R, Ether peroxidfrei R, Natriumsulfat wasserfrei R, Methanol R, Aceton R, Hyoscyaminsulfat R, Scopolaminhydrobromid R, basisches Bismutnitrat R, Weinsäure R, Kaliumjodid R, Natriumnitrit R

Bestimmung: *Untersuchungslösung*: 0,6 g pulverisierte Droge (180) wird mit
15 ml Schwefelsäure 15 min geschüttelt und filtriert. Das Filter wird mit
Schwefelsäure gewaschen, bis 20 ml Filtrat erhalten werden. Dieses wird
mit 1 ml Ammoniak-Lösung versetzt und zweimal mit je 10 ml Ether ausgeschüttelt. Die vereinigten Etherphasen werden über Natriumsulfat getrocknet, filtriert und zur Trockne eingedampft. Der Rückstand wird in 0,5 ml
Methanol aufgenommen.

Chromatographische Bedingungen:
Referenzlösung: 50 mg Hyoscyaminsulfat in 9 ml Methanol und 15 mg Sco-
polaminhydrobromid in 10 ml Methanol lösen. 1,8 ml Scopolaminhydro-
bromid-Lösung mit 8 ml Hyoscyaminsulfat-Lösung mischen.
DC-Fertigplatte: Kieselgel 60 G R
Fließmittel: Aceton + Wasser + Ammoniak-Lösung (90+7+3)
Auftragemenge: je 10 und 20 µl der Untersuchungs- und Referenzlösung
Laufhöhe: 10 cm

Dragendorffs Reagenz R2: Stammlösung: 1,7 g basisches Bismutnitrat und
20 g Weinsäure in 40 ml Wasser suspendieren, die Suspension mit Kaliumjodid-Lösung (40 g/100 ml) versetzen, 1 h schütteln und filtrieren (Lösung in
braunen Gefäßen aufbewahrt einige Tage haltbar).

Sprühlösung: Vor Gebrauch 5 ml Stammlösung mit 15 ml Wasser mischen.

Natriumnitrit-Lösung R: 10 g/100 ml, bei Bedarf frisch herstellen

Nachbehandlung: Die Platte wird 15 min bei 100–105 °C getrocknet, mit der
Sprühlösung von Dragendorffs Reagenz besprüht und im Tageslicht ausge-
wertet. Anschließend wird mit Natriumnitrit-Lösung nachgesprüht, bis die
Schicht durchscheinend wird und nach 15 min erneut ausgewertet.

Auswertung

Im Chromatogramm der Untersuchungslösung müssen Rf-Wert und Farbintensität der Zonen denen des Chromatogramms der Referenzlösung entsprechen: Die Zone von Hyoscyamin erscheint im unteren Drittel und die
von Scopolamin im oberen Drittel des Chromatogramms. Im Chromatogramm der Untersuchungslösung können weitere Zonen nahe der Startlinie

(Tropin) und in der Mitte (Atropamin) auftreten. Nachsprühen mit Natriumnitrit-Lösung läßt durch Farbveränderung der Hyoscyaminzonen von braun nach rotbraun nicht erlaubte größere Mengen Atropin sichtbar werden.

4. DC-Nachweis von Nicotin in verschiedenen Tabaksorten mit TAS

Literatur: Engler R (1977) Chem. Exp. Technol. 3(11/12):471–476
 siehe auch: Balabanova S, Schneider E, Bühler G (1990) DAZ 130(40):2200–2201, Nachweis von Nicotin in Haaren

Prinzip

Durch TAS (Thermoauftrageverfahren nach Stahl) wird Nicotin aus dem Tabak auf die DC-Platte aufgetragen und durch Fluoreszenzlöschung bei 254 nm und Dragendorffs Reagenz oder Jod-Stärke-Reagenz nachgewiesen.

Durchführung

Geräte und Hilfsmittel: TAS-Ofen, DC-Kammer, UV-Lampe

Chemikalien: Natriumcarbonat-Lösung 1 g/100 ml, basisches Bismutnitrat R, Weinsäure R, Kaliumjodid R, Jod R, Chloroform R, lösliche Stärke R, Methanol R, Nicotin RN, Rosagel (=wasserdampfgesättigtes Blaugel)

Bestimmung: Aus etwa 8 mg pulverisiertem Tabak werden die flüchtigen Inhaltsstoffe mit TAS 2 min bei 210 °C und Rosagel als Treibmittel auf eine DC-Platte aufgedampft.

Chromatographische Bedingungen:
Referenzlösung: 0,3 g Nicotin in 10 ml Methanol
DC-Fertigplatte: Kieselgel GF_{254} mit Natriumcarbonat-Lösung besprühen und bei 50 °C trocknen.
Fließmittel: Chloroform + Methanol (87+13)
Auftragemenge: 1 µl Referenzlösung auf Höhe des Startflecks des Tabaksublimats aufgetragen
Laufhöhe: 10 cm

Dragendorffs Reagenz: Lösung 1: 1 g basisches Bismutnitrat und 1 g Weinsäure in 40 ml Wasser lösen. *Lösung 2*: 10 g Kaliumjodid in 40 ml Wasser lösen.
 15 min vor der Detektion Lösung 2 zu Lösung 1 geben und rühren. Mit der unfiltrierten Suspension besprühen.

Jod-Stärke-Reagenz: 0,5 g Jod in 100 ml Chloroform lösen, Stärkelösung 1 g/100 ml. 10 min nach dem Besprühen mit Jodlösung mit Stärkelösung nachsprühen.

Nachbehandlung: Nach dem Trocknen der Schicht wird zunächst im UV 254 ausgewertet. Mit Dragendorffs Reagenz oder mit Jod-Stärke-Sprühreagenz kann Nicotin neben geringen Mengen anderer Alkaloide nachgewiesen werden.

Auswertung

UV 254: Die fluoreszenzmindernde Zone des Nicotins ist etwa in der Mitte des Chromatogramms der TAS-Auftragung und der Referenzlösung zu erkennen. Im Chromatogramm des Tabaks sind oberhalb und unterhalb der Nicotinzone noch weitere Zonen durch Fluoreszenzminderung zu erkennen.

Nach dem Besprühen: Mit Dragendorffs Reagenz färbt sich die Nicotinzone deutlich orangerot.

Mit Jod-Stärke-Reagenz erhält man auf einer blau gefärbten Platte deutlich blauschwarze Flecken des Nicotins.

5. DC-Nachweis der Alkaloide in Ipecacuanhawurzel und -extrakt (Ipecacuanhae radix, extractum)

Literatur: DAB 9 Kommentar Bd 2 S.2002 und 2007; DAC 1986 2. Lieferung 87

Prinzip

Die durch Ammoniak freigesetzten Alkaloidbasen werden mit Dichlormethan extrahiert, im filtrierten Extrakt dünnschichtchromatographisch getrennt und mit Jod-Chloroform-Reagenz nachgewiesen.

Durchführung

Geräte und Hilfsmittel: Erlenmeyerkolben, Glasstab, Filter, Glastrichter, Schütteltrichter, DC-Kammer, UV-Lampe

Chemikalien: Ammoniak-Lösung 26 % R, Dichlormethan R, Methanol R, Emetindihydrochlorid R, Cephaelindihydrochlorid R, Toluol R, Ethylacetat R, Diethylamin R, Chloroform R

Bestimmung: *Wurzel*: 0,1 g Droge wird mit 0,05 ml Ammoniak-Lösung und 5 ml Dichlormethan versetzt und nach mehrmaligem Rühren mit dem Glasstab nach 30 min filtriert.

Extrakt: 0,2 g Extrakt wird mit 5 ml Wasser unter leichtem Erwärmen geschüttelt und nach 5 min filtriert. Nach Zusatz von 0,1 ml Ammoniak-Lösung wird mit 10 ml Dichlormethan ausgeschüttelt.

Die abgetrennte Dichlormethanphase dient jeweils als Untersuchungslösung.

Chromatographische Bedingungen:
Referenzlösung: 5 mg Emetindihydrochlorid und 6 mg Cephaelindihydrochlorid in 20 ml Methanol lösen.
DC-Fertigplatte: Kieselgel 60 G R
Fließmittel a: Toluol + Ethylacetat + Diethylamin (70+20+10)
{*Fließmittel b*: Ammoniak-Lösung + Methanol + Chloroform
    (0,5+6,5+93)}
Auftragemenge: je 10 µl der Untersuchungs- und Referenzlösung bandförmig (20 mm)
Laufhöhe: 10 cm in Fließmittel a {oder b}
Iod-Chloroform R: 0,5 g/100 ml

Nachbehandlung: Die Platte wird an der Luft getrocknet und mit Jod-Chloroform besprüht, anschließend 10 min auf 60 °C erhitzt und im Tageslicht sowie im UV 365 ausgewertet.

Auswertung

In den Chromatogrammen der Untersuchungs- und der Referenzlösung treten im Tageslicht die zitronengelbe Zone des Emetins und darunter die hellbraune des Cephaelins auf. Im UV 365 fluoresziert die dem Emetin entsprechende Zone intensiv gelb, die des Cephaelins erscheint hellbraun mit blau fluoreszierendem Rand. Im Chromatogramm der Untersuchungslösung können noch weitere Zonen von Nebenalkaloiden auftreten.

6. DC-Nachweis der Alkaloide in Chinarinde (Cinchonae succirubrae cortex)

Literatur: DAB 9 Kommentar Bd 2 S.1157
  siehe auch: Verpoorte R, Mulder-Krieger T, Troost JJ, Baerheim Svendsen A (1980) J. Chromatogr. 184:79–96, Thin-layer chromatographic separation of cinchona alkaloids

Prinzip

Mit Chloroform werden im Basischen die freien Alkaloidbasen extrahiert, im Rückstand des Extrakts durch DC getrennt und mit Jodplatin-Reagenz nachgewiesen.

Durchführung

Geräte und Hilfsmittel: Reagenzglas, Filter, Glastrichter, 10 ml Rundkolben, Rotationsverdampfer, DC-Kammer, UV-Lampe

Chemikalien: Ammoniak-Lösung 26 % R, Chloroform R , Ethanol wasserfrei R, Chinin R, Chinidin R, Cinchonin R, Cinchonidin R, Diethylamin R, Chloroform R, Ameisensäure wasserfrei R, Hexachloroplatin(IV)-wasserstoffsäure R, Kaliumjodid R

Bestimmung: *Untersuchungslösung*: 0,10 g pulverisierte Droge (180) wird in einem Reagenzglas mit 0,1 ml Ammoniak-Lösung und 5 ml Chloroform versetzt, während 30 min mehrmals kräftig geschüttelt, anschließend filtriert und das Filtrat im Vakuum zur Trockne eingeengt. Der Rückstand wird in 1 ml Ethanol aufgenommen.

Chromatographische Bedingungen:
Referenzlösung: 17,5 mg Chinin, 0,5 mg Chinidin, 10 mg Cinchonin und 10 mg Cinchonidin in 5 ml Ethanol lösen.
DC-Fertigplatte: Kieselgel G R
Fließmittel: Diethylamin + Chloroform (10+90)
Auftragemenge: je 1 µl und 2 µl Untersuchungs- und Referenzlösung
Laufhöhe: 15 cm
Iodplatin-Reagenz R: 3 ml Hexachloroplatin(IV)-wasserstoffsäure-Lösung (10 g/100 ml) mit 97 ml Wasser und 100 ml Kaliumjodid-Lösung (6 g/100 ml) versetzen (vor Licht geschützt lagern).

Nachbehandlung: Bis zum Verschwinden des Geruchs nach Diethylamin wird die Platte auf 100–105 °C erhitzt (ca. 10 min), nach dem Abkühlen mit Ameisensäure besprüht und im UV-Licht bei 365 nm ausgewertet. Anschließend wird mit Jodplatin-Reagenz besprüht und erneut ausgewertet.

Auswertung

UV: Im Chromatogramm der Referenzlösung erkennt man bei Rf 0,2–0,3 den intensiv blau fluoreszierenden Fleck von Chinin, bei Rf 0,3–0,4 den ebenso fluoreszierenden von Chinidin.

Nach dem Besprühen mit Jodplatin-Reagenz erscheinen diese Flecken zunächst violett, später grauviolett. Das gleiche Farbverhalten zeigt Cinchonin (Rf 0,4–0,5), während Cinchonidin kräftig blau gefärbt knapp unterhalb der Zone des Chinidins erscheint.

Das Chromatogramm der Untersuchungslösung muß die entsprechenden Zonen bei gleichem Rf-Wert und mit gleicher Farbintensität aufweisen wie das der Referenzlösung.

7. DC-Nachweis der Alkaloide in Rauwolfiawurzel (Rauwolfiae radix)

Literatur: DAB 9 Kommentar Bd 3 S.2949

Prinzip

Mit Methanol werden die Alkaloide aus der Droge extrahiert und nach DC-Trennung im UV 365 und durch Besprühen mit Salpetersäure nachgewiesen.

Durchführung

Geräte und Hilfsmittel: Erlenmeyerkolben, Wasserbad, Filter, Glastrichter, DC-Kammer, UV-Lampe

Chemikalien: Methanol R, Reserpin RN, Yohimbinhydrochlorid RN, Dichlormethan R, Salpetersäure 65 % R

Bestimmung: *Untersuchungslösung*: 1,0 g pulverisierte Droge (355) wird 10 min mit 5 ml Methanol unter häufigem Umschütteln im Wasserbad extrahiert. Nach dem Abkühlen auf Raumtemperatur und Ergänzen des verdunsteten Methanols wird filtriert.

Chromatographische Bedingungen:
Referenzlösung: 1,0 mg Reserpin und 10 mg Yohimbinhydrochlorid werden in einer Mischung aus je 5 ml Dichlormethan und Methanol gelöst.
DC-Fertigplatte: Kieselgel G R
Fließmittel: Methanol + Dichlormethan (20+80)
Auftragemenge: 20 µl Untersuchungs- und 10 µl Referenzlösung bandförmig (20 mm)
Laufhöhe: 15 cm
Sprühreagens: je 5 ml Wasser und Salpetersäure mischen

Nachbehandlung: Unmittelbar nach Verdunsten des Fließmittels bei Raumtemperatur wird bei UV 365 ausgewertet. Anschließend wird mit Salpetersäure-Reagenz besprüht und bei Tageslicht erneut ausgewertet.

Auswertung

Im Chromatogramm der Referenz- und der Untersuchungslösung erscheint wenig unterhalb der Fließmittelfront das Reserpin zunächst als schwache, grünliche Zone, die an Intensität zunimmt und nach etwa 30 min als türkisfarbene Hauptzone der Untersuchungslösung (zusammen mit Rescinnamin) zu sehen ist. Etwas oberhalb der Mitte des Chromatogramms der Untersuchungslösung befinden sich unterhalb der schwach grünlich fluoreszierenden Zone des Yohimbins der Referenzlösung zwei stark türkisfarbene Zonen. Wenig darunter liegt die stark blau fluoreszierende Zone des Serpentins. Weitere blau oder türkis fluoreszierende Zonen befinden sich darunter bis zum Startband. Im oberen Teil des Chromatogramms sind einige schwächere, türkis fluoreszierende Zonen erkennbar. Nach dem Besprühen erscheint bei Tageslicht im unteren Bereich des Chromatogramms der Untersuchungslösung die deutlich ausgeprägte rote Zone von Ajmalin.

8. DC-Nachweis der Alkaloide in Strychnossamen (Semen strychni)

Literatur: Ph. Helv. VII

Prinzip

Die mit Chloroform-Ether-Lösung extrahierten Alkaloidbasen werden durch DC getrennt und mit Iod-Platin-Reagenz nachgewiesen.

Durchführung

Geräte und Hilfsmittel: 50 ml Erlenmeyerkolben mit Schliffstopfen, Reagenzglas mit Schliffstopfen, Watte, Glastrichter, 10 ml Meßkolben, DC-Kammer

Chemikalien: Chloroform R, Ether peroxidfrei R, Natriumcarbonat wasserfrei R, Ammoniak-Lösung 26% R, Brucin R, Ethanol 96% R, Strychninnitrat R, Hexachloroplatin(IV)-wasserstoffsäure R, Kaliumjodid R

Natriumcarbonat-Lösung R: 10,6 g/100 ml

Bestimmung: In einem Erlenmeyerkolben mit Glasstopfen wird 3,00 g pulverisierte Droge (250) mit 10,0 g Chloroform und 20,0 g Ether versetzt und kräftig geschüttelt. Nach Zusatz von 3 ml Natriumcarbonat-Lösung wird die Mischung 30 min häufig und kräftig geschüttelt, mit 7 ml Wasser versetzt und nochmals während einiger min geschüttelt. 1 ml der Ether-Chloroform-Lösung wird durch Watte in ein Reagenzglas mit Schliffstopfen filtriert.

Chromatographische Bedingungen:
Referenzlösung: 10,0 mg Brucin in 2 ml Ethanol und in einem 10 ml Meßkolben 11,9 mg Strychninnitrat in 5 ml Wasser lösen Die vereinigten Lösungen mit Wasser auf 10,0 ml auffüllen.
DC-Fertigplatte: Kieselgel G R
Fließmittel: Ammoniak-Lösung + Ethanol (5+85)
Auftragemenge: je 2 µl Untersuchungs- und Referenzlösung und auf einen dritten Startpunkt (Mischchromatogramm) zuerst 1 µl Untersuchungslösung, dann 1 µl Referenzlösung
Laufhöhe: 10 cm

Iodplatin-Reagenz R: 3 ml Hexachloroplatin(IV)-wasserstoffsäure-Lösung (10 g/100 ml) mit 97 ml Wasser und 100 ml Kaliumjodid-Lösung (6 g/100 ml) versetzen (vor Licht geschützt lagern).
Nachbehandlung: Die Platte wird 10 min bei 100 °C getrocknet und nach dem Erkalten mit Iodplatin-Reagenz besprüht.

Auswertung

Das Chromatogramm der Referenzlösung zeigt zwei dem Brucin und dem Strychnin entsprechende Zonen, wobei das Strychnin den höheren Rf-Wert aufweist. Das Chromatogramm der Untersuchungslösung zeigt die entsprechenden Zonen in ungefähr gleicher Größe. Das Mischchromatogramm darf nur zwei Zonen zeigen.

9. DC-Nachweis der Alkaloide in Ephedrakraut (Ephedrae herba)

Literatur: DAB 9 Kommentar Bd 4 S.4035

Prinzip

Die Alkaloide werden mit Chloroform aus der Droge extrahiert, durch DC getrennt und mit Ninhydrin-Reagenz nachgewiesen.

Durchführung

Geräte und Hilfsmittel: Schütteltrichter, Filter,: Glastrichter, Erlenmeyerkolben, 100 ml Rundkolben, Rotationsverdampfer, DC-Kammer

Chemikalien: Ammoniak-Lösung 10% R und 26% R, Chloroform R, Natriumsulfat wasserfrei R, Methanol wasserfrei R, Ephedrinhydrochlorid RN, Ethanol 96% R

Bestimmung: *Untersuchungslösung*: 0,5 g pulverisierte Droge (355) wird in einem Schütteltrichter 1–2 min mit 10 ml Ammoniak-Lösung geschüttelt und nach einer Einwirkungsdauer von 10 min dreimal mit je 10 ml Chloroform *vorsichtig* etwa 30 s geschüttelt. Die vereinigten Chloroformphasen werden über etwa 2 g Natriumsulfat filtriert und das Filter zweimal mit je 2 ml Chloroform gewaschen. Das Filtrat wird schonend zur Trockne eingeengt und der Rückstand in 3,0 ml Chloroform gelöst.

Chromatographische Bedingungen:
Referenzlösung: 3,0 mg Ephedrinhydrochlorid in 1,0 ml Methanol
DC-Fertigplatte: Kieselgel G R

Fließmittel: Ammoniak-Lösung (26%) + Chloroform + Ethanol (5+35+60). Nach Einfüllen in die DC-Kammer 1 h stehen lassen, denn sonst erfolgt nur mangelhafte Trennung!
Auftragemenge: je 10 µl Untersuchungs- und Referenzlösung bandförmig (20 mm)
Laufhöhe: 10 cm
Ninhydrin-Reagenz: ethanolische Ninhydrin-Lösung 0,2 g/100 ml

Nachbehandlung: Die Platte wird 10 min bei 100–105 °C getrocknet, mit Ninhydrin-Reagenz besprüht, anschließend 5 min unter Beobachtung auf 100–105 °C erhitzt und sofort im Tageslicht ausgewertet.

Auswertung

Im Chromatogramm der Referenz- und der Untersuchungslösung erscheint in der unteren Hälfte die starke, tiefrote Ephedrin-Zone. Sie soll im Chromatogramm der Untersuchungslösung mindestens die gleiche Größe und Farbintensität haben wie die Referenz-Zone. Direkt oberhalb des Ephedrins befindet sich im Chromatogramm der Untersuchungslösung die gleichfarbige Zone des Pseudoephedrins, die schwächer sein kann, zumeist aber etwa die gleiche Stärke besitzt. Etwas weiter oben liegt die schwache, rötliche Zone von Norephedrin und Norpseudoephedrin. Weitere Zonen dürfen nicht vorhanden sein.

10. DC-Nachweis der Alkaloide in Besenginsterkraut (Sarothamni scoparii herba)

Literatur: DAC 1979

Prinzip

Als Salze werden die Alkaloide aus der Droge extrahiert und als freie Basen mit Ether ausgeschüttelt. Nach der DC-Trennung werden sie mit Dragendorffs Reagenz nachgewiesen.

Durchführung

Geräte und Hilfsmittel: 50 ml Rundkolben, Rückflußkühler, Filter, Glastrichter, Schütteltrichter, DC-Kammer

Chemikalien: Schwefelsäure 1 N, Ammoniak-Lösung 10% R und 32% R, Ether R, Sparteinsulfat (Roth), Methanol R, Chloroform R, basisches Bismutnitrat R, Weinsäure R, Kaliumjodid R, Ascorbinsäure R

Bestimmung: *Untersuchungslösung*: 0,50 g gepulverte Droge (300) wird mit 10,0 ml Schwefelsäure 10 min unter Rückfluß zum Sieden erhitzt. Die abgekühlte Lösung wird filtriert und das Filtrat nach Zusatz von 5,0 ml Ammoniak-Lösung (10%) mit 5,0 ml Ether ausgeschüttelt.

Chromatographische Bedingungen:
Referenzlösung: 10 mg Sparteinsulfat und 0,05 ml Ammoniak-Lösung (10%) in 20,0 ml Methanol lösen.
DC-Fertigplatte: Kieselgel G R
Fließmittel: Chloroform + Methanol + Ammoniak-Lösung (32%) (100+18+2)
Auftragemenge: 50 µl der Untersuchungs- und 30 µl der Referenzlösung bandförmig (20 mm)
Laufhöhe: 12 cm

Dragendorffs Reagenz: Die Mischung von 1,7 g basischem Bismutnitrat, 20 g Weinsäure und 80 ml Wasser unter wiederholtem Schütteln 24 h stehen lassen, dann mit der Lösung von 16 g Kaliumjodid in 40 ml Wasser versetzen und nach 48 h filtrieren. (Vor Licht schützen)

Bei Bedarf 5 ml Filtrat mit einer Lösung von 10 g Weinsäure in 50 ml Wasser und 0,25 g Ascorbinsäure versetzen.

Nachbehandlung: Die Platte wird bis zum Verschwinden des Fließmittelgeruchs in strömender Luft getrocknet. Die Auswertung erfolgt nach Besprühen mit Dragendorffs Reagenz im Tageslicht.

Auswertung

Das Chromatogramm der Untersuchungslösung zeigt im Tageslicht die rotbraun gefärbte Zone des Sparteins, deren Farbe und Rf-Wert mit denen der Zone im Chromatogramm der Referenzlösung übereinstimmen. Außerdem liegen noch drei schwache, rotbraun gefärbte Zonen unterhalb der Hauptzone.

11. DC-Nachweis der Alkaloide in Boldoblättern (Boldo folium)

Literatur: DAC 1986 1. Lieferung 86

Prinzip

Nach wäßriger Extraktion der Alkaloidhydrochloride aus der Droge werden die durch Ammoniak freigesetzten Alkaloidbasen mit Ether ausgeschüttelt, durch DC getrennt und mit Dragendorffs Reagenz nachgewiesen.

Durchführung

Geräte und Hilfsmittel: Wasserbad, 50 ml Rundkolben, Rückflußkühler, Filter, Glastrichter, Schütteltrichter, DC-Kammer

Chemikalien: Salzsäure 7% R, Ammoniak-Lösung 10% R, Ether R, Methanol R, Boldin, Toluol R, Diethylamin R, Weinsäure R, basisches Bismutnitrat R, Kaliumjodid R, Natriumnitrit R

Bestimmung: *Untersuchungslösung*: 0,5 g pulverisierte Droge (710) wird mit einer Mischung von 1,0 ml Salzsäure und 20 ml Wasser 10 min am Wasserbad unter Rückfluß erhitzt. Nach dem Abkühlen wird die Mischung filtriert und das Filtrat nach Zusatz von 2 ml Ammoniak-Lösung zweimal mit je 20 ml Ether ausgeschüttelt. Die Etherphasen werden vereinigt und auf dem Wasserbad zu Trockne eingeengt. Der Rückstand wird in 1,0 ml Methanol aufgenommen.

Chromatographische Bedingungen:
Referenzlösung: 10 mg Boldin in 25 ml Methanol lösen.
DC-Fertigplatte: Kieselgel 60 R
Fließmittel: Toluol + Methanol + Diethylamin (80+10+10)
Auftragemenge: je 20 µl der Untersuchungs- und 10 µl der Referenzlösung
   bandförmig (20 mm)
Laufhöhe: 15 cm

verdünntes Dragendorffs Reagenz R: Lösung von 100 g Weinsäure in 500 ml Wasser mit 50 ml Dragendorffs Reagenz R_1 versetzen.

Dragendorffs Reagenz R1: 100 g Weinsäure in 400 ml Wasser lösen. Nach Zusatz von 8,5 g basischem Bismutnitrat 1 h schütteln, mit 200 ml Kaliumjodid-Lösung 40 g/100 ml versetzen, schütteln, nach 24 h filtrieren.

Natriumnitrit-Lösung R: 10 g/100 ml

Nachbehandlung: Die Platte wird an der Luft getrocknet, mit verdünntem Dragendorffs Reagenz besprüht, bei Tageslicht ausgewertet, nach kurzer Zwischentrocknung mit Natriumnitrit-Lösung nachgesprüht und erneut ausgewertet.

Auswertung

In den Chromatogrammen der Untersuchungs- und der Referenzlösung tritt im unteren Drittel jeweils die braun gefärbte Zone des Boldins auf. Im Chromatogramm der Untersuchungslösung sind unterhalb und oberhalb weitere gleich gefärbte Zonen zu erkennen, wobei die Zone mit dem höchsten Rf-Wert die stärkste Intensität aufweist.

12. DC-Nachweis der Alkaloide in Quebrachorinde (Quebracho cortex)

Literatur: DAC 1986 3. Lieferung 88

Prinzip

Mit Dichlormethan werden die Alkaloide im Ammoniakalischen durch Mazeration aus der Droge extrahiert, nach Filtration und Konzentrierung durch DC getrennt und mit Dragendorffs Reagenz nachgewiesen.

Durchführung

Geräte und Hilfsmittel: Erlenmeyerkolben, Filter, Glastrichter, 100 ml Rundkolben, Rotationsverdampfer, DC-Kammer

Chemikalien: Dichlormethan R, Ammoniak-Lösung 26% R, Methanol R, Yohimbin, Weinsäure R, basisches Bismutnitrat R, Kaliumjodid R, Toluol R, Ethylacetat R, Diethylamin R

Bestimmung: *Untersuchungslösung*: 1,0 g pulverisierte Droge (355) wird nach Zusatz von 50 ml Dichlormethan und 0,5 ml Ammoniak-Lösung unter gelegentlichem Umschütteln 30 min stehengelassen. Die Mischung wird filtriert, das Filtrat bei höchstens 40 °C im Vakuum zur Trockne eingeengt und der Rückstand mit 2,0 ml Dichlormethan aufgenommen.

Chromatographische Bedingungen:
Referenzlösung: 25 mg Yohimbin in 5 ml Methanol lösen, 1,0 ml dieser Lösung mit Methanol zu 10 ml ergänzen.
DC-Fertigplatte: Kieselgel 60
Fließmittel: Toluol + Ethylacetat + Diethylamin (70+20+10), keine Kammersättigung!
Auftragemenge: je 20 µl der Untersuchungs- und Referenzlösung bandförmig (20 mm)
Laufhöhe: 10 cm

verdünntes Dragendorffs Reagenz R: Lösung von 100 g Weinsäure in 500 ml Wasser mit 50 ml Dragendorffs Reagenz R_1 versetzen.

Dragendorffs Reagenz R1: 100 g Weinsäure in 400 ml Wasser lösen. Nach Zusatz von 8,5 g basischem Bismutnitrat 1 h schütteln, mit 200 ml Kaliumjodid-Lösung 40 g/100 ml versetzen, schütteln, nach 24 h filtrieren.

Nachbehandlung: Bis zum Verschwinden des Fließmittelgeruchs wird die Platte bei 100–105 °C getrocknet, mit Dragendorffs Reagenz besprüht und im Tageslicht ausgewertet.

Auswertung

In den Chromatogrammen der Untersuchungs- und der Referenzlösung tritt im mittleren Drittel jeweils die orangefarbene Zone des Yohimbins mit gleichem Rf-Wert und annähernd gleicher Intensität auf. Im Chromatogramm der Untersuchungslösung sind oberhalb der Yohimbinzone zwei, unterhalb mindestens drei weitere orangefarbene Zonen zu sehen.

13. HPLC-Bestimmung der Alkaloide in Opium

Literatur: DAB 9 Kommentar Bd 3 S.2599 und Bd 4 S.4246

Prinzip

Mit Ethanol werden die Alkaloide aus der Droge extrahiert und säulenchromatographisch von Begleitstoffen abgetrennt. In Ethanol/Salzsäure gelöst werden die Alkaloide durch HPLC mit Reinalkaloiden als Referenz bestimmt.

Durchführung

Geräte und Hilfsmittel: Ultraschallbad, Chromatographierohr (15 cm L, 30 mm ID), Rotationsverdampfer, 250 ml, 100 ml und 25 ml Meßkolben

Chemikalien: Ethanol 50% (Ethanol 96% R verdünnen mit bidestilliertem Wasser), Ammoniumchlorid R, Ammoniak-Lösung 26% R, Kieselgur-Filtrierhilfsmittel RN, 2-Propanol R, Dichlormethan R, Salzsäure 0,5 N, Acetonitril R, Codein R, Thebain RN, Morphinhydrochlorid R, Natriumheptansulfonat RN, Phosphorsäure 0,05 M

Ammoniumchlorid-Pufferlösung pH 9,5 RN: 33,5 g Ammoniumchlorid in 150 ml bidestilliertem Wasser lösen, mit 42,0 ml Ammoniak-Lösung versetzen und mit bidestilliertem Wasser zu 250,0 ml verdünnen (in PE-Behältnissen aufbewahren).

Bestimmung: *Untersuchungslösung*: 1,00 g pulverisierte Droge (500) wird in einem 100 ml Meßkolben mit 50 ml Ethanol versetzt. Nach Durchmischen mit Hilfe von Ultraschall wird mit dem gleichen Lösungsmittel zu 100,0 ml verdünnt. Von der überstehenden Lösung werden 10,0 ml in einem 25 ml Meßkolben mit 5 ml Ammoniumchlorid-Pufferlösung versetzt und mit bidestilliertem Wasser zu 25,0 ml verdünnt. Von der gut gemischten Lösung werden 20,0 ml auf ein Chromatographierohr gebracht, das mit 15 g Kieselgur-Filtrierhilfsmittel gefüllt ist. Nach 15 min wird zweimal mit je 40 ml einer Mischung von 15 ml 2-Propanol und 85 ml Dichlormethan eluiert. Das Eluat wird am Rotationsverdampfer bei 50 °C auf etwa 5 ml eingeengt und in einen 25 ml Meßkolben überführt. Mit einer Mischung aus 10 ml

Salzsäure und 40 ml Acetonitril wird nachgewaschen und auf 25,0 ml aufgefüllt.

Chromatographische Bedingungen:
Säule: octylsilyliertes Kieselgel zur Chromatographie R, Korngröße 10 µm
  (25 cm *L*, 4,6 mm *ID*)
Eluens: 1,0 g Natriumheptansulfonat in 390 ml bidestilliertem Wasser lösen,
  mit Phosphorsäure auf pH 3,2 einstellen und 210 ml Acetonitril zugeben.
Detektion: 280 nm
Flußrate: 1,7 ml/min
Referenzlösung: 25,0 mg Codein, 30,0 mg Thebain und 70,0 mg Morphin-
  hydrochlorid in einer Mischung von 10 ml bidestilliertem Wasser und
  40 ml Acetonitril zu 25,0 ml lösen, 4,0 ml der Lösung mit dem gleichen
  Lösungsmittel zu 25,0 ml verdünnen.
Einspritzmenge: je 10 µl Untersuchungs- und Referenzlösungen

Auswertung

Nettoretentionszeiten: Morphin ca. 2,5 min, Codein ca. 3,5 min, Thebain ca.
8 min.

Bei der Berechnung ist zu berücksichtigen, daß 1 mg Morphinhydrochlorid · 3 H_2O 0,759 mg wasserfreiem Morphin und 1 mg Codein · 1 H_2O
0,943 mg wasserfreiem Codein entsprechen.

Der Prozentgehalt der einzelnen wasserfreien Alkaloide errechnet sich
nach folgender Formel:

$$\%\text{-Gehalt} = \frac{F_1 \cdot e_2 \cdot 200}{F_2 \cdot e_1}$$

F_1 = Fläche des Alkaloidpeaks der Untersuchungslösung
F_2 = Fläche des Alkaloidpeaks der Referenzlösung
e_1 = Einwaage Droge in g
e_2 = Einwaage wasserfreies Alkaloid (der Referenzlösung) in g

14. HPLC-Bestimmung von Hyoscyamin und Scopolamin in Belladonnablättern, -wurzeln (Belladonnae folium, radix) und entsprechenden Zubereitungen

Literatur: Stahl E, Jahn H (1984) DAZ 124(35):1706

Prinzip

Im Alkalischen werden die freien Alkaloidbasen mit organischen Lösungsmitteln durch Perkolation aus der Droge extrahiert und durch Umsalzung
von Begleitstoffen abgetrennt. Der so gereinigte Rückstand wird zur HPLC
verwendet.

Durchführung

Geräte und Hilfsmittel: Perkolator, Porzellanschale, 500 ml Schütteltrichter, Zentrifugenbecher, Zentrifuge, Erlenmeyerkolben, Filter, Glastrichter, 10 ml Meßkolben

Chemikalien: Ammoniak 32 % R, Ethanol R, Ether peroxidfrei R, Chloroform R, Schwefelsäure 0,25 M, Natriumsulfat wasserfrei R, Acetonitril R, Diethylamin R, Hyoscyaminsulfat R, Scopolaminhydrobromid R

Bestimmung: Etwa 10 g pulverisierte Droge, genau gewogen, wird mit einer Mischung von 5 ml Ammoniak, 10 ml Ethanol und 30 ml Ether gleichmäßig durchfeuchtet. Die Mischung wird in einen Perkolator überführt und 4 h mazeriert. Danach werden die Alkaloide mit Ether-Chloroform-Gemisch (3+1) vollständig extrahiert. Das Perkolat wird auf etwa 50 ml eingeengt, in einen mit Ether ausgespülten Schütteltrichter überführt, mit 120 ml Ether versetzt und fünfmal mit je 25 ml Schwefelsäure ausgeschüttelt. Falls erforderlich sind die beiden Phasen durch Zentrifugation zu trennen. Die vereinigten schwefelsauren Extrakte werden fünfmal mit je 30 ml Chloroform je 2 min ausgeschüttelt und die Chloroformauszüge verworfen. Nach Versetzen der schwefelsauren Lösung mit Ammoniak bis zur alkalischen Reaktion wird erneut fünfmal mit je 30 ml Chloroform je 2 min ausgeschüttelt. Die vereinigten Chloroformauszüge werden über Natriumsulfat getrocknet, filtriert und zur Trockne eingeengt. Der Rückstand wird in einer Mischung von Acetonitril, Wasser und Schwefelsäure (70+25+5) zu 10,0 ml (Meßkolben) gelöst.

Chromatographische Bedingungen:
Säule: LiChrosorb RP-18, 10 µm (250 mm *L*, 4 mm *ID*)
Eluens: Wasser + Acetonitril + Diethylamin (70+30+1)
Detektion: 258 nm
Alkaloid-Eichsubstanzen für die HPLC: 30,0 mg Hyoscyaminsulfat bzw.
   30,0 mg Scopolaminhydrobromid in je 10,0 ml Wasser lösen.
Einspritzmenge: 10 µl

Auswertung

Qualitativ: Vergleich der Reihenfolge der eluierten Peaks der Eichsubstanzen mit denen der Probe.

Quantitativ: Über die Methode des externen Standards nach Peakflächenberechnung oder automatischer Integration

$$F = h \cdot b_{0,5}$$

F = Peakfläche
h = Peakhöhe
$b_{0,5}$ = Peakbreite auf halber Höhe

Die Alkaloidmenge (x) in mg wird mit der nachfolgenden Formel berechnet:

$$\text{Alkaloid x (mg)} = \frac{F_x \cdot \text{mg Eichsubstanz}}{F_{\text{Eichsubstanz}}}$$

15. HPLC-Bestimmung der Glykoalkaloide in Kartoffelprodukten

Literatur: Saito K, Horie M, Hoshino Y, Nose N (1990) J. Chrom. 508:141–147
siehe auch: Cham BE, Wilson L (1987) Planta Med.:59–62
Hunter IR, Walden MK, Heftmann E (1980) J. Chromatogr. 198:363–366

Prinzip

Die Glykoalkaloide werden mit Methanol extrahiert, über Sep-Pak-Kartuschen gereinigt und durch HPLC bestimmt.

Durchführung

Geräte und Hilfsmittel: Homogenisator, Filter, Glastrichter, Sep-Pak C18-Kartusche (konditioniert mit 10 ml Methanol und 10 ml Wasser), Sep-Pak NH$_2$-Kartusche (konditioniert mit 10 ml Methanol und 10 ml Acetonitril), 25 ml Rundkolben, Rotationsverdampfer

Chemikalien: Methanol für die HPLC, Acetonitril für die HPLC, 20 mM Kaliumdihydrogenphosphat-Puffer, α-Solanin (Fluka), α-Chaconin (Roth)

Bestimmung: *Untersuchungslösung*: 5 g Kartoffelknolle, oder -stärke wird mit 30 ml Methanol 2 min homogenisiert und anschließend filtriert. Der Rückstand wird mit ca. 10 ml Methanol gewaschen und filtriert. Die vereinigten Filtrate werden auf 50 ml mit Methanol aufgefüllt. 5 ml dieser Lösung werden mit 8 ml Wasser gemischt und über eine Sep-Pak C18- Kartusche gegeben. Mit 5 ml Methanol-Wasser (40+60) wird gewaschen und mit 15 ml Methanol eluiert. Das Eluat wird im Vakuum zur Trockne eingeengt, der Rückstand in 1 ml Methanol aufgenommen.

Für die Untersuchung fetthaltiger Produkte wie Bratkartoffeln, Kartoffelchips, -kroketten oder -salat muß die Untersuchungslösung mit 19 ml Acetonitril gemischt, über eine Sep-Pak-NH$_2$-Kartusche gegeben, mit 5 ml Acetonitril gewaschen und mit 10 ml Methanol eluiert werden. Das Eluat wird im Vakuum zur Trockne eingeengt und der Rückstand in 1 ml Methanol aufgenommen.

Chromatographische Bedingungen:

Säule: Nucleosil 5-NH$_2$ (250 mm *L*, 4,6 mm *ID*)
Eluens: Acetonitril + Kaliumdihydrogenphosphat-Puffer (75+25)
Detektion: 208 nm
Calibrierungslösungen: je 1–50 µg α-Solanin und α-Chaconin in 1 ml Methanol
Einspritzmenge: 20 µl Untersuchungslösung
Zur Calibrierung werden 20 µl der Calibrierungs-Lösungen zur HPLC injiziert.

Auswertung

Unter den gegebenen Bedingungen wird α-Chaconin etwa nach 10 min eluiert und α-Solanin nach ca. 16 min. Der Peak von Chaconin ist i.d.R. deutlich größer als der von Solanin.

Eine Quantifizierung ist über die Methode des externen Standards möglich. Die Calibrierungskurve verläuft linear zwischen 1 und 50 µg für Solanin und Chaconin.

16. HPLC-Bestimmung von Emetin und Cephaelin in Ipecacuanhawurzel (Ipecacuanhae radix)

Literatur: Kraus L, Carstens J, Richter R (1985) DAZ 125(17):863

Prinzip

Die durch Ammoniak freigesetzten Alkaloidbasen werden mit Ether aus der Droge extrahiert. Dieser Extrakt wird nach Filtration getrocknet und der Rückstand nach Lösen in Ethanol direkt zur HPLC verwendet.

Durchführung

Geräte und Hilfsmittel: 100 ml Erlenmeyerkolben, Glastrichter, Watte, 100 ml Schütteltrichter, 2 ml Meßkolben

Chemikalien: Ether R, Ammoniak 10% R, Ethanol 96% R, Chloroform R, Methanol R, Diethylamin R

Bestimmung: 2,5 g pulverisierte Droge (180) genau gewogen, wird mit 25,0 ml Ether versetzt und nach Zugabe von 2 ml Ammoniak 30 min unter wiederholtem Schütteln extrahiert. Nach Zusatz von 2 ml Wasser wird nochmals kräftig durchgeschüttelt. Die Etherphase wird abgetrennt, durch einen Wattebausch filtriert, das Filtrat zur Trockne eingeengt und der Rückstand mit Ethanol auf 2,0 ml (Meßkolben) ergänzt.

Chromatographische Bedingungen:
Säule: Lichrosorb Si 60, 10 µm, (3,8 mm *ID*, 300 mm *L*), Vorsäule: Lichroprep Si 60, 25–40 µm
Eluens: Chloroform + Methanol (85+15) + 0,001 % Diethylamin
Detektion: 280 nm
Flußrate: 1 ml/min
Einspritzmenge: 10 µl
Alkaloid-Standards für die HPLC: je 10 mg reines Cephaelin*) und reines Emetin*) in je 10 µg Ethanol

Auswertung

Die Auswertung erfolgt über Peakflächenberechnung oder automatische Integration.

$$F = h \cdot b_{0,5}$$

F   = Peakfläche
h   = Peakhöhe
$b_{0,5}$ = Peakbreite auf halber Höhe

Die Alkaloidmenge (x) in mg wird mit der nachfolgenden Formel berechnet:

$$\text{Alkaloid x (mg)} = \frac{F_x \cdot \text{mg Eichsubstanz}}{F_{\text{Eichsubstanz}}}$$

17. HPLC-Bestimmung der Alkaloide in Chinarinde (Cinchonae succirubrae cortex)

Literatur: McCalley DV (1990) Analyst 115(10):1355–1358

Prinzip

In einer Soxhlet-Apparatur werden die freien Alkaloidbasen mit Toluol extrahiert und der Rückstand des Extrakts zur HPLC verwendet.

Durchführung

Geräte und Hilfsmittel: Erlenmeyerkolben, 250 ml Rundkolben, Soxhlet-Apparatur

---

*) bei Verwendung der Alkaloid-Dihydrochloride müssen die Alkaloide in Ammoniak gelöst und mit Ether dreimal ausgeschüttelt werden. Die Etherextrakte werden vereinigt, zur Trockne eingeengt und der Rückstand -genau gewogen- wie angegeben gelöst.

Chemikalien: Calciumhydroxid R, Natriumhydroxid-Lösung 5 g/100 ml, Methanol R, Helium, Toluol R, Acetonitril R, Kaliumdihydrogenphosphat R, Phosphorsäure R, Hexylamin (Fluka), Chinin R, Chinidin R, Cinchonin R, Cinchonidin R

0,1 M Phosphatpuffer: 6,805 g Kaliumdihydrogenphosphat in 425 ml Wasser lösen, bis pH 3,0 mit Phosphorsäure versetzen.

Bestimmung: 1 g pulverisierte, getrocknete Rinde wird mit 0,3 g Calciumhydroxid und 3 ml Natriumhydroxid-Lösung gemischt und 30 min stehen gelassen. Anschließend wird die Mischung (evtl. mit Hilfe von etwas Methanol) in eine Soxhlet-Apparatur überführt und mit Toluol 7 h extrahiert. 100 µl Extrakt wird im Heliumstrom bei Raumtemperatur zur Trockne eingeengt und der Rückstand in 1 ml mobiler Phase aufgenommen.

Chromatographische Bedingungen:
Säule: LiChrosorb RP-8 Select B, 5 µm (25 cm *L*, 0,4 cm *ID*)
Eluens 1: 15 % Acetonitril in Phosphatpuffer mit 75 ml Acetonitril mischen.
Eluens 2: 3,30 ml Hexylamin zu 460 ml Wasser pipettieren, bis pH 3,0 mit Phosphorsäure versetzen, mit 40 ml Acetonitril mischen.
Detektion: 220 nm
Flußrate: 1 ml/min
externe Standards: Chinin, Chinidin, Cinchonin und Cinchonidin: je 26 µg/ml mobile Phase
Einspritzmenge: 10 µl

Auswertung

Die Hauptalkaloide eluieren in der Reihenfolge: Cinchonin, Cinchonidin, Chinidin und Chinin.
    Eine Quantifizierung der Hauptalkaloide kann über die Methode des externen Standards durchgeführt werden.

18. HPLC-Bestimmung von Coffein in Tee, Kaffee, Colasamen und Schokolade

Literatur: Muhtadi FJ, El-Hawary SS, Hifnawy MS (1990) J. Liquid Chrom. 13(5):1013–1028
siehe auch: Naline E, Flouvat B, Advenier C, Pays M (1987) J. Chromarogr. 419:177–189, Determination of Theophylline and its Metabolites in Plasma and Urine by Reversed-Phase Liquid Chromatography Using an Amine Modifier
Kester MB, Saccar CL, Mansmann HC (1987) J. Liquid Chromatogr. 10(5):957–975, A new simplified microassay for the quantitation of theophylline in serum by high performance liquid chromatography
Wong SHY, Marzouk N, McHugh SL, Cazes E (1985) J. Liquid Chromatogr. 8(10):1797–1816, Simultaneous Determination of Theophylline and Caffeine by Reversed Phase Liquid Chromatography Using Phenyl Column

Dulitzky M, De La Teja E, Lewis HF (1984) J. Chromatogr. 317:403–405, Determination of Caffeine in Tea by High-Performance Liquid Chromatography and a Modified Digestion Procedure

Prinzip

Durch Soxhlet-Extraktion mit Isopropylalkohol und Chloroform werden die Alkaloide aus den Rohstoffen isoliert und nach Konzentrierung des Extrakts zur HPLC verwendet.

Durchführung

Geräte und Hilfsmittel: 25 ml Becherglas, 50 ml und 100 ml Rundkolben, Soxhlet-Apparatur, Filter, Glastrichter, Rotationsverdampfer, 25 ml Meßkolben

Chemikalien: Ammoniak 10 % R, Isopropylalkohol R, Chloroform R, Coffein RN, Theobromin (Roth), Theophyllin R, Acetonitril R, Essigsäure 2 %

Bestimmung: 2 g pulverisierte Probe genau gewogen wird in einem 25 ml Becherglas tropfenweise mit 2 ml Ammoniak versetzt, sorgfältig gemischt und 30 min stehen gelassen. Die Mischung wird in eine kleine Soxhlet-Hülse überführt und in einer kleinen Soxhlet-Apparatur mit 50 ml Isopropylalkohol-Chloroform (5+95) während 40 min extrahiert. Der Extrakt wird filtriert, das Lösungsmittel im Vakuum abdestilliert, der Rückstand mit reinem Chloroform in einen 25 ml Meßkolben überführt und auf 25,0 ml aufgefüllt. 10 ml dieser Lösung werden im Vakuum zur Trockne eingeengt, und der Rückstand wird in 10 ml mobiler Phase gelöst.

Chromatographische Bedingungen:

Alkaloid-Standards: Coffein, Theobromin und Theophyllin vor Gebrauch im Vakuum bei 60 °C trocknen, je 25 mg in 10 ml mobiler Phase lösen.
Säule: μ-Bondapak C18, 10 μm (8 mm *ID*, 100 mm *L*)
Eluens: Gradient von Acetonitril + Essigsäure (2 %)
anfangs (10+90), nach 10 min (40+60), nach 15 min (10+90)
Detektion: 274 nm
Flußrate: 2,0 ml/min
Einspritzmenge: 5 μl

Auswertung

Durch Vergleich der Retentionszeiten der Standard-Peaks mit denen der Analysen-Peaks werden die Alkaloide identifiziert.

Nach der Methode des externen Standards wird eine quantitative Bestimmung durchgeführt.

19. GC-Bestimmung von Coffein in Tee, Kaffee, Colasamen und Schokolade

Literatur: Mbuhtadi FJ, El-Hawary SS, Hifnawy MS (1990) J. Liquid Chromatogr. 13(5):1013–1028

Prinzip

Die Extraktion wird wie bei der HPLC-Bestimmung durchgeführt, der Nachweis erfolgt mit GLC.

Durchführung

wie HPLC-Bestimmung mit folgenden Änderungen:

Bestimmung: Die auf 25 ml aufgefüllten Lösung der Alkaloide in Chloroform wird direkt injiziert.

Chromatographische Bedingungen:

Alkaloid-Standards: Coffein, Theobromin und Theophyllin vor Gebrauch im Vakuum bei 60 °C trocknen, je 25 mg in 25 ml Chloroform lösen.
Säule: 3% OV 17 auf Chromosorb W.H.P.
Säulentemperatur: 120–220 °C, 10 °/min
Injektortemperatur: 250 °C
Detektortemperatur: 250 °C
Carrier: Stickstoff
Flußrate: 40 ml/min
Detektion: FID
Einspritzmenge: 0,2–2 µl

Auswertung

Durch Vergleich der Retentionszeiten der Standard-Peaks mit denen der Analysen-Peaks werden die Alkaloide identifiziert.

Nach der Methode des externen Standards wird eine quantitative Bestimmung durchgeführt.

20. Photometrische Bestimmung von Chelidonin in Schöllkraut (Chelidonii herba)

Literatur: DAB 9 Kommentar Bd 3 S.3071

Prinzip

Nach ihrer Extraktion aus der Droge wird aus den Alkaloiden durch Reaktion mit Schwefelsäure Formaldehyd freigesetzt, der mit Chromotropsäure zu einem Farbprodukt reagiert, das photometrisch quantitativ zu bestimmen ist.

Durchführung

Geräte und Hilfsmittel: Erlenmeyerkolben, Wasserbad, 250 ml und 25 ml Meßkolben, Filter, Glastrichter, Pipetten, 100 ml Rundkolben, Rotationsverdampfer, Küvetten

Chemikalien: Essigsäure 12% R, Ammoniak-Lösung 26% R, Chloroform R, Natriumsulfat wasserfrei R, Ethanol 96% R, Schwefelsäure 10% R und 96% R, Chromotropsäure R

Chromotropsäure-Reagenz RN: 0,50 g Chromotropsäure in 50 ml Schwefelsäure (96%) lösen (vor Licht schützen, kühl lagern, max. 4 Wochen haltbar)

Bestimmung: *Untersuchungslösung*: 0,750 g pulverisierte Droge (710) wird 30 min mit 200 ml Essigsäure unter häufigem Umschwenken im Wasserbad extrahiert. Nach dem Abkühlen wird mit Essigsäure zu 250,0 ml verdünnt und filtriert; die ersten 20 ml Filtrat werden verworfen. 30,0 ml des Restfiltrats werden mit 6,0 ml Ammoniak-Lösung und 100 ml Chloroform versetzt und 30 min kräftig geschüttelt (wichtig: gute Mischung der Phasen). 50,0 ml organische Phase wird in einem 100 ml Rundkolben bei maximal 40 °C im Vakuum zur Trockne eingeengt, der Rückstand unter schwachem Erwärmen in etwa 2,5 ml Ethanol gelöst, mit Schwefelsäure (10%) in einen 25 ml Meßkolben überführt und unter Nachspülen des Rundkolbens mit dem gleichen Lösungsmittel zu 25,0 ml verdünnt. 5,0 ml dieser Lösung werden in einem 25 ml Meßkolben mit 5,0 ml Chromotropsäure-Reagenz versetzt, der Kolben wird verschlossen und der Inhalt vorsichtig gemischt. Anschließend wird mit Schwefelsäure (96%) zu 25,0 ml verdünnt und verschlossen.

Kompensationsflüssigkeit: Gleichzeitig und unter gleichen Bedingungen wird mit 5,0 ml Schwefelsäure (10%) und 5,0 ml Chromotropsäure-Reagenz ein Blindversuch angesetzt, der nach sorgfältigem Mischen ebenfalls mit Schwefelsäure (96%) zu 25,0 ml verdünnt wird.

Beide Ansätze werden 10 min im siedenden Wasserbad erhitzt, unter fließendem Wasser auf Raumtemperatur abgekühlt und (falls erforderlich) mit

Schwefelsäure (96%) auf das ursprüngliche Volumen ergänzt. Die Absorption der Untersuchungslösung wird bei 570 nm gegen die Kompensationsflüssigkeit gemessen.

Auswertung

Die Berechnung des Gehalts als Chelidonin erfolgt mit einer spezifischen Absorption von A (1%/1cm) = 933.

$$\% \text{ Chelidonin} = \frac{A \cdot 2083}{933 \cdot e}$$

A = Absorption
e = Drogeneinwaage in g

21. Photometrische Bestimmung der Alkaloide in Rauwolfiawurzel (Rauwolfiae radix)

Literatur: DAB 9 Kommentar Bd 3 S.2949

Prinzip

Nach Abtrennung von Begleitstoffen mit Kieselgur-Filtrierhilfsmittel werden die Alkaloidbasen mit Chloroform eluiert. Sie bilden mit sauren Indikatorfarbstoffen (Eriochromschwarz T) Salze, die in lipophilen Lösungsmitteln löslich sind und direkt photometrisch vermessen werden können.

Durchführung

Geräte und Hilfsmittel: Reibschale, Chromatographierohr (15 mm *ID*, > 150 mm *L*), 250 ml Rundkolben, Rotationsverdampfer, 50 ml und 100 ml Meßkolben, Schütteltrichter, Filter, Glastrichter, Küvetten

Chemikalien: Natriumcarbonat R, Kieselgur-Filtrierhilfsmittel RN, Chloroform R, Citronensäure R, Natriumhydroxid-Lösung 1 N R, Salzsäure 0,1 N, Eriochromschwarz T R, Methanol R

Natriumcarbonat-Lösung: 57 g/100 ml

Citrat-Pufferlösung pH 4,0 RN: 10,5 g Citronensäure und 100 ml Natriumhydroxid-Lösung mit Wasser zu 500,0 ml lösen. Mit dieser Lösung 100,0 ml Salzsäure zu 250,0 ml verdünnen (pH 3,9–4,1).

Eriochromschwarz-T-Lösung RN: 0,2 g Eriochromschwarz T in 100 ml Methanol

Bestimmung: Sämtliche Arbeitsgänge müssen unter Ausschluß direkter Lichteinwirkung durchgeführt werden!

1,000 g pulverisierte Droge (355) wird mit 1,0 ml Natriumcarbonat-Lösung durchfeuchtet und mit 2,0 g Kieselgur-Filtrierhilfsmittel verrieben. Die Verreibung wird vollständig in ein Chromatographierohr eingebracht und mit 250 ml Chloroform eluiert. Das Eluat wird im Vakuum bis fast zur Trockne eingeengt, der Rückstand mit Chloroform in einen 50 ml Meßkolben überführt und zu 50,0 ml verdünnt. 3,0 ml dieser Lösung werden in einem Schütteltrichter mit 30,0 ml Chloroform, 20 ml Citrat-Pufferlösung und 5,0 ml Eriochromschwarz-T-Lösung versetzt und kräftig geschüttelt. Die rotgefärbte organische Phase wird durch ein Papierfilter in einen 100 ml Meßkolben filtriert, der 10,0 ml Methanol enthält. Die Lösung wird noch zweimal mit je 30 ml Chloroform ausgeschüttelt, und die im Meßkolben vereinigten organischen Phasen werden mit Chloroform zu 100,0 ml verdünnt. Die Absorption der Chloroform-Lösung wird bei 520 nm gegen Chloroform gemessen.

Auswertung

Die Berechnung des Gehalts an Alkaloiden als Reserpin erfolgt mit der spezifischen Absorption von A (1%/1cm) = 350

$$\% \text{ Reserpin} = \frac{A \cdot 1667}{350 \cdot e}$$

A = Absorption
e = Drogeneinwaage in g

22. Photometrische Bestimmung der Alkaloide in Strychnosarten

Literatur: Graf E, Wittlinger C (1985) DAZ 125(46):2417– 2422

Prinzip

Die Alkaloide werden mit Ethanol in Gegenwart von Schwefelsäure aus der Droge extrahiert und über Aluminiumoxid säulenchromatographisch von störenden Begleitsubstanzen abgetrennt. Durch Messung der Extinktionen bei 257 nm und bei 304 nm wird der Gehalt an Strychnin und Brucin ermittelt.

Durchführung

Geräte und Hilfsmittel: Glasierte Porzellanschale, Pistill, Wasserbad, Chromatographierohr (20 cm *L*, 2 cm *ID*) mit Glassinterplatte (Porositätsnummer 40) und Schliffhahn, Glasstab, Glastrichter, Tropftrichter, 10 ml Pipette, 100 ml und 50 ml Meßkolben, Küvetten

Chemikalien: Ethanol R, 9,8 g Schwefelsäure 96 % R in 100 ml Wasser, Aluminiumoxid zur Chromatographie R, Chloroform R

Bestimmung: Etwa 0,35 g pulverisierte Droge, genau gewogen, wird in einer Porzellanschale mit 10 ml Ethanol und 1 ml Schwefelsäure versetzt und auf dem Wasserbad bis eben zur Trockne eingedampft. Nach dem Erkalten wird der Rückstand mit 2 ml Wasser aufgeschlämmt (Rühren mit Glasstab). Die Aufschlämmung wird mit 6,0 g Aluminiumoxid, das in drei etwa gleich großen Anteilen zugesetzt wird, sorgfältig verrieben (alle Rückstände von der Wand der Schale abkratzen!). Über einen Glastrichter wird die Verreibung in ein Chromatographierohr auf eine Unterschicht von 4,0 g Aluminiumoxid gefüllt und durch seitliches Klopfen verdichtet. Porzellanschale, Trichter und Pistill werden dreimal mit je 5 ml Chloroform nachgespült und die Spülflüssigkeit nacheinander auf die Säule gegeben, wenn die vorhergehende Flüssigkeit eingezogen ist. Dann wird mit Chloroform aus einem Tropftrichter eluiert. Das Elutionsmittel soll immer etwa 1 cm über der Verreibung stehen und die Abtropfgeschwindigkeit 1–2 Tropfen/s betragen. Nachdem 100,0 ml Eluat abgetropft sind, werden 10,0 ml des durchmischten Eluats auf 50,0 ml verdünnt. Die Extinktionen dieser Verdünnung bei 257 nm und bei 304 nm werden gegen Chloroform gemessen.

Auswertung

Die Auswertung erfolgt über die Formeln:

$$\% \text{ Strychnin} = \frac{A_1 \cdot 1{,}279 - A_2 \cdot 1{,}627}{e}$$

$$\% \text{ Brucin} = \frac{A_2 \cdot 2{,}334 - A_1 \cdot 0{,}024}{e}$$

A_1 = Absorption der Verdünnung bei 257 nm
A_2 = Absorption der Verdünnung bei 304 nm
e = Einwaage Droge in g

$$\% \text{ Gesamtalkaloide} = \% \text{ Strychnin} + \% \text{ Brucin}$$

$$\% \text{ Strychninanteil} = \frac{\% \text{ Strychnin}}{\% \text{ Gesamtalkaloid}}$$

23. Photometrische Bestimmung der Alkaloide in Besenginsterkraut (Sarothamni scoparii herba)

(ähnlich wie Photometrische Bestimmung der Alkaloide in Boldoblättern und in Quebrachorinde!)

Literatur: DAC 1979, 1. Ergänzung 81

Prinzip

Als Chloride werden die Alkaloide aus der Droge extrahiert und nach Reaktion mit Eriochromschwarz T-Lösung photometrisch bestimmt.

Durchführung

Geräte und Hilfsmittel: 100 ml Erlenmeyerkolben, 50 ml und 20 ml Pipette, Tisch-Schüttler, Faltenfilter, Glastrichter, 100 ml und 250 ml Meßkolben, Schütteltrichter, Küvetten

Chemikalien: 0,1 N Salzsäure, Eriochromschwarz T R, Methanol R, Chloroform R, 0,1 N Natriumhydroxid-Lösung, 0,1 M Natriummonohydrogencitrat-Lösung,

Citrat-Pufferlösung pH 5,6: 20,0 ml Natriumhydroxid-Lösung mit Natriummonohydrogencitrat-Lösung ad 100,0 ml auffüllen. Der pH-Wert der Lösung muß 5,5–5,7 betragen.

Eriochromschwarz-T-Lösung RN: 0,2 g/100 ml Methanol

Bestimmung: Etwa 0,700 g pulverisierte Droge (180), genau gewogen, wird mit 50,0 ml Salzsäure 2 h geschüttelt. Die Lösung wird in einem Meßkolben mit Citrat-Pufferlösung zu 250,0 ml ergänzt und durch ein Faltenfilter filtriert. Die ersten 20,0 ml Filtrat werden verworfen. Von dem weiteren Filtrat werden 20,0 ml in einem Schütteltrichter mit 2,0 ml Eriochromschwarz-T-Lösung versetzt. Die Mischung wird einmal mit 50 ml und ein zweites Mal mit 40 ml Chloroform ausgeschüttelt. Die nach jeweils 15 min Stehen vorsichtig (ohne Wassertröpfchen) abgetrennten Chloroformphasen werden vereinigt und nach Zusatz von 5,0 ml Methanol mit Chloroform zu 100,0 ml ergänzt. Die Extinktion der rot gefärbten Lösung wird bei 520 nm gegen Chloroform gemessen.

Auswertung

Die Berechnung des Gehalts erfolgt mit einer spezifischen Extinktion des Sparteins von E (1%/1cm) = 1035

$$\frac{A \cdot 1250}{1035 \cdot e} = \% \text{ Alkaloide, berechnet als Spartein}$$

A = gemessene Absorption
e = Drogeneinwaage in g

24. Photometrische Bestimmung von Boldin in Boldoblättern (Boldo folium)

(ähnlich wie Photometrische Bestimmung der Alkaloide in Besenginster und in Quebrachorinde!)

Literatur: DAC 1986

Prinzip und Durchführung

Wie „Photometrische Bestimmung der Alkaloide in Besenginsterkraut" (S. 37) mit folgenden Änderungen:

Geräte und Hilfsmittel: 50 ml Rundkolben, Rückflußkühler

Bestimmung: 1,00 g pulverisierte Droge (710) wird mit 20,0 ml Salzsäure 10 min am Wasserbad unter Rückfluß erhitzt. Die Mischung wird in einem Meßkolben mit Citrat-Pufferlösung zu 100,0 ml ergänzt und filtriert.
   Die Absorption der Lösung wird bei 520 nm gemessen.

Auswertung

Die Berechnung des Gehalts erfolgt mit der spezifischen Absorption von A (1 %/1 cm) = 580

$$\frac{A \cdot 500}{580 \cdot e} = \% \text{ Alkaloide, berechnet als Boldin}$$

A = gemessene Absorption
e = Drogeneinwaage in g

25. Photometrische Bestimmung von Colchicin in Herbstzeitlosensamen (Colchici semen)

Literatur: DAC 1986 2. Lieferung 87

Prinzip

Nach Entfetten der Droge wird das Colchicin mit Dichlormethan extrahiert und nach Konzentrierung durch DC von Begleitstoffen abgetrennt, mit ethanolischer Salzsäure nachgewiesen, vom Adsorbens gelöst und in dieser Lösung photometrisch bestimmt.

Durchführung

Geräte und Hilfsmittel: 25 ml und 100 ml Erlenmeyerkolben, Filter, Glastrichter, Wasserbad, Küvetten

Chemikalien: Petrolether R, Ammoniak-Lösung 10% R, Dichlormethan R, Ethanol 70% und 96%, Salzsäure 7% R

Salzsäure ethanolische: 30,0 ml Salzsäure und 10,0 ml Wasser mit 70,0 ml Ethanol (96%) mischen.

Bestimmung: *Untersuchungslösung*: 0,500 g pulverisierte Droge (355) wird 1 h mit 30 ml, der Rückstand nach Dekantieren erneut 1 h mit 20 ml Petrolether unter häufigem Schütteln entfettet und filtriert. Der Rückstand wird an der Luft getrocknet und mit 10 ml Dichlormethan bei Raumtemperatur unter häufigem Schütteln 30 min extrahiert. Nach Zusatz von 0,5 ml Ammoniak-Lösung wird die Mischung einige min kräftig geschüttelt und 30 min stehen gelassen. Nach Filtration werden Rückstand und Filter mit 5 ml Dichlormethan gewaschen und die vereinigten Lösungen auf dem Wasserbad zur Trockne eingedampft. Der Rückstand wird in 1,0 ml Ethanol (70%) aufgenommen.

Chromatographische Bedingungen:

Referenzlösung: 25 mg Colchicin in 5,0 ml Ethanol (70%) lösen.
DC-Fertigplatte: Kieselgel G R
Fließmittel: Dichlormethan + Aceton + Diethylamin (50+40+10)
Auftragemenge: 40 µl Untersuchungs- und 20 µl Referenzlösung
Laufhöhe: 10 cm

Nachbehandlung: Die Platte bis zum Verschwinden des Fließmittelgeruchs an der Luft trocknen, mit ethanolischer Salzsäure besprühen und im Tageslicht auswerten.

Chromatographische Auswertung

Im mittleren Drittel der Chromatogramme der Untersuchungs- und der Referenzlösung tritt jeweils die gelbe Zone des Colchicins auf.

Bestimmung Fortsetzung: *Probelösung*: Die Colchicin-Zonen werden sorgfältig ausgeschabt, die gesammelten Adsorbentien gewogen und jeweils in einem 25 ml Erlenmeyerkolben 30 min unter häufigem Umschütteln mit 10 ml ethanolischer Salzsäure extrahiert. Anschließend werden die Mischungen durch Papierfilter filtriert, die zuvor mit je 15 ml ethanolischer Salzsäure gewaschen und wieder getrocknet worden sind. Die Filtrate werden unter Nachwaschen der Filter mit ethanolischer Salzsäure zu 10,0 ml ergänzt.

Blindlösung: An einer substanzfreien Zone im entwickelten Teil der Platte wird eine gleich große Menge Sorptionsmittel (wie zur Herstellung der Probelösung) ausgeschabt und unter gleichen Bedingungen extrahiert.

Die Absorptionen der Probelösungen werden bei 350 nm gegen die Blindlösung gemessen.

Auswertung

Der Berechnung des Gehalts liegt die spezifische Absorption des Colchicins A (1 %/1cm) = 390 zugrunde.

$$\text{Gehalt} = \frac{A \cdot 250}{390 \cdot e} \text{ \% Colchicin}$$

A = Mittelwert der gemessenen Absorptionen der Probelösungen
e = Drogeneinwaage in g

26. Photometrische Bestimmung von Yohimbin in Quebrachorinde (Quebracho cortex)

(ähnlich wie Photometrische Bestimmung der Alkaloide in Besenginster und in Boldoblättern!)

Literatur: DAC 1986

Prinzip

siehe Besenginster

Durchführung

Geräte und Hilfsmittel: Wasserbad, Rundkolben, Rückflußkühler, Filterwatte, Glastrichter, 100 ml Meßkolben, 25 ml Pipette, Schütteltrichter, Filter, Küvetten

Chemikalien: Salzsäure 1 % RN und 0,1 N, Natriumcarbonat wasserfrei R, Dichlormethan R, Methanol R, Eriochromschwarz T R, 0,1 M Natriummonohydrogencitrat-Lösung

Citrat-Pufferlösung pH 4,15: 100 ml 0,1 N Salzsäure mit Natriumhydrogencitrat-Lösung zu 250,0 ml ergänzen (pH 4,05– 4,25).

Eriochromschwarz-T-Lösung RN: 0,2 g Eriochromschwarz T in 100 ml Methanol lösen.

Bestimmung: 0,700 g pulverisierte Droge (355) wird mit 50 ml Salzsäure 30 min am Wasserbad unter Rückfluß erhitzt. Nach dem Erkalten wird die Mischung mit Wasser zu 100,0 ml ergänzt und durch Watte filtriert. Die ersten 25 ml Filtrat werden verworfen. Vom weiteren Filtrat werden 25,0 ml in einem Schütteltrichter vorsichtig mit 0,5 g Natriumcarbonat versetzt und nach Beendigung der Gasentwicklung mit 50,0 ml Dichlormethan 2 min geschüttelt. Nach der Phasentrennung werden 25,0 ml der Dichlormethanphase in einen Schütteltrichter pipettiert und nach Zusatz von 5 ml Dichlormethan, 5 ml Wasser, 20 ml Citrat-Pufferlösung und 5,0 ml Eriochromschwarz-T-Lösung vorsichtig ausgeschüttelt. Die Dichlormethanphase wird ohne Wassertropfen abgetrennt und durch ein mit Dichlormethan befeuchtetes Filter in einen 100 ml Meßkolben filtriert, der 10,0 ml Methanol enthält. Die wäßrige Phase wird noch dreimal mit je 20 ml Dichlormethan ausgeschüttelt. Die organischen Phasen werden ebenfalls in den Meßkolben filtriert und mit Dichlormethan zu 100,0 ml ergänzt. Die Absorption der Lösung wird bei 520 nm gegen Dichlormethan gemessen.

Auswertung

Die Berechnung des Gehalts erfolgt mit einer spezifischen Absorption von A (1 %/1cm) = 495.

$$\frac{A \cdot 800}{495 \cdot e} = \% \text{ Alkaloide, berechnet als Yohimbin}$$

A = gemessene Absorption
e = Drogeneinwaage in g

27. Maßanalytische Bestimmung der Alkaloide in Belladonnablättern und -wurzeln (Belladonnae folium und radix)

Literatur: DAB 9 Kommentar Bd 2 S.932, DAC 1986, 3. Lieferung 88

Prinzip

Die durch Ammoniak freigesetzten Alkaloidbasen werden durch Perkolation mit Chloroform extrahiert. Durch Umsalzen sowie durch Trocknen und Erhitzen werden störende Begleitstoffe abgetrennt und die Alkaloide anschließend indirekt maßanalytisch bestimmt.

Durchführung

Geräte und Hilfsmittel: 100 ml Meßkolben, Reibschale, Erlenmeyerkolben, Perkolator, Wasserbad, Destillationsapparatur, Schütteltrichter, Zentrifuge, Bürette

Chemikalien: Ammoniak-Lösung 17 % R, Ethanol 96 % R, Ether peroxidfrei R, Chloroform R, Schwefelsäure 0,5 N und 0,02 N, Natriumsulfat wasserfrei R, Natriumhydroxid-Lösung 0,02 N R, Quecksilber(II)-chlorid R, Kaliumjodid R, Methylrot R, Methylenblau R

Mayers Reagenz R: 1,35 g Quecksilber(II)-chlorid in 50 ml Wasser lösen, mit 5 g Kaliumjodid versetzen, mit Wasser auf 100,0 ml ergänzen.

Methylrot-Mischindikator-Lösung R: 0,1 g Methylrot und 50 mg Methylenblau in 100 ml Ethanol lösen.

Bestimmung: 10,00 g pulverisierte Droge (180) wird mit einer Mischung von 5 ml Ammoniak, 10 ml Ethanol und 30 ml Ether befeuchtet und sorgfältig gemischt. Die Mischung wird (falls erforderlich, mit Hilfe des Lösungsmittelgemisches) in einen kleinen Perkolator überführt. Es wird 4 h mazeriert und mit einer Mischung von Ether und Chloroform (3+1) so lange perkoliert, bis die Alkaloide vollständig extrahiert sind. Zur Überprüfung der Alkaloidfreiheit werden einige ml des Perkolats zur Trockne eingedampft und der Rückstand in Schwefelsäure (0,5 N) gelöst. Mit Mayers Reagenz darf kein Niederschlag entstehen!

Das Perkolat wird durch Destillation auf dem Wasserbad auf etwa 50 ml eingeengt und unter Nachspülen mit Ether in einen Schütteltrichter überführt. Ether (mehr als das doppelte Volumen des Perkolats) wird hinzugegeben, so daß eine Lösung entsteht, deren Dichte eindeutig kleiner ist als die des Wassers. Die Lösung wird mindestens dreimal mit je 20 ml Schwefelsäure (0,5 N) ausgeschüttelt (falls erforderlich Phasentrennung durch Zentrifugieren). Die Säurefraktionen werden in einem zweiten Schütteltrichter vereinigt, mit Ammoniak-Lösung bis zur alkalischen Reaktion versetzt und die Alkaloide dreimal mit je 30 ml Chloroform erschöpfend extrahiert. Die vereinigten Chloroformauszüge werden mit 4 g Natriumsulfat versetzt und 30 min unter gelegentlichem Schütteln stehengelassen. Der Chloroformauszug wird abdekantiert und das Natriumsulfat dreimal mit je 10 ml Chloroform gewaschen. Die vereinigten Chloroform-Lösungen werden auf dem Wasserbad zur Trockne eingedampft, der Rückstand 15 min bei 100–105 °C getrocknet und in einigen ml Chloroform gelöst. Die Lösung wird mit 20,0 ml Schwefelsäure (0,02 N) versetzt und das Chloroform auf dem Wasserbad vollständig abgedampft. Nach Zusatz von 0,1 ml Methylrot-Mischindikator-Lösung wird mit Natriumhydroxid-Lösung zurücktitriert.

Auswertung

1 ml 0,02 N Schwefelsäure entspricht 5,788 mg Gesamtalkaloide, berechnet als Hyoscyamin.

$$\frac{V \cdot 0,5788}{e} = \%\ \text{Gesamtalkaloide, berechnet als Hyoscyamin}$$

V = Differenz: vorgelegte 0,02 N Schwefelsäure (20 ml) und Verbrauch 0,02 N Natriumhydroxid-Lösung in ml

e = Dorgeneinwaage in g

28. Maßanalytische Bestimmung der Alkaloide aus Ipecacuanhaextrakt (Ipecacuanhae extractum)

Literatur: DAB 9 Kommentar Bd 2 S.2002, DAC 1986 2. Lieferung 87

Prinzip

Durch Chromatographie über Aluminiumoxid werden Farb- und Begleitstoffe abgetrennt und im Ethanol-Eluat relativ reine Alkaloide erhalten, die nach Konzentrierung indirekt maßanalytisch bestimmt werden.

Durchführung

Geräte und Hilfsmittel: Glasrohr (15 mm ID, 200 mm L, am unteren Ende mit einer Spitze von 2–3 mm ID), Watte, Glasstab, 100 ml Erlenmeyerkolben, Wasserbad, Feinbürette

Chemikalien: Aluminiumoxid zur Chromatographie RN, Ethanol 70% RN und 96% R, Salzsäure 0,02 N, Natriumhydroxid-Lösung 0,02 N, kohlendioxidfreies Wasser R, Methylrot R, Methylenblau R

Methylrot-Mischindikator-Lösung R: 0,1 g Methylrot und 50 mg Methylenblau in 100 ml Ethanol (96%) lösen.

Bestimmung: Ein Glasrohr mit Wattebausch im unteren Ende wird mit 8 g Aluminiumoxid gefüllt. 1,0 g Extrakt wird unter leichtem Erwärmen in 10 ml Ethanol (70%) gelöst und mit Hilfe eines Glasstabes auf die Säule gebracht. Nach dem Einsickern in die Schicht werden Kolben, Glasstab und Chromatographierohr dreimal mit je 2 ml Ethanol (70%) nachgespült. Dann wird mit 40 ml Ethanol (70%) portionsweise eluiert. Das Eluat wird in einem 100 ml Kolben aufgefangen und auf dem Wasserbad auf etwa 10 ml eingeengt. Nach dem Erkalten werden 10,0 ml Salzsäure und 20 ml kohlendioxidfreies Wasser hinzugefügt. Nach Zusatz von 0,15 ml Methylrot-Mischindikator-Lösung wird mit Natriumhydroxid-Lösung bis zur Grünfärbung zurücktitriert.

Mit einer Mischung von 10,0 ml Salzsäure, 20 ml kohlendioxidfreiem Wasser und 0,15 ml Methylrot-Mischindikator-Lösung wird ein Blindversuch durchgeführt.

Auswertung

1 ml 0,02 N Salzsäure entspricht 4,807 mg Alkaloiden, berechnet als Emetin

$$\frac{(V_u - V_b) \cdot 0.4807}{e} = \% \text{ Alkaloide, berechnet als Emetin}$$

V_u = Differenz: vorgelegte 0,02 N Salzsäure (10,0 ml) und
    Verbrauch 0,02 N Natriumhydroxid-Lösung in ml (Hauptversuch)
V_b = Differenz: vorgelegte 0,02 N Salzsäure (10,0 ml) und
    Verbrauch 0,02 N Natriumhydroxid-Lösung in ml (Blindversuch)
e = Drogeneinwaage in g

29. Maßanalytische Bestimmung der Alkaloide in Ipecacuanhawurzel (Ipecacuanhae radix)

Literatur: DAB 9 Kommentar Bd 2 S.2007, DAC 1986 2. Lieferung 87

Prinzip

Im Ammoniakalischen werden die freien Alkaloidbasen mit Ether extrahiert und durch Filtration von Begleitstoffen abgetrennt. Nach Abdampfen des Ethers und Reinigung mit Ethanol werden die Alkaloide indirekt maßanalytisch bestimmt.

Durchführung

Geräte und Hilfsmittel: Erlenmeyerkolben, Schütteltrichter, Glastrichter, Watte, Glasstab, Wasserbad, Feinbürette

Chemikalien: Ether R, Ammoniak-Lösung 10 % R, Ethanol 90 % und 96 % R, Methylrot R, Methylenblau R, 0,1 N Salzsäure, 0,1 N Natriumhydroxid-Lösung

Methylrot-Mischindikator-Lösung R: 0,1 g Methylrot und 50 mg Methylenblau in 100 ml Ethanol (96 %) lösen.

Bestimmung: 7,50 g pulverisierte Droge wird in einen trocknen Kolben gegeben und nach Zusatz von 100 ml Ether 5 min, von 5 ml Ammoniak-Lösung weitere 60 min und von 5 ml Wasser kurz kräftig geschüttelt. Die abgetrennte Etherphase (Schütteltrichter) wird durch Watte filtriert, die verbleibende wäßrige Phase zweimal mit je 25 ml Ether gewaschen. Die Etherphasen werden erneut filtriert und mit der ersten vereinigt. Nach Abblasen des Ethers wird der Rückstand in 2 ml Ethanol (90 %) gelöst, das Ethanol abgedampft, der Rückstand 5 min auf 100 °C erhitzt und in 5 ml Ethanol (90 %) durch Erhitzen auf dem Wasserbad gelöst. Nach Zusatz von 15,0 ml Salzsäure und 0,5 ml Methylrot-Mischindikator-Lösung wird mit Natriumhydroxid-Lösung bis zur Grünfärbung zurücktitriert.

Auswertung

1 ml 0,1 N Salzsäure entspricht 24,03 mg Alkaloiden, berechnet als Emetin

$$\frac{V \cdot 2{,}403}{e} = \% \text{ Gesamtalkaloide, berechnet als Emetin}$$

V = Differenz vorgelegte Salzsäure (15 ml) und Verbrauch Natronlauge in ml
e = Drogeneinwaage in g

30. Maßanalytische Bestimmung der Alkaloide in Strychnossamen (Semen Strychni)

Literatur: Ph. Helv. VII

Prinzip

Mit Ether-Chloroform-Lösung werden die Alkaloidbasen aus der Droge extrahiert und indirekt maßanalytisch bestimmt.

Durchführung

Geräte und Hilfsmittel: 50 ml und 100 ml Erlenmeyerkolben mit Glasstopfen, Watte, Reagenzglas mit Schliffstopfen, Wasserbad, 100 ml Schütteltrichter, Mikrobürette

Chemikalien: Chloroform R, Ether peroxidfrei R, Salzsäure 0,1 N, kohlendioxidfreies Wasser, Natriumcarbonat wasserfrei R, Methylrot R, Natriumhydroxid-Lösung 0,1 N, Ethanol 96 % R
Natriumcarbonat-Lösung R: 10,6 g/100 ml
Methylrot-Lösung R: 50 mg Methylrot in einer Mischung von 1,86 ml Natriumhydroxid- Lösung und 50 ml Ethanol lösen, auf 100 ml mit Wasser verdünnen.

Bestimmung: In einem 50 ml Erlenmeyerkolben mit Glasstopfen wird 3,00 g pulverisierte Droge (250) mit: 10,0 g Chloroform und 20,0 g Ether versetzt und kräftig geschüttelt. Nach Zusatz von 3 ml Natriumcarbonat-Lösung wird die Mischung 30 min häufig und kräftig geschüttelt, mit 7 ml Wasser versetzt und nochmals einige min geschüttelt. 20,0 g der Ether-Chloroform-Lösung (= 2,0 g Droge) werden durch wenig Watte in einen 100 ml Erlenmeyerkolben filtriert. Auf dem Wasserbad werden etwa 2/3 des Lösungsmittels abdestilliert und die verbleibende Flüssigkeit in einen 100 ml Schütteltrichter überführt. Der Erlenmeyerkolben wird mit 25 ml Chloroform und zweimal mit je 5 ml Ether nachgespült. Nach Zusatz von 5,0 ml Salzsäure und 5 ml Wasser wird soviel Ether zugefügt, daß die Ether-Chloroform-Schicht die obere Phase bildet. Die Mischung wird 2 min kräftig geschüttelt und die wäßrige Phase in einen Erlenmeyerkolben abgelassen. Die Extraktion der Ether-Chloroform-Schicht wird zweimal mit je 5 ml Wasser wiederholt, und die wäßrigen Phasen werden vereinigt. Nach Zusatz von 0,1 ml Methylrot-Lösung wird mit Natriumhydroxid-Lösung bis zum Farbumschlag nach gelb titriert.

Auswertung

1 ml 0,1 N Salzsäure entspricht 36,4 mg Alkaloiden, berechnet als Mittelwert von Brucin und Strychnin.

$$\frac{V \cdot 3{,}64}{e} = \% \text{ Alkaloide}$$

V = Differenz vorgelegte Salzsäure (15 ml) und Verbrauch Natronlauge in ml
e = Drogeneinwaage in g

Kapitel 2 **Ätherische Öle**

Ätherische Öle sind ölartige, leicht flüchtige Pflanzeninhaltsstoffe mit charakteristischem Geruch und Geschmack, die als Produkte dissimilatorischer Stoffwechselvorgänge im Cytoplasma pflanzlicher Zellen gebildet werden. Von ca. 300 untersuchten Pflanzenfamilien enthalten mehr als 30 % ätherische Öle.

Ihr chemischer Charakter ist sehr unterschiedlich. Sie sind überwiegend Terpenverbindungen, in geringeren Anteilen setzen sie sich zusammen aus Phenylpropanderivaten, einfachen Phenolen und deren Ethern, Phenolcarbonsäuren, gradkettigen Kohlenwasserstoffen und deren Derivaten, kurzkettigen Säuren sowie schwefel- und stickstoffhaltigen Verbindungen wie Senfölen, Indolderivaten und Anthranilsäureestern.

Trotz Zugehörigkeit zu unterschiedlichen chemischen Stoffklassen weisen die ätherischen Öle eine Reihe gemeinsamer Eigenschaften auf. Ihr spezifisches Gewicht ist meist geringer als das von Wasser (Ausnahmen: Öle mit hohem Gehalt an aromatischen oder schwefelhaltigen Verbindungen wie Zimt, Nelken- oder Senföle). Fast alle ätherischen Öle zeigen hohes Lichtbrechungsvermögen und optische Aktivität. In allen lipophilen Lösungsmitteln sind sie gut löslich, in Wasser dagegen nur geringfügig. Lange Lagerung, Licht- oder Sauerstoffeinwirkung führen bei den meisten ätherischen Ölen zu Kondensationsreaktionen und Verharzung und damit verbunden zu Geruchsänderung und Qualitätsminderung.

Formelbeispiele in alphabetischer Reihenfolge

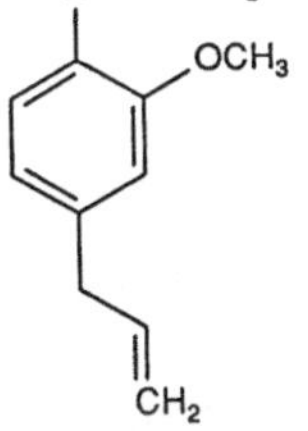

Aceteugenol 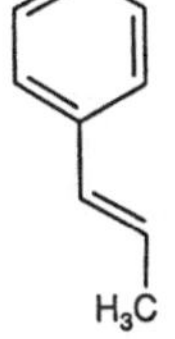   **Anethol** 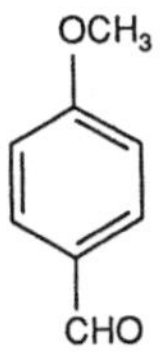   **Anisaldehyd**

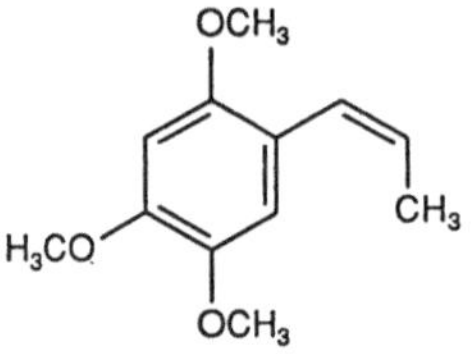

β-Asaron

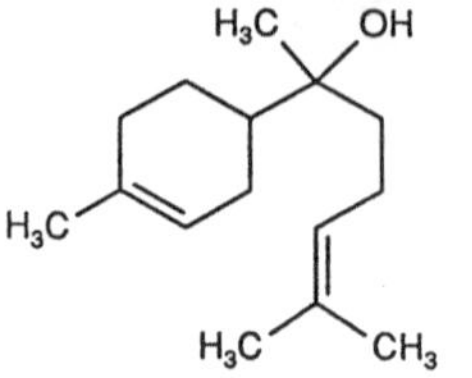

α(-)Bisabolol

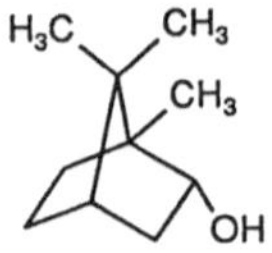

Borneol

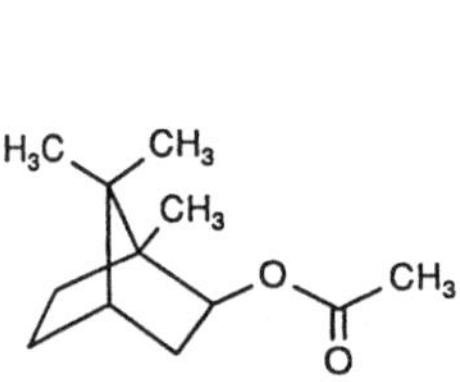

Bornylacetat

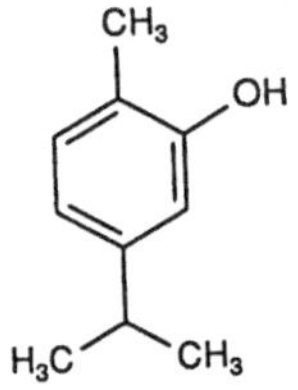

Carvacrol

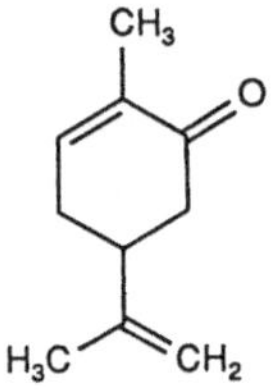

Carvon

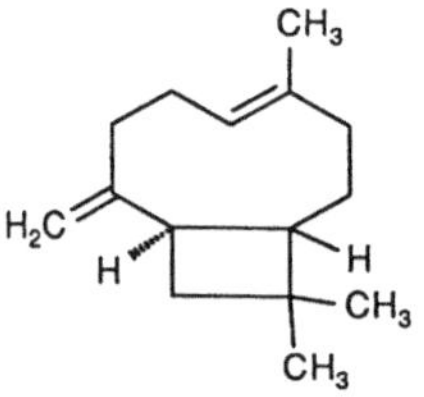

Caryophyllen

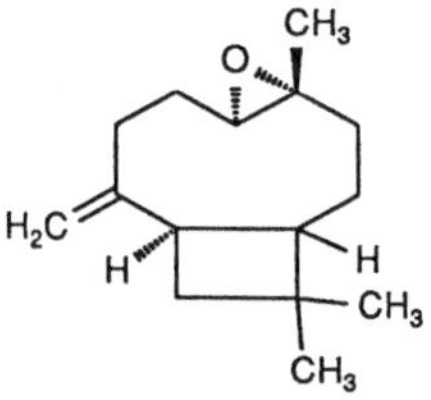

Caryophyllenepoxid

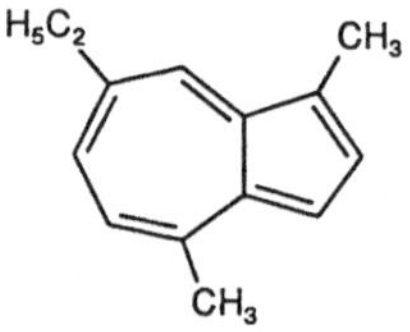

Chamazulen

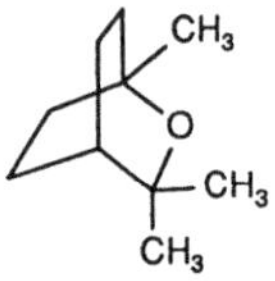

Cineol

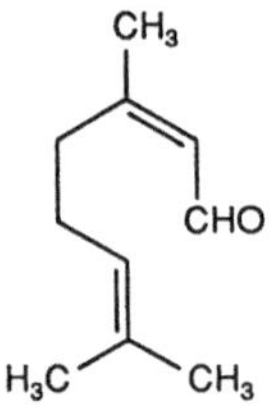

Citral

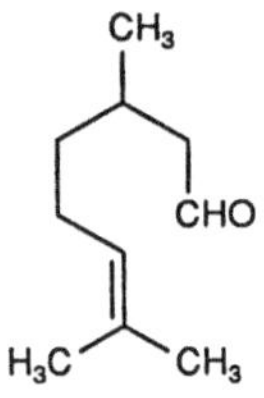

Citronellal

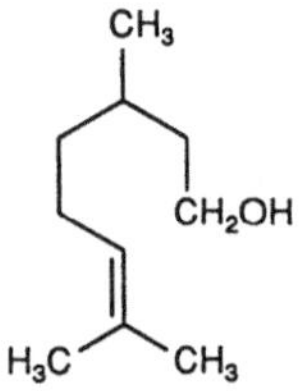

Citronellol

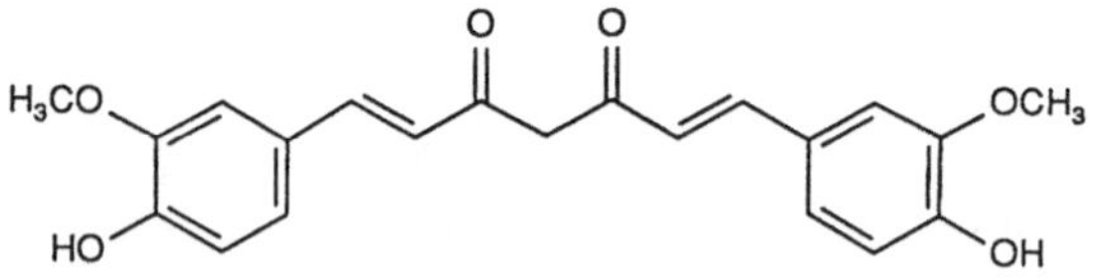

Curcumin

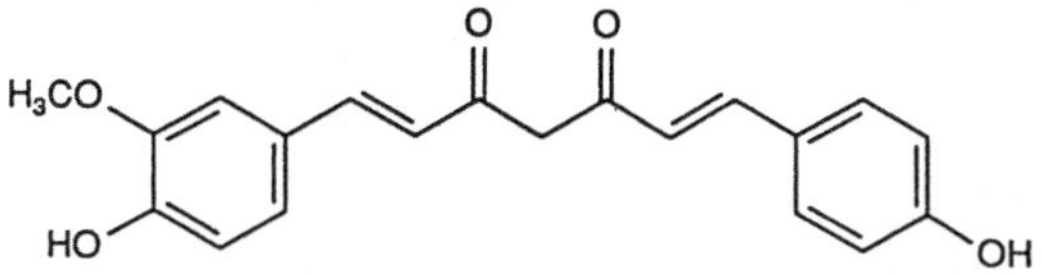

Desmethoxy-curcumin

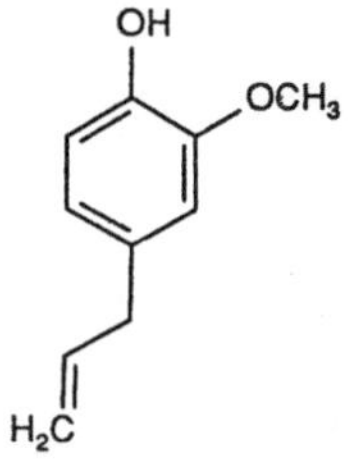

Eugenol

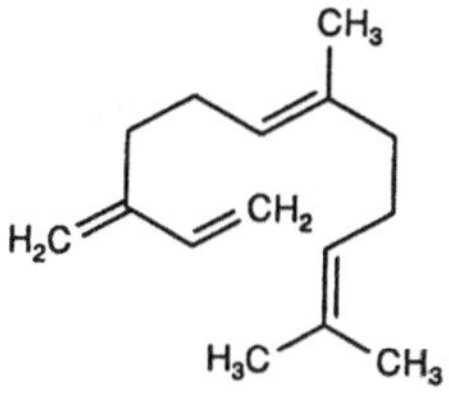

Farnesen

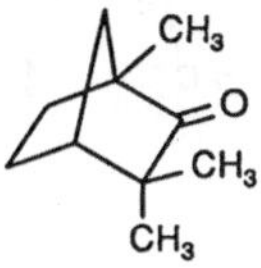

(+)Fenchon

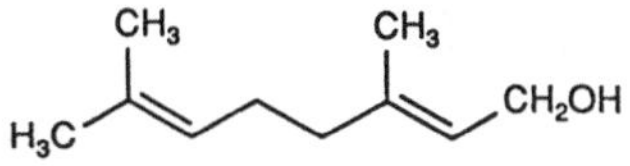

Geraniol

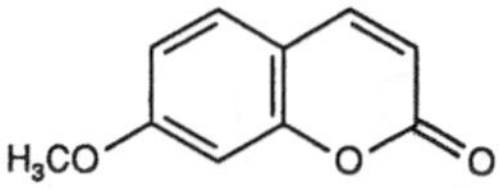

Herniarin

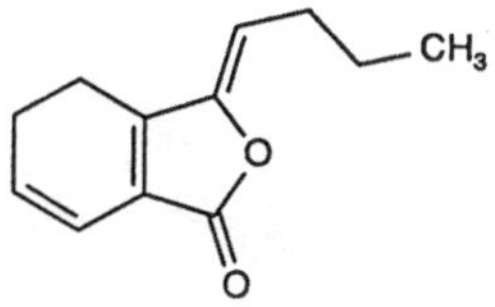

Ligustilid

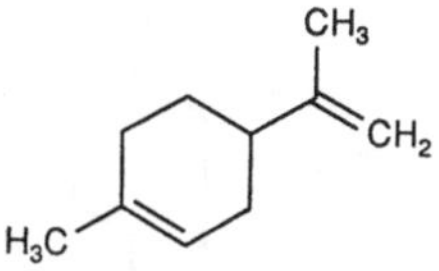

Limonen

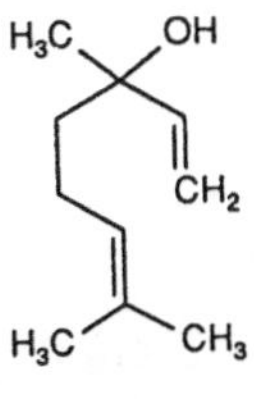

Linalool

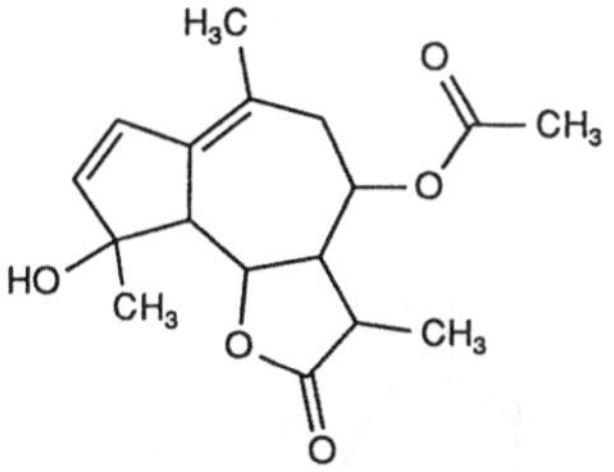

Matricin

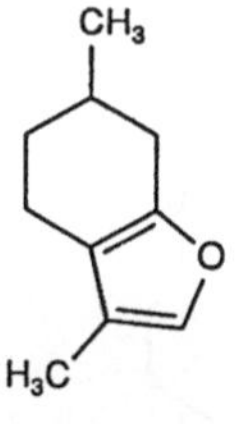

Menthofuran

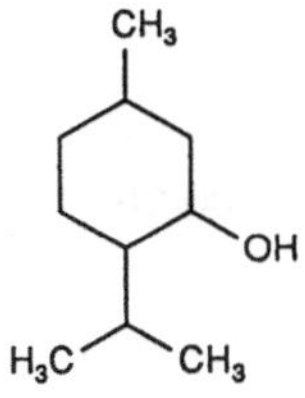

Menthol

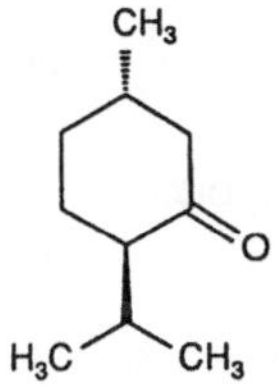

Menthon

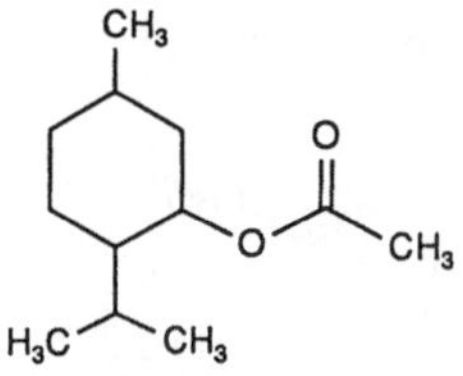

Menthylacetat

Terpinen-4-ol

Terpineol

Thujon

Thymol

Valerensäure

Valtrat

Isovaltrat

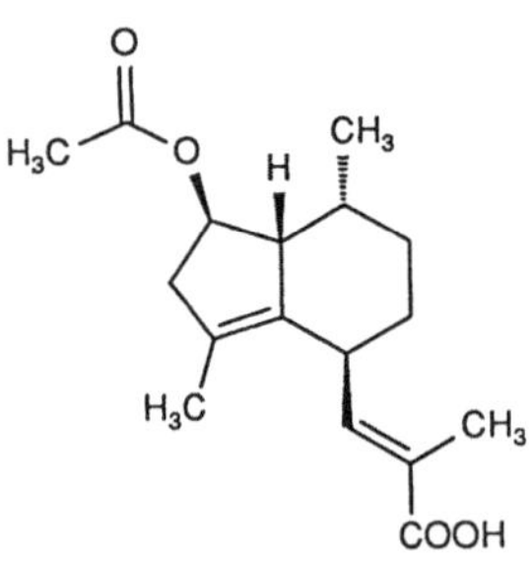

Acetoxyvalerensäure

Viridiflorol

Xanthorrhizol

Zimtaldehyd

o-Methoxy-zimtaldehyd

Zimtalkohol

Sprüh-Reagentien für den Nachweis ätherischer Ölkomponenten nach DC

Anisaldehyd-Reagenz

0,5 ml Anisaldehyd mit 10 ml Essigsäure 98% R, 85 ml Methanol R und 5 ml Schwefelsäure 96% R in der angegebenen Reihenfolge lösen.

Molybdatophosphorsäure-Reagenz

20 g Molybdatophosphorsäure R in 100 ml Ethanol 98% R lösen, frisch herstellen.

Kaliumpermanganat-Schwefelsäure-Reagenz

0,5 g Kaliumpermanganat R in 15 ml Schwefelsäure 96% R lösen, frisch herstellen.

1. DC-Nachweis ätherischer Ölkomponenten in Pfefferminzblättern (Menthae piperitae folium) und in Pfefferminzöl (Menthae piperitae aetheroleum)

Literatur: DAB 9 Kommentar Bd 3 S.2702 und 2705

Prinzip

Durch Schütteln mit Dichlormethan werden die Inhaltsstoffe aus der Droge extrahiert. Der Extrakt wird filtriert und konzentriert. Das Öl wird in Toluol gelöst. Nach Auftrennung der Inhaltsstoffe durch DC werden sie mit Anisaldehyd-Reagenz nachgewiesen.

Durchführung

Geräte und Hilfsmittel: Mörser, Reagenzgläser, Filter, Glastrichter, Wasserbad, DC-Kammer, UV-Lampe

Chemikalien: Dichlormethan R, Toluol R, Menthol R, Cineol R, Thymol R, Menthylacetat R, Ethylacetat R, Anisaldehyd-Reagenz

Bestimmung: *Untersuchungslösung*: 0,2 g frisch zerstoßene Droge wird einige min mit 2 ml Dichlormethan geschüttelt und anschließend abfiltriert. Das Filtrat wird bei etwa 40 °C zur Trockene eingedampft und der Rückstand in 0,1 ml Toluol gelöst.

Untersuchungslösung (Öl): 0,1 g Pfefferminzöl wird in Toluol zu 10 ml gelöst.

Chromatographische Bedingungen:

Referenzlösung: 50 mg Menthol, 20 µl Cineol, 10 mg Thymol und 10 µl Menthylacetat in Toluol zu 10 ml lösen.

DC-Fertigplatte: Kieselgel GF$_{254}$ R

Fließmittel: Ethylacetat + Toluol (5+95)

Auftragemenge: 20 µl Untersuchungs- und 10 µl Referenzlösung bandförmig (20 mm)

Laufhöhe: 15 cm

Nachweis: Anisaldehyd-Reagenz

Nachbehandlung: Die Platte wird bis zum Verschwinden des Lösungsmittelgeruchs an der Luft getrocknet und im UV bei 254 nm ausgewertet. Anschließend wird besprüht, unter Beobachtung 5–10 min auf 100–105 °C erhitzt und im Tageslicht erneut ausgewertet.

Auswertung

Im UV 254 darf im Chromatogramm der Untersuchungslösung keine fluoreszenzmindernde Zone unmittelbar unter der schwachen Zone des Thymols im Chromatogramm der Referenzlösung auftreten – Hinweis auf Verfälschung mit Mentha crispa (Carvon) oder Mentha pulegium (Pulegon).

Nach dem Besprühen zeigt das Chromatogramm der Referenzlösung nach steigenden Rf-Werten geordnet im unteren Drittel die dunkelblaue bis violette Zone des Menthols, darüber die blauviolette bis braune des Cineols, darüber die rosafarbene des Thymols und als oberste die bläulichviolette des Menthylacetats.

Im Chromatogramm der Untersuchungslösung sind die Zonen von Menthol (intensivste Zone), schwach von Cineol, von Menthylacetat und unmittelbar darunter die grünliche des Menthons zu erkennen. Eine intensive, graugrüne oder schwach blaugraue Zone zwischen den Zonen von Cineol und Thymol der Referenzlösung darf nicht vorhanden sein (Carvon, Pulegon, Isomenthon). Nahe der Lösungsmittelfront ist eine intensive, rotviolette Zone von Kohlenwasserstoffen und darunter die bräunlichgelbe Zone von Menthofuran sichtbar. Weitere weniger stark gefärbte Zonen können vorhanden sein.

2. DC-Nachweis des ätherischen Öls in Melissenblättern (Melissae folium)

Literatur: DAB 9 Kommentar Bd 3 S.2243

Prinzip

Durch Schütteln mit Dichlormethan werden die Inhaltsstoffe aus der Droge extrahiert, nach Trocknen über Natriumsulfat filtriert und eingeengt. Durch DC werden sie aufgetrennt und mit Anisaldehyd-Reagenz nachgewiesen.

Durchführung

Geräte und Hilfsmittel: Reagenzgläser, Filter, Glastrichter, DC-Kammer

Chemikalien: Dichlormethan R, Natriumsulfat wasserfrei R, Citral R, Guajazulen R, Toluol R, Ethylacetat R, Hexan R, Anisaldehyd-Reagenz

Bestimmung: *Untersuchungslösung*: 0,5 g frisch pulverisierte Droge (355) wird 2–3 min mit 5 ml Dichlormethan geschüttelt, über etwa 2 g Natriumsulfat filtriert und Reagenzglas und Filter mit 2 ml Dichlormethan nachgewaschen. Die vereinigten Filtrate werden schonend zur Trockene eingedampft und der Rückstand in 0,2 ml Ethylacetat aufgenommen.

Chromatographische Bedingungen:
Referenzlösung: 5 µl Citral und 4,0 mg Guajazulen in 10 ml Toluol lösen.
DC-Fertigplatte: Kieselgel G R
Fließmittel: Ethylacetat + Hexan (10+90)
Auftragemenge: 20 µl Untersuchungs- und 10 µl Referenzlösung bandförmig (20 mm)
Laufhöhe: zweimal je 10 cm im gleichen Fließmittel
Nachweis: Anisaldehyd-Reagenz

Nachbehandlung: Nach Verdunsten des Fließmittels bei Raumtemperatur wird die Platte besprüht, anschließend 5–10 min unter Beobachtung auf 100–105 °C erhitzt und im Tageslicht ausgewertet.

Auswertung

Es sind wenig oberhalb des Starts 2 graugrüne Zonen zu sehen, die im UV 365 stark rot fluoreszieren (Chlorophyll). Eine gelbe Zone befindet sich etwas unterhalb der Fließmittelfront.

In den Chromatogrammen der Referenz- und der Untersuchungslösung erscheint etwa in der Mitte das Citral als schwache, grauviolette Zone. Etwas darüber liegt im Chromatogramm der Untersuchungslösung die rosarote Zone des Caryophyllenepoxids, die auch fehlen kann. Im oberen Drittel des Chromatogramms der Untersuchungslösung befindet sich wenig unterhalb der orangebraunen Zone des Guajazulen der Referenzlösung die schwache, grauviolette Zone des Citronellals. Die violette Hauptzone des Chromatogramms der Untersuchungslösung (Caryophyllen und andere Kohlenwasserstoffe) liegt nahe an der Fließmittelfront, etwas oberhalb des Guajazulens. In der unteren Hälfte dieses Chromatogramms sind weitere, meist schwache, grauviolette oder rötliche Zonen vorhanden (unter anderem Citronellol, Geraniol).

3. DC-Nachweis der ätherischen Öle in Salbeiblättern (Salviae folium) und in Blättern des dreilappigen Salbeis (Salviae trilobae folium)

Literatur: DAB 9 Kommentar Bd 3 S.3030, Ph. Helv. VII

Prinzip

Durch Schütteln mit Dichlormethan werden die Inhaltsstoffe aus der Droge extrahiert, nach Trocknen über Natriumsulfat filtriert, durch DC aufgetrennt und mit Anisaldehyd-Reagenz nachgewiesen.

Geräte und Hilfsmittel: Reagenzgläser, Filter, Glastrichter, DC-Kammer, UV-Lampe

Chemikalien: Dichlormethan R, Natriumsulfat wasserfrei R, Borneol R, Bornylacetat R, Cineol R, Aceton R, Ethylacetat R, Anisaldehyd-Reagenz

Bestimmung: *Untersuchungslösung*: 0,30 g frisch pulverisierte Droge (355) wird 2–3 min mit 5 ml Dichlormethan geschüttelt und über etwa 2 g Natriumsulfat abfiltriert.

Chromatographische Bedingungen:
Referenzlösung: 3,0 mg Borneol, 5 µl Bornylacetat und 10 µl Cineol in 10 ml Toluol lösen.
DC-Fertigplatte: Kieselgel G R
Fließmittel: Aceton + Ethylacetat + Dichlormethan (2+3+95)
Auftragemenge: 30 µl Untersuchungs- und 10 µl Referenzlösung bandförmig (20 mm)
Laufhöhe: 10 cm
Nachweis: Anisaldehyd-Reagenz

Nachbehandlung: Nach Verdunsten des Fließmittels bei Raumtemperatur wird die Platte besprüht, anschließend 5- 10 min unter Beobachtung auf 100–105 °C erhitzt und im Tageslicht ausgewertet.

Auswertung

Im Chromatogramm der Referenzlösung erscheinen als unterste Zone die braungraue des Borneols, darüber die grauviolette bis blaue des Cineols (im UV 365 blaugraue Fluoreszenz) und darüber die braungraue des Bornylacetats.

Salviae folium: Das Chromatogramm der Untersuchungslösung zeigt die gleichen Zonen etwa in der gleichen Intensität. Direkt unter der Zone des Bornylacetats liegt hier die nur schwach angefärbte rotviolette des Thujons (im UV 365 intensiv ziegelrot fluoreszierend), wenig darunter die schwach rosarote des Caryophyllenepoxids und darunter eine stark violette. Knapp unterhalb des Cineols liegt die stark violette Zone des Viridiflorols. Weitere Zonen sind sowohl im unteren als auch im oberen Bereich (Terpenkohlenwasserstoffe) des Chromatogramms zu sehen.

Salviae trilobae folium: wie oben, doch erscheint die Cineol-Zone intensiv grauviolett, die Thujon-Zone hingegen fluoresziert nur sehr schwach bis gar nicht. Borneol und Bornylacetat färben sich hier etwas schwächer als im Chromatogramm der Referenzlösung.

4. DC-Nachweis des ätherischen Öls in Eucalyptusblättern (Eucalypti folium)

Literatur: DAB 9 Kommentar Bd 2 S.1670

Prinzip

Durch Schütteln mit Dichlormethan werden die Inhaltsstoffe aus der Droge extrahiert, nach Trocknen über Natriumsulfat filtriert, durch DC aufgetrennt und mit Anisaldehyd-Reagenz nachgewiesen.

Durchführung

Geräte und Hilfsmittel: Reagenzgläser, Filter, Glastrichter, DC-Kammer

Chemikalien: Dichlormethan R, Natriumsulfat wasserfrei R, Cineol R, Guajazulen R, Ethylacetat R, Hexan R, Anisaldehyd-Reagenz

Bestimmung: *Untersuchungslösung*: 0,5 g frisch pulverisierte Droge (355) wird 2–3 min mit 5 ml Dichlormethan geschüttelt und über etwa 2 g Natriumsulfat filtriert.

Chromatographische Bedingungen:
Referenzlösung: 10 µl Cineol und 4 mg Guajazulen in 10 ml Dichlormethan lösen.

DC-Fertigplatte: Kieselgel G R
Fließmittel: Ethylacetat + Hexan (7+93)
Auftragemenge: je 20 µl bandförmig (20 mm)
Laufhöhe: zweimal je 10 cm im gleichen Fließmittel
Nachweis: Anisaldehyd-Reagenz

Nachbehandlung: Nach Verdunsten des Fließmittels bei Raumtemperatur wird die Platte besprüht, anschließend 5- 10 min unter Beobachtung auf 100–105 °C erhitzt und im Tageslicht ausgewertet.

Auswertung

In den Chromatogrammen der Referenz- und Untersuchungslösung erscheint etwa in der Mitte die starke, braungraue bis dunkelblaue Zone des Cineols. Nahe der Fließmittelfront, wenig oberhalb der orangeroten Zone des Guajazulens im Chromatogramm der Referenzlösung, liegt im Chromatogramm der Untersuchungslösung eine starke, violette Zone (Kohlenwasserstoffe), die an Intensität die Guajazulen-Zone häufig etwas übertrifft. Meistens liegt eine schwachviolette Zone dicht darunter. Im unteren Drittel des Chromatogramms der Untersuchungslösung befinden sich einige, meist rot- oder blauviolette, weniger intensive Zonen. In diesem Bereich darf keine starke, gelb- bis orangefarbene Zone zu sehen sein (Piperiton).

5. DC-Nachweis des ätherischen Öls in Kalmus (Calami rhizoma)

Literatur: Ph. Helv. VII

Prinzip

Durch Schütteln mit Dichlormethan werden die Inhaltsstoffe aus der Droge extrahiert. Der Extrakt wird filtriert und konzentriert. Die Inhaltsstoffe werden dünnschichtchromatographisch aufgetrennt im UV 254 nachgewiesen.

Durchführung

Geräte und Hilfsmittel: Erlenmeyerkolben, Filter, Glastrichter, Wasserbad, DC-Kammer, UV-Lampe

Chemikalien: Dichlormethan R, Methanol R, Asaron R, Ether R, Hexan R, Anisaldehyd-Reagenz

Bestimmung: *Untersuchungslösung*: 2,0 g pulverisierte Droge wird 15 min mit 20,0 ml Dichlormethan geschüttelt und unter Vermeidung von Verdunstungen filtriert. 10,0 ml Filtrat wird im Wasserbad bei höchstens 50 °C auf etwa 1 ml eingeengt und der Rest des Lösungsmittels mit einem Luftstrom bei Raumtemperatur entfernt. Der Rückstand wird in 1,0 ml Methanol gelöst.

Chromatographische Bedingungen:
Referenzlösung: 10,0 mg β-Asaron in 2,0 ml Methanol lösen.
DC-Fertigplatte: Aluminiumoxid GF$_{254}$ R
Fließmittel: Ether + Hexan (20+80)
Auftragemenge: je 20 μl bandförmig (20 mm)
Laufhöhe: 15 cm
Nachweis: Anisaldehyd-Reagenz

Nachbehandlung: Nach Verdunsten des Fließmittels wird im UV 254 ausgewertet. Anschließend wird die Platte besprüht, 5–10 min auf 100–105 °C erhitzt und bei Tageslicht erneut ausgewertet.

Auswertung

Der dem β-Asaron entsprechende Fleck im Chromatogramm der Untersuchungslösung darf nicht größer oder intensiver sein als der mit der Referenzlösung erhaltene Fleck. Der Asaron-Fleck im Chromatogramm der Untersuchungslösung kann bei manchen Kalmus-Rassen auch fehlen.

Nach dem Besprühen sind einige Zonen u.a. von Sesquiterpenen oberhalb der Asaron-Zone und einige im unteren Drittel zu erkennen.

6. DC-Nachweis des ätherischen Öls in Thymian (Thymi herba)

Literatur: DAB 9 Kommentar Bd 3 S.3331; Ph. Helv. VII
   1) Pachaly P (1989) DAZ 129(49):2705–2706

Prinzip

Durch Schütteln mit Dichlormethan werden die Inhaltsstoffe aus der Droge extrahiert, nach Trocknen über Natriumsulfat filtriert, durch DC aufgetrennt und mit Anisaldehyd-Reagenz nachgewiesen.

Durchführung

Geräte und Hilfsmittel: Reagenzgläser, Filter, Glastrichter, DC-Kammer

Chemikalien: Dichlormethan R, Natriumsulfat wasserfrei R, Thymol R, Anisaldehyd-Reagenz

Bestimmung: *Untersuchungslösung*: 0,5 g frisch pulverisierte Droge (355) wird 2–3 min mit 5 ml Dichlormethan geschüttelt und über etwa 2 g Natriumsulfat filtriert.

Chromatographische Bedingungen:

Referenzlösung: 2,0 mg Thymol in 10 ml Dichlormethan lösen.
DC-Fertigplatte: Kieselgel GF$_{254}$ R
Fließmittel DAB 9: Dichlormethan
Fließmittel Ph. Helv. VII und 1): Toluol + Ethylacetat (93+7)
Auftragemenge: je 20 µl bandförmig (20 mm)
Laufhöhe DAB 9: zweimal je 10 cm im gleichen Fließmittel
Laufhöhe Ph. Helv. VII und 1): 12 cm
Nachweis: Anisaldehyd-Reagenz

Nachbehandlung: Nach Verdunsten des Fließmittels bei Raumtemperatur wird im UV bei 254 nm ausgewertet, anschließend besprüht, 5–10 min unter Beobachtung auf 100- 105 °C erhitzt und erneut im Tageslicht ausgewertet.

Auswertung

Etwa in der Mitte der Chromatogramme der Referenz- und der Untersuchungslösung liegt die fluoreszenzmindernde Zone des Thymols. Im Chromatogramm der Untersuchungslösung befindet sich kurz darüber eine wesentlich stärker fluoreszenzmindernde Zone. Im unteren Drittel dieses Chromatogramms sind einige schwächer fluoreszenzmindernde Zonen nachweisbar.

Die Thymol-Zone färbt sich nach Besprühen ziegelrot an. Unmittelbar unterhalb der Thymol-Zone darf im Chromatogramm der Untersuchungslösung eine nur schwach ausgeprägte violette Zone auftreten (Carvacrol). Zwischen dieser Zone und dem Startband befinden sich 4 angefärbte Zonen von zumeist der gleichen Intensität, die oberste rosarot, darunter eine violette Zone (Cineol und Linalool), darunter eine braungraue Zone (Borneol) und unterhalb der Borneol-Zone eine violette bis blaue Zone. Nahe an der Fließmittelfront liegt eine starke rot- bis grauviolette Zone.

7. DC-Nachweis der Hauptkomponenten in Lavendelöl (Lavandulae aetheroleum)

Literatur: DAB 9 Kommentar Bd 2 S.2116, Ph. Helv. VII

Prinzip

Nach Lösen des Lavendelöls in Toluol oder Ethanol werden die Inhaltsstoffe durch DC aufgetrennt und mit Anisaldehyd-Reagenz nachgewiesen.

Durchführung

Geräte und Hilfsmittel: Reagenzgläser, DC-Kammer

Chemikalien: Toluol R, Ethanol R, Cineol R, Linalool RN und Linalylacetat RN, Dichlormethan R, Anisaldehyd-Reagenz

Bestimmung: *Untersuchungslösung DAB 9*: 20 ml Öl wird in 1,0 ml Toluol gelöst.

Untersuchungslösung Ph. Helv. VII: 0,1 g Öl wird in Ethanol zu 10,0 ml gelöst.

Chromatographische Bedingungen:
Referenzlösung DAB 9: Je 10 ml Linalool und Linalylacetat in 1,0 ml Toluol
  lösen.
Referenzlösung Ph. Helv. VII: 10 µl Cineol, 20 µl Linalylacetat und 20 µl
  Linalool in Ethanol zu 10,0 ml lösen.
DC-Fertigplatte: Kieselgel GF_{254} R
Fließmittel DAB 9: Dichlormethan R
Fließmittel Ph. Helv. VII: Ethylacetat + Toluol (10+90)
Auftragemenge: je 10 µl bandförmig (20 mm)
Laufhöhe DAB 9: 2 × über 10 cm, 5 min Zwischentrocknung
Laufhöhe Ph. Helv. VII: 15 cm
Nachweis: Anisaldehyd-Reagenz

Nachbehandlung: Nach Verdunsten des Fließmittels bei Raumtemperatur wird die Platte besprüht und 5–10 min unter Beobachtung auf 100–105 °C erhitzt. Die Auswertung erfolgt im UV 365 und Tageslicht.

Auswertung

In den Chromatogrammen der Referenz- und der Untersuchungslösung erscheinen die violett gefärbten Zonen des Linalools in der unteren Hälfte und des Linalylacetats etwas oberhalb der Mitte. Unterhalb der Zone des Linalools treten im Chromatogramm der Untersuchungslösung noch mindestens 2, in der Regel 4–5 weitere grünbraun oder rotviolett gefärbte Zonen auf, von denen eine grünbraun gefärbte Zone direkt unter der Zone des Linalools am stärksten gefärbt ist; über der Zone des Linalools sowie im Frontbereich sind noch weitere rotviolett gefärbte Zonen sichtbar. Die zwischen der Zone des Linalools und der darüber liegenden, rot gefärbten Zone des Caryophyllenepoxids gelegentlich auftretende braunviolette Zone des Cineols darf nur schwach sichtbar werden (Lavandinöl).

8. DC-Nachweis der Hauptkomponenten in Citronenöl (Limonis aetheroleum)

Literatur: DAB 9 Kommentar Bd 2 S.1259, Ph. Helv. VII

Prinzip

Die Inhaltsstoffe des Öls werden in Toluol gelöst, durch DC getrennt und im UV 254 und 365 sowie mit Anisaldehyd-Reagenz nachgewiesen.

Durchführung

Geräte und Hilfsmittel: Reagenzgläser, DC-Kammer, UV-Lampe

Chemikalien: Toluol R, Citral R, Dichlormethan R, Ethylacetat R, Anisaldehyd-Reagenz

Bestimmung: *Untersuchungslösung*: 10 ml Öl wird in 1,0 ml Toluol gelöst.

Chromatographische Bedingungen:
Referenzlösung: 10 µl Citral in 1,0 ml Toluol lösen.
DC-Fertigplatte: Kieselgel GF$_{254}$
Fließmittel DAB 9: Dichlormethan
Fließmittel Ph. Helv. VII: Ethylacetat + Toluol (15+85)
Auftragemenge: je 10 µl bandförmig (20 mm)
Laufhöhe DAB 9: 10 cm
Laufhöhe Ph. Helv. VII: 15 cm
Nachweis: Anisaldehyd-Reagenz

Nachbehandlung: Nach dem vollständigen Verdunsten des Fließmittels bei Raumtemperatur werden unter UV 254 die fluoreszenzmindernden und fluoreszierenden Zonen sowie unter UV 365 die fluoreszierenden Zonen gekennzeichnet. Anschließend wird die Platte besprüht, 5–10 min bei 100–105 °C erhitzt und bei Tageslicht ausgewertet.

Auswertung

Nach der Methode des DAB 9 liegt die im UV 254 fluoreszenzlöschende Zone des Citrals im unteren Drittel der Chromatogramme von Referenz- und Untersuchungslösung, nach der aus Ph. Helv. VII in der Mitte. Im Chromatogramm der Untersuchungslösung ist unter dem Citral die bei 254 nm blau und bei 365 nm leuchtend blauviolett fluoreszierende Zone des Cumarins Citropten zu sehen, über dem Citral und unter dem Citropten je zwei weitere fluoreszierende Zonen von Cumarinen.

Nach dem Besprühen färbt sich die Citral-Zone grauviolett und die im Front-Bereich liegende Zone des Limonens intensiv rotviolett.

9. DC-Nachweis der Hauptkomponenten in Citronellöl (Citronellae aetheroleum)

Literatur: Ph. Helv. VII

Prinzip

Das Öl wird in Ethanol gelöst, die Inhaltsstoffe durch DC aufgetrennt und mit Anisaldehyd-Reagenz nachgewiesen.

Durchführung

Geräte und Hilfsmittel: Reagenzgläser, DC-Kammer, UV-Lampe

Chemikalien: Ethanol 96% R, Citronellal R, Anisaldehyd R, Essigsäure 98% R, Methanol R, Schwefelsäure 96% R, Ethylacetat R, Toluol R

Bestimmung: *Untersuchungslösung*: 0.1 g Öl wird in 10,0 ml Ethanol gelöst.

Chromatographische Bedingungen:
Referenzlösung: 20 µl Citronellal in Ethanol zu 10,0 ml lösen.
DC-Fertigplatte: Kieselgel F_{254}
Fließmittel: Ethylacetat + Toluol (10+90)
Auftragemenge: je 5 µl bandförmig (10 mm)
Laufhöhe: 15 cm
Nachweis: Anisaldehyd-Reagenz

Nachbehandlung: Nach Verdunsten des Fließmittels wird die Platte besprüht und 10 min bei 100–105 °C getrocknet.

Auswertung

Die Chromatogramme der Referenz- und der Untersuchungslösung zeigen im UV 365 ungefähr in der Mitte die gelbbräunliche Zone des Citronellals. Im untersten Viertel des Chromatogramms der Untersuchungslösung ist die orangefarbene Mischzone von Citronellol und Geraniol sichtbar. Es können noch weitere Zonen zu sehen sein.

10. Vergleichender DC-Nachweis der ätherischen Öle in verschiedenen Coniferen (Abies- und Pinus-Arten)

Literatur: Engler R (1977) Chem. Exp. Technol. 3:471–476

Prinzip

Die flüchtigen Inhaltsstoffe werden durch TAS auf die DC-Platte gedampft und nach Auftrennung durch Betrachtung im UV 365 bzw. nach Besprühen mit Anisaldehyd-Reagenz nachgewiesen. Mit dieser Methode lassen sich die Vertreter der Abies-Arten aufgrund ihres Inhaltsstoffspektrums gut voneinander unterscheiden, ebenfalls die der Pinus- und der Picea-Arten.

Bestimmung: Wie DC-Nachweis in Kamillenblüten mit folgenden Änderungen bzw. Ergänzungen:

TAS-Aufdampfen der Drogen: 2 min bei 210 °C

Chromatographische Bedingungen:
Referenzlösung: Bornylacetat und Borneol je 1 g/100 ml Methanol

Auswertung

Im Chromatogramm der Referenzlösung sind die Flecken von Bornylacetat bei Rf 0,55 (dunkelblau) und von Borneol bei Rf 0,3 (blau) zu erkennen. Die Chromatogramme verschiedener Abies-Arten unterscheiden sich deutlich in ihrem Gehalt an Bornylacetat und der Konzentration ihrer sonstigen Inhaltsstoffe besonders im Rf-Bereich zwischen Start und Borneolfleck. Auch Pinus- und Picea-Arten zeigen jeweils deutlich unterscheidbare Inhaltsstoff-Spektren.

11. DC-Nachweis des ätherischen Öls in Wacholderbeeren (Juniperi pseudofructus)

Literatur: Ph. Helv. VII

Prinzip

Durch Wasserdampfdestillation wird das ätherische Öl aus der Droge freigesetzt, in Xylol aufgefangen und nach Trennung durch DC mit Anisaldehyd-Reagenz nachgewiesen.

Durchführung

Geräte und Hilfsmittel: 500 ml Rundkolben, Ätherisch-Öl-Destillationsapparatur (DAB 9) DC-Kammer, UV-Lampe

Chemikalien: Ethanol 96% R, Terpineol R, Xylol R, Hexan R, Anisaldehyd R, Essigsäure 98% R, Methanol R, Schwefelsäure 96% R

Bestimmung: *Untersuchungslösung*: 20,0 g frisch zerkleinerte Droge wird mit 200 ml Wasser in einer Ätherisch-Öl-Destillationsapparatur destilliert. Als Vorlage dienen 0,5 ml Xylol. Die Destillation wird vom Auftreten der ersten Öltropfen an mindestens 1,5 h fortgesetzt.

0,15 ml der gewonnenen Lösung des ätherischen Öls in Xylol werden mit Ethanol zu 10,0 ml verdünnt.

Chromatographische Bedingungen:
Referenzlösung: 10 mg Terpineol in 5 ml Ethanol lösen, 2 ml dieser Lösung mit Ethanol zu 10 ml verdünnen
DC-Fertigplatte: Kieselgel F_{254} R
Fließmittel: Ethanol + Hexan (5+95)
Auftragemenge: 5 µl bandförmig (10 mm)

Laufhöhe: 15 cm

Reagenz: 0,5 ml Anisaldehyd mit 10 ml Essigsäure, 85 ml Methanol und 5 ml
Schwefelsäure in der angegebenen Reihenfolge lösen.

Nachbehandlung: Nach Verdunsten des Fließmittels wird die Platte besprüht
und 10 min bei 100–105 ° C getrocknet.

Auswertung

Das Chromatogramm der Referenzlösung zeigt im UV 365 im untersten
Viertel eine gelb fluoreszierende, dem Terpineol entsprechende Zone. Das
Chromatogramm der Untersuchungslösung zeigt eine gelb fluoreszierende
Zone (Terpinen-4-ol), welche die gleiche Farbe wie die Zone des Chromato-
gramms der Referenzlösung, aber den doppelten Rf-Wert aufweist. Weitere
Zonen können vorhanden sein.

12. DC-Nachweis des ätherischen Öls in Kamillen-blüten nach TAS-Auftragung (Matricariae flos)

Literatur: Engler R (1977) Chem. Exp. Technol. 3:471–476

Prinzip

Die flüchtigen Inhaltstoffe der Kamillenblüten werden durch TAS auf die
DC-Platte gedampft und nach Auftrennung durch Betrachtung im UV 365
bzw. nach Besprühen mit Anisaldehyd-Reagenz nachgewiesen.

Durchführung

Geräte und Hilfsmittel: TAS-Ausrüstung, DC-Kammer, UV- Lampe

Chemikalien: Rosagel, Petrolether (40–60 °C) R1, Ethylacetat R, Anisaldehyd R, Essigsäure wasserfreie R, Methanol R, Schwefelsäure 96% R,
Chamazulen und α-Bisabolol sowie Herniarin (Roth)

Bestimmung: 5–10 mg pulverisierte Droge wird bei 250 °C 2 min durch TAS
auf die DC-Platte aufgedampft (als Treibmittel dient Rosagel).

Chromatographische Bedingungen:
Referenzlösung: Chamazulen, Bisabolol und Herniarin je 1 g/100 ml Metha-
nol
DC-Fertigplatte: Kieselgel G R
Fließmittel: Petrolether + Ethylacetat (75+25)
Auftragemenge: 5 µl der Referenzlösungen auf Höhe des Sublimat-Start-
punkts
Laufhöhe: 15 cm

Reagenz: 0,5 ml Anisaldehyd, 10 ml Eisessig, 85 ml Methanol und 5 ml Schwefelsäure in der angegebenen Reihenfolge mischen

Nachbehandlung: Die Platte wird luftgetrocknet und bei Tageslicht sowie unter UV 365 ausgewertet. Danach wird mit Anisaldehyd-Reagenz besprüht und die Platte zur besseren Farbentwicklung 10 min bei 110 °C erwärmt.

Auswertung

Inhaltsstoff	vor Besprühen		Besprühen	
	Rf-Werte	mit Tageslicht	UV 365	Anisaldehyd
Farnesen	0,7	--	--	violett
Chamazulen	0,6	blau	--	rot
Bisabolol	0,4	--	--	dunkelblau
Herniarin	0,2	--	blau	--

13. DC-Nachweis des ätherischen Öls in Kamillenblüten (Matricariae flos) nach Perkolation

Literatur: DAB 9 Kommentar Bd 2 S.2061

Prinzip

Durch Perkolation mit Dichlormethan werden die Inhaltsstoffe aus der Droge extrahiert, dünnschichtchromatographisch aufgetrennt und mit Anisaldehyd nachgewiesen.

Durchführung

Geräte und Hilfsmittel: Mörser, Chromatographiesäule (15 cm × 1,5 cm), Glasstab, Wasserbad, Enghals-Erlenmeyerkolben, DC-Kammer, UV-Lampe

Chemikalien: Dichlormethan R, Toluol R, Borneol R, Bornylacetat R, Guajazulen R, Chloroform R, Anisaldehyd R, Essigsäure 98 % R, Methanol R, Schwefelsäure 96 % R

Bestimmung: *Untersuchungslösung*: In einem Porzellanmörser wird 1,0 g Droge grob zerstoßen und in eine Chromatographiesäule eingefüllt, wobei mit einem Glasstab leicht verdichtet wird. Mörser und Pistill werden zweimal mit je 10 ml Dichlormethan gewaschen und die Waschflüssigkeiten auf die Säule gegeben. Das Perkolat wird in einem Enghals-Kolben aufgefangen, das Lösungsmittel auf dem Wasserbad abgedampft und der Rückstand in 0,5 ml Toluol aufgenommen.

Chromatographische Bedingungen:

Referenzlösung: 10 mg Borneol, 20 mg Bornylacetat und 4 mg Guajazulen in
   Toluol zu 10 ml lösen.

DC-Fertigplatte: Kieselgel GF_{254} R

Fließmittel: Chloroform

Auftragemenge: je 10 µl bandförmig (20 mm)

Laufhöhe: 10 cm

Reagenz: 0,5 ml Anisaldehyd mit 10 ml Essigsäure, 85 ml Methanol und 5 ml
   Schwefelsäure in der angegebenen Reihenfolge lösen.

Nachbehandlung: Die Platte wird an der Luft getrocknet, im UV bei 254 nm
ausgewertet, anschließend besprüht und unter Beobachtung im Tageslicht
5–10 min auf 100–105 °C erhitzt.

Auswertung

Das Chromatogramm der Untersuchungslösung muß eine Reihe von fluo-
reszenzlöschenden Zonen zeigen. Die breiteste Zone (En- In-Dicycloether)
befindet sich auf derselben Höhe wie die Zone des Bornylacetats im Chromatogramm der Referenzlösung; eine weitere Zone ist nahe der Startzone
sichtbar (Matricin).

Das Chromatogramm der Referenzlösung zeigt nach dem Besprühen im
unteren Drittel eine gelbbraune Zone (Borneol), die nach einigen Stunden
grauviolett wird, in der Mitte eine braungelbe bis graue Zone (Bornylacetat) und im oberen Drittel eine blaue Zone (Guajazulen).

Das Chromatogramm der Untersuchungslösung muß folgende Zonen
aufweisen: nahe der Startzone eine blaue (Matricin), mehrere rotviolette
(eine davon entspricht dem Bisabolol) mit Rf-Werten zwischen denen von
Borneol und Bornylacetat, eine bräunliche (En-In-Dicycloether) mit einem
dem Bornylacetat entsprechenden Rf-Wert, und rote (Terpene) mit Rf-Werten, die denen des Guajazulens entsprechen. In der Mitte und im unteren
Teil des Chromatogramms sind noch weitere Zonen sichtbar.

14. DC-Nachweis des ätherischen Öls
in Gewürznelken (Cariophylli flos)

Literatur: DAB 9 Kommentar Bd 2 S.1769

Prinzip

Durch Schütteln mit Dichlormethan werden die Inhaltsstoffe aus der Droge
extrahiert. Nach Filtrieren, Einengen des Filtrats und Aufnehmen des
Rückstands in Toluol werden sie durch DC getrennt und mit Anisaldehyd-
Reagenz nachgewiesen.

Durchführung

Geräte und Hilfsmittel: Reagenzgläser, Filter, Glastrichter, Wasserbad, DC-Kammer, UV-Lampe

Chemikalien: Dichlormethan R, Toluol R, Eugenol R, Anisaldehyd-Reagenz

Bestimmung: *Untersuchungslösung*: 0,1 g pulverisierte Droge (500) wird 15 min mit 2 ml Dichlormethan geschüttelt. Nach dem Abfiltrieren wird das Filtrat auf dem Wasserbad sorgfältig zur Trockene eingedampft und der Rückstand in 2 ml Toluol gelöst.

Chromatographische Bedingungen:
Referenzlösung: 20 µl Eugenol in 2 ml Toluol lösen.
DC-Fertigplatte: Kieselgel GF$_{254}$ R
Fließmittel: Toluol, o h n e Kammersättigung
Auftragemenge: 20 µl Untersuchungs- und 10 µl Referenzlösung bandförmig
  (20 mm)
Laufhöhe: zweimal je 10 cm, 5 min Zwischentrocknung
Nachweis: Anisaldehyd-Reagenz

Nachbehandlung: Nach dem Trocknen an der Luft werden im UV bei 254 nm die fluoreszenzmindernden Zonen markiert. Anschließend wird die Platte besprüht, 5–10 min auf 100–105 °C erhitzt und im Tageslicht ausgewertet.

Auswertung

Die Chromatogramme der Untersuchungs- und der Referenzlösung zeigen im mittleren Teil die fluoreszenzmindernde Zone des Eugenols. Im Chromatogramm der Untersuchungslösung kann knapp unterhalb des Eugenols die schwach fluoreszenzmindernde Zone des Acetyleugenols auftreten. Die Eugenol-Zonen färben sich nach Besprühen intensiv braunviolett, die Acetyleugenol-Zone wird schwach blauviolett. Das Chromatogramm der Untersuchungslösung enthält noch weitere gefärbte Zonen, insbesondere eine schwach rote Zone im unteren und die rotviolette Zone des Caryophyllens im oberen Teil.

15. DC-Nachweis der Hauptkomponenten in Nelkenöl (Caryophylli aetheroleum)

Literatur: DAB 9 Kommentar Bd 3 S.2510, Ph. Helv. VII

Prinzip

Das Öl wird in Toluol oder Ethanol gelöst, die Inhaltsstoffe durch DC getrennt und mit Anisaldehyd-Reagenz nachgewiesen.

Durchführung

Geräte und Hilfsmittel: Reagenzgläser, DC-Kammer, UV-Lampe

Chemikalien: Toluol R, Ethanol 96% R, Eugenol R, Isopropylalkohol R, Aceton R, Chloroform R, Hexan R, Methanol R, Toluol R, Anisaldehyd-Reagenz

Bestimmung: *Untersuchungslösung DAB 9*: 10 µl Öl wird in 1,0 ml Toluol gelöst.
Untersuchungslösung Ph. Helv. VII: 0,10 g Öl wird in Ethanol zu 10,0 ml gelöst.

Chromatographische Bedingungen:
Referenzlösung: 5 µl Eugenol in 1,0 ml Toluol lösen
DC-Fertigplatte: Kieselgel GF$_{254}$ R
Fließmittel DAB 9: Isopropylalkohol + Aceton + Chloroform + Hexan (0,5+5+15+80)
Fließmittel Ph. Helv. VII: Methanol + Toluol (10+90)
Auftragemenge: je 10 µl bandförmig (20 mm)
Laufhöhe DAB 9: 10 cm
Laufhöhe Ph. Helv. VII: 15 cm
Nachweis: Anisaldehyd-Reagenz

Nachbehandlung: Nach Verdunsten des Fließmittels bei Raumtemperatur werden im UV 254 die fluoreszenzmindernden Zonen gekennzeichnet. Anschließend wird die Platte besprüht und 5–10 min unter Beobachtung auf 100–105 °C erhitzt.

Auswertung

In der unteren Hälfte der Chromatogramme der Referenz- und der Untersuchungslösung liegt die violettgraue Hauptzone des Eugenols (im UV 365 gelblich fluoreszierend). Wenig darüber befindet sich im Chromatogramm der Untersuchungslösung die schwächere gleichfarbige Zone des Aceteugenols. Etwa die gleiche Intensität wie die Aceteugenol-Zone besitzt die sich nach oben anschließende rosarote Zone von Caryophyllenepoxid. Nahe an der

Fließmittelfront ist die starke, rote bis violette, hauptsächlich aus Caryophyllen bestehende Kohlenwasserstoff-Zone zu sehen. Schwächere, meist rötliche Zonen sind im Chromatogramm der Untersuchungslösung vorhanden.

16. DC-Nachweis des ätherischen Öls in Zimtrinde (Cinnamomi cortex)

Literatur: DAB 9 Kommentar Bd 3 S.3543

Prinzip

Durch Schütteln mit Dichlormethan werden die Inhaltsstoffe aus der Droge extrahiert. Der Extrakt wird filtriert und konzentriert. Die Inhaltsstoffe werden nach ihrer Trennung durch DC mit Dianisidin nachgewiesen.

Durchführung

Geräte und Hilfsmittel: Reagenzgläser, Filter, Glastrichter, Wasserbad, DC-Kammer, UV-Lampe

Chemikalien: Dichlormethan R, Toluol R, Zimtaldehyd R, Eugenol R, Dianisidin R, Essigsäure 98% R

Bestimmung: *Untersuchungslösung*: 0,1 g pulverisierte Droge (500) wird 15 min mit 2 ml Dichlormethan geschüttelt. Nach dem Abfiltrieren wird das Filtrat auf dem Wasserbad bis fast zur Trockene eingedampft und der Rückstand in 0,4 ml Toluol gelöst.

Chromatographische Bedingungen:
Referenzlösung: 50 µl Zimtaldehyd und 10 µl Eugenol in Toluol zu 10 ml lösen.
DC-Fertigplatte: Kieselgel GF$_{254}$ R
Fließmittel: Dichlormethan
Auftragemenge: je 10 µl bandförmig (20 mm)
Laufhöhe: 10 cm
Nachweis: 2,5 g Dianisidin in 10 ml Essigsäure lösen.

Nachbehandlung: Die Platte wird an der Luft getrocknet, im UV bei 254 nm sowie bei 365 nm ausgewertet und anschließend besprüht.

Auswertung

Im UV 254 zeigen sowohl das Chromatogramm der Untersuchungs- als auch das der Referenzlösung im mittleren Teil die fluoreszenzmindernde Zone des Zimtaldehyds und unmittelbar darüber die schwächere des Eugenols.

Im UV 365 ist im Chromatogramm der Untersuchungslösung knapp unterhalb des Zimtaldehyds noch die hellblau fluoreszierende Zone des o-Methoxyzimtaldehyds zu erkennen. Beim Besprühen färbt sich die Zone des Zimtaldehyds gelblichbraun.

17. DC-Nachweis der Hauptkomponenten des Zimtöls (Cinnamomi aetheroleum)

Literatur: DAC 1986 3. Lieferung 88, Ph. Helv. VII

Prinzip

Die Inhaltsstoffe der Ethanol- bzw. Ethylacetat-Lösung des Zimtöls werden durch DC aufgetrennt und mit Anisaldehyd-Reagenz oder Molybdatophosphorsäure-Reagenz nachgewiesen.

Durchführung

Geräte und Hilfsmittel: Reagenzgläser, DC-Kammer, UV-Lampe

Chemikalien: Ethanol 96 % R, Zimtaldehyd R, Zimtalkohol R, Linalool RN, Eugenol R, Methanol R, Toluol R, Molybdatophosphorsäure-Reagenz, Anisaldehyd-Reagenz

Bestimmung: *Untersuchungslösung DAC*: 0,20 g Öl wird in 2,0 ml Ethylacetat gelöst.

Untersuchungslösung Ph. Helv. VII: 0,1 g Öl wird in 10,0 ml Ethanol gelöst.

Chromatographische Bedingungen:
Referenzlösung DAC: 0,03 g Linalool, 0,05 g Eugenol, 0,1 g Zimtalkohol und 0,7 g Zimtaldehyd in 10 ml Ethylacetat lösen.
Referenzlösung Ph. Helv. VII: 10 µl Eugenol und 50 µl Zimtaldehyd in 10 ml Ethanol lösen.
DC-Fertigplatte: Kieselgel F_{254}
Fließmittel DAC: Dichlormethan
Fließmittel Ph. Helv. VII: Methanol + Toluol (10+90)
Auftragemenge: je 5 µl bandförmig (10 mm)
Laufhöhe: 15 cm
Nachweis DAC: Molybdatophosphorsäure-Reagenz
Nachweis Ph. Helv. VII: Anisaldehyd-Reagenz

Nachbehandlung: Nach Verdunsten des Fließmittels wird die Platte besprüht und 10 min bei 100–105 ° C getrocknet.

Auswertung

DAC: In den Chromatogrammen der Referenz- und Untersuchungslösung sind in aufsteigender Reihenfolge die blau gefärbten Zonen des Zimtalkohols (kann in der Untersuchungslösung auch fehlen), des Linalools, des Zimtaldehyds (anfangs gelborange gefärbt) und des Eugenols zu erkennen. Das Chromatogramm der Untersuchungslösung kann oberhalb der Eugenol-Zone noch bis zu 4 weitere Zonen aufweisen.

Ph. Helv. VII: Die Chromatogramme der Referenz- und Untersuchungslösung zeigen im UV 365 etwa in der Mitte eine gelbliche, dem Eugenol entsprechende Zone und oberhalb der Mitte eine orange, dem Zimtaldehyd entsprechende Zone. Im Chromatogramm der Untersuchungslösung können weitere Zonen vorhanden sein.

18. DC-Nachweis des ätherischen Öls in Javanischer Gelbwurz (Curcumae rhizoma)

Literatur: DAB 9 Kommentar Bd 2 S.1756, DAC 1986

Prinzip

Durch Schütteln mit Methanol werden die Inhaltsstoffe aus der Droge extrahiert, dünnschichtchromatographisch aufgetrennt und durch Eigenfarbe und Reaktion mit Echtrotsalz bzw. Dichlorchinonchlorimid-Reagenz nachgewiesen.

Durchführung

Geräte und Hilfsmittel: Reagenzgläser, Filter, Glastrichter, DC-Kammer.

Chemikalien: Methanol R, Fluorescein RN, Curcumin RN, Thymol R, Methylrot R, Dichlormethan R, Ethanol 96 % R, Essigsäure 98 % R, Dichlorchinonchlorimid R, Isopropylalkohol R, Ammoniak, Echtrotsalz

Bestimmung: *Untersuchungslösung*: 1,0 g gepulverte Droge (710) wird mit 4 ml Methanol versetzt und wiederholt geschüttelt. Nach 30 min wird filtriert und das Filtrat mit Methanol zu 5 ml ergänzt.

Chromatographische Bedingungen:
Referenzlösung DAB 9: 5 mg Fluorescein sowie je 10 mg Curcumin und Thymol in 10 ml Methanol lösen.
Referenzlösung DAC: I: 5 mg Thymol in 10 ml Methanol lösen. 1,0 ml dieser Lösung wird mit Methanol zu 10 ml ergänzt.
II: 2 mg Methylrot in 10 ml Methanol lösen.
DC-Fertigplatte: Kieselgel G R

Fließmittel: Dichlormethan + Ethanol + Essigsäure (94+5+1)
Auftragemenge: je 10 µl bandförmig (20 mm)
Laufhöhe: 10 cm
Nachweis DAC: Lösung von Echtrotsalz 0,5 g/100 ml
Nachweis DAB 9: 40 mg Dichlorchinonchlorimid in Isopropylalkohol zu
  100 ml lösen (frisch herstellen) und Ammoniak

Nachbehandlung: Die Platte wird an der Luft getrocknet, im Tageslicht und
im UV 365 ausgewertet, anschließend besprüht (und mit Ammoniakdämpfen bedampft) und nochmals im Tageslicht ausgewertet.

Auswertung

DAB 9: Im Tageslicht ist im Chromatogramm der Referenzlösung im unteren
Drittel die gelbe Zone des Fluoresceins zu erkennen und etwa in der Mitte
die ebenfalls gelbe des Curcumins. Im Chromatogramm der Untersuchungslösung tritt die Zone des Curcumins am stärksten hervor, darunter die gleich
gefärbte, aber schwächere des Desmethoxy-curcumins. Die beiden Farb-
stoffe zeigen im UV 365 eine intensiv gelbgrünliche Fluoreszenz. Nach dem
Besprühen färben sich die Curcumafarbstoffe gelbbraun bis braun. Etwa auf
der Höhe der violetten Thymol-Zone der Referenzlösung ist in der Untersuchungslösung die blaue Zone des Xanthorrhizols zu sehen.

DAC: Im Chromatogramm der Untersuchungslösung treten im mittleren
Drittel im Tageslicht die gefärbten Zonen der Curcumafarbstoffe Curcumin
und deutlich schwächer Desmethoxy-curcumin auf. Die Zone mit dem
höchsten Rf-Wert (Curcumin) liegt etwa auf Höhe der roten Zone des
Methylrots der Referenzlösung II.
  Nach dem Besprühen färben sich die Zonen im Chromatogramm der
Untersuchungslösung gelbbraun.
  Im Chromatogramm der Referenzlösung I tritt nach dem Besprühen in
der oberen Hälfte die hellrot gefärbte Zone des Thymols auf. Im Chromatogramm der Untersuchungslösung ist in etwa gleicher Höhe die schwach
orange oder rot gefärbte Zone des Xanthorrhizols sichtbar.

19. DC-Nachweis des ätherischen Öls
in Galgant (Galangae rhizoma)

Literatur: Ph. Helv. VII

Prinzip

Durch Verreiben mit Dichlormethan werden die Inhaltsstoffe aus der Droge
extrahiert, nach Filtration durch DC getrennt und im UV 254 und 365 sowie
durch Reaktion mit Molybdatophosphorsäure-Reagenz nachgewiesen.

Durchführung

Geräte und Hilfsmittel: Reibschale, Filter, Glastrichter, DC-Kammer, UV-Lampe

Chemikalien: Dichlormethan R, Cineol R, Methanol R, Toluol R, Molybdatophosphorsäure-Reagenz

Bestimmung: *Untersuchungslösung*: 2,0 g frisch pulverisierte Droge wird mit 10 ml Dichlormethan 10 min verrieben und anschließend filtriert.

Chromatographische Bedingungen:
Referenzlösung: 10 µl Cineol in 2 ml Dichlormethan lösen.
DC-Fertigplatte: Kieselgel F_{254}
Fließmittel: Methanol + Toluol (5+95)
Auftragemenge: je 10 µl bandförmig (10 mm)
Laufhöhe: 15 cm
Nachweis: Molybdatophosphorsäure-Reagenz

Nachbehandlung: Nach Verdunsten des Fließmittels werden im UV 254 die fluoreszenzmindernden Zonen und im UV 365 die fluoreszierenden Zonen gekennzeichnet. Anschließend wird die Platte besprüht und 5 min bei 100–105 °C getrocknet.

Auswertung

Nach dem Besprühen zeigt das Chromatogramm der Referenzlösung die blaue Zone des Cineols, ebenso das Chromatogramm der Untersuchungslösung (gleiche Intensität). Ferner sind in diesem unterhalb der Mitte zwei blaue Zonen, die vor dem Besprühen im UV 254 fluoreszenzmindernd waren zu erkennen. Im untersten Viertel ist eine charakteristische Doppelzone sichtbar, deren oberer, im UV 254 fluoreszenzmindernder Teil gelbgrün und deren unterer, im UV 365 intensiv gelbgrün fluoreszierender Teil intensiv blau gefärbt ist.

20. DC-Nachweis der ätherischen Ölkomponenten in Kümmel (Carvi fructus) und in Kümmelöl (Carvi aetheroleum)

Literatur: DAB 9 Kommentar Bd 2 S.2100 und 2103, Bd 4 S.4124

Prinzip

Durch Schütteln mit Dichlormethan wird die Droge extrahiert, der Extrakt getrocknet und filtriert. Das Kümmelöl wird in Toluol gelöst. Die Inhaltsstoffe werden durch DC getrennt und mit Anisaldehyd-Reagenz nachgewiesen.

Durchführung

Geräte und Hilfsmittel: Reagenzgläser, Filter, Glastrichter, DC-Kammer, UV-Lampe

Chemikalien: Dichlormethan R, wasserfreies Natriumsulfat R, Carvon RN, Olivenöl R, Anisaldehyd-Reagenz

Bestimmung: *Untersuchungslösung 1*: 0,5 g frisch pulverisierte Droge (355) wird 2–3 min mit 5,0 ml Dichlormethan geschüttelt und über etwa 2 g wasserfreiem Natriumsulfat filtriert.

Untersuchungslösung 2: 10 µl Kümmelöl wird in 1,0 ml Toluol gelöst.

Chromatographische Bedingungen:
Referenzlösung 1: 2 µl Carvon RN und 5 µl Olivenöl R in 1,0 ml Dichlormethan lösen (für Kümmel).
Referenzlösung 2: 5 µl Carvon in 1,0 ml Toluol lösen (für Kümmelöl).
DC-Fertigplatte: Kieselgel GF_{254}
Fließmittel: Dichlormethan
Auftragemenge: 20 µl Untersuchungs- und 10 µl Referenzlösung bandförmig (20 mm)
Laufhöhe: 10 cm
Nachweis: Anisaldehyd-Reagenz

Nachbehandlung: Nach Verdunsten des Fließmittels bei Raumtemperatur werden im UV bei 254 nm die fluoreszenzmindernden Zonen gekennzeichnet. Die Chromatogramme werden anschließend besprüht, 5–10 min unter Beobachtung auf 100–105 °C erhitzt und im Tageslicht ausgewertet.

Auswertung

Im Chromatogramm der Referenzlösung liegt etwa in der Mitte die starke, orangebraune, vor dem Besprühen fluoreszenzmindernde Zone des Carvons (und bei Kümmel etwas darüber die violett angefärbte Zone der Triglyceride des Olivenöls). Im Chromatogramm der Untersuchungslösung befinden sich die in Lage, Größe und Farbintensität gleichen Zonen. Nahe der Fließmittelfront ist die wenig ausgeprägte violette Zone der Terpenkohlenwasserstoffe zu erkennen. Im unteren Teil des Chromatogramms der Untersuchungslösung sind einige schwache, meist violettgraue und bräunliche Zonen vorhanden.

21. DC-Nachweis des ätherischen Öls in Anis (Anisi fructus)

Literatur: DAB 9 Kommentar Bd 2 S.858

Prinzip

Durch Schütteln mit Dichlormethan werden die Inhaltsstoffe aus der Droge extrahiert. Der Extrakt wird filtriert, das Filtrat konzentriert und die Inhaltsstoffe nach Auftrennung durch DC mit Molybdatophosphorsäure-Reagenz nachgewiesen.

Durchführung

Geräte und Hilfsmittel: Reagenzgläser, Filter, Glastrichter, Wasserbad, DC-Kammer, UV-Lampe

Chemikalien: Dichlormethan R, Toluol R, Anethol R, Olivenöl R, Molybdatophosphorsäure-Reagenz

Bestimmung: *Untersuchungslösung*: 0,10 g pulverisierte Droge wird 15 min mit 2 ml Dichlormethan geschüttelt und abfiltriert. Das Filtrat wird im Wasserbad bei 60 °C vorsichtig zur Trockene eingedampft und der Rückstand in 0,5 ml Toluol gelöst.

Chromatographische Bedingungen:

Referenzlösung: 3 µl Anethol und 40 µl Olivenöl in 1 ml Toluol lösen
DC-Fertigplatte: Kieselgel GF$_{254}$ R
Fließmittel: Toluol
Auftragemenge: in Abständen von jeweils 2 cm 2 und 3 µl Untersuchungs-
    und 1, 2 und 3 µl Referenzlösung
Laufhöhe: 10 cm
Reagenz: Molybdatophosphorsäure-Reagenz

Nachbehandlung: Die Platte wird an der Luft getrocknet, im UV bei 254 nm ausgewertet, anschließend besprüht und 5 min auf 120 °C erhitzt.

Auswertung

In der Mitte der Chromatogramme erscheint auf hellem Grund ein fluoreszenzlöschender, dem Anethol entsprechender Fleck. Die Anethol-Flecke färben sich nach dem Sprühen blau auf gelbem Untergrund. Die Größe des Anethol-Flecks der 2 ml-Untersuchungslösung muß zwischen den Größen der 1 ml- und 3 ml-Referenzlösung liegen. Das Chromatogramm der Untersuchungslösung muß im unteren Drittel einen blauen Fleck zeigen (Triglyceride), der in Bezug auf seine Lage dem Fleck im unteren Drittel der Chromatogramme der Referenzlösung entspricht (Triglyceride des Olivenöls).

22. DC-Nachweis der Hauptkomponenten in Anisöl (Anisi aetheroleum) und Fenchelöl (Foeniculi aetheroleum)

Literatur: DAB 9 Kommentar Bd 2 S. 861 und 1692

Prinzip

Nach Lösen des Öls in Toluol werden seine Inhaltsstoffe durch DC aufgetrennt und mit Molybdatophosphorsäure-Reagenz und Kaliumpermanganat/Schwefelsäure-Reagenz nachgewiesen.

Durchführung

Geräte und Hilfsmittel: Reagenzgläser, DC-Kammer, UV-Lampe

Chemikalien: Toluol R, Anethol R, Dichlormethan R, Molybdatophosphorsäure-Reagenz, Kaliumpermanganat-Schwefelsäure-Reagenz

Bestimmung: *Untersuchungslösung*: 20 µl Öl wird in 1,0 ml Toluol gelöst.

Chromatographische Bedingungen:
Referenzlösung: 10 µl Anethol in 1,0 ml Toluol lösen.
DC-Fertigplatte: Kieselgel GF_{254} R
Fließmittel: Dichlormethan
Auftragemenge: je 10 µl bandförmig (20 mm)
Laufhöhe: 10 cm
Reagenz: Molybdatophosphorsäure-Reagenz und Kaliumpermanganat-Schwefelsäure-Reagenz

Nachbehandlung: Nach Verdunsten des Fließmittels bei Raumtemperatur werden im UV bei 254 nm die fluoreszenzmindernden Zonen gekennzeichnet, anschließend mit Molybdatophosphorsäure-Reagenz besprüht und 5–10 min unter Beobachtung auf 100–105 °C erhitzt. Nach Kennzeichnung der Zonen wird die noch warme Platte mit Kaliumpermanganat-Schwefelsäure-Reagenz nachgesprüht und erneut unter Beobachtung 5–10 min auf 100–105 °C erhitzt.

Auswertung

Im UV bei 254 nm sind in den Chromatogrammen der Referenz- und der Untersuchungslösung beider Öle die fluoreszenzmindernden Zonen des Anethols und in dem der Untersuchungslösung in der unteren Hälfte die ebenfalls fluoreszenzmindernde Zone des Anisaldehyds sichtbar.

Die Zone des Anisaldehyds färbt sich nach dem ersten Besprühen und Erhitzen braungelb, die des Anethols kräftig blau.

Anisöl: Nach Besprühen mit Permanganat-Schwefelsäure färben sich die Zonen des Anethols intensiv blau. Im Chromatogramm der Untersuchungslösung darf direkt oberhalb der Zone des Anisaldehyds keine blau gefärbte Zone von Fenchon auftreten.

Fenchelöl: Außer den genannten Zonen erscheint noch über dem Anisaldehyd die blau gefärbte Zone des Fenchons.

23. DC-Nachweis des ätherischen Öls in Fenchel (Foeniculi fructus)

Literatur: DAB 9 Kommentar Bd 2 S. 1689, Ph. Helv. VII

Prinzip

Durch Schütteln mit Dichlormethan wird die Droge extrahiert, der Extrakt getrocknet und filtriert. Die Inhaltsstoffe werden durch DC getrennt und mit Anisaldehyd-Reagenz nachgewiesen.

Durchführung

Geräte und Hilfsmittel: Reagenzgläser, Filter, Glastrichter, DC-Kammer, UV-Lampe

Chemikalien: Dichlormethan R, wasserfreies Natriumsulfat R, Carvon RN, Olivenöl R, Molybdatophosphorsäure-Reagenz, Kaliumpermanganat-Schwefelsäure-Reagenz

Bestimmung: *Untersuchungslösung DAB 9*: 0,30 g frisch pulverisierte Droge (355) wird 2–3 min mit 5,0 ml Dichlormethan geschüttelt und über etwa 2 g wasserfreiem Natriumsulfat abfiltriert.

Untersuchungslösung Ph. Helv. VII: 1,0 g Droge wird mit 5 ml Dichlormethan verrieben und anschließend filtriert.

Chromatographische Bedingungen:
Referenzlösung DAB 9: 3 µl Anethol, je 5 µl Anisaldehyd und Olivenöl in 1,0 ml Dichlormethan lösen.
Referenzlösung Ph. Helv. VII: je 10 µl Anethol und Fenchon in 2 ml Dichlormethan lösen.
DC-Fertigplatte: Kieselgel GF_{254}
Fließmittel DAB 9: Dichlormethan
Fließmittel Ph. Helv. VII: Ethylacetat + Toluol (5+95)
Auftragemenge: 20 µl Untersuchungs- und 10 µl Referenzlösung bandförmig (20 mm)
Laufhöhe DAB 9: 10 cm
Laufhöhe Ph. Helv. VII: 15 cm

Nachweis: Molybdatophosphorsäure-Reagenz und Kaliumpermanganat-Schwefelsäure-Reagenz

Nachbehandlung: Nach Verdunsten des Fließmittels bei Raumtemperatur werden im UV bei 254 nm die fluoreszenzmindernden Zonen gekennzeichnet. Die Chromatogramme werden anschließend mit Molybdatophosphorsäure-Reagenz besprüht, 5–10 min unter Beobachtung auf 100–105 °C erhitzt, die noch warme Schicht mit Kaliumpermanganat-Schwefelsäure-Reagenz nachgesprüht, nochmals 5–10 min auf 100–105 °C erhitzt und im Tageslicht ausgewertet.

Auswertung

Nach dem ersten Besprühen färben sich im Chromatogramm der Referenzlösung die zunächst fluoreszenzmindernden Zonen blaugrau bzw. braungelb. Beim Erhitzen werden die Anethol-Zone in der oberen Hälfte und die Triglycerid-Zone zwischen Anethol und Anisaldehyd schnell dunkelblau.

Im Chromatogramm der Untersuchungslösung sind in gleicher Lage, Größe und Farbintensität die beiden blauen Zonen der Referenzlösung zu sehen. Weitere schwach blaue Zonen sind vorhanden.

Nach Besprühen mit Kaliumpermanganat-Schwefelsäure erscheint im Chromatogramm der Untersuchungslösung direkt oberhalb des Anisaldehyds die zunächst helle Zone des Fenchons, die sich nach Erhitzen dunkelblau färbt.

24. DC-Nachweis des ätherischen Öls
in Liebstöckelwurzel (Levistici radix)

Literatur: Ph. Helv. VII

Prinzip

Die Inhaltsstoffe der Droge werden mit einer Chloroform-Methanol-Mischung extrahiert und nach Trennung durch DC im UV 254 und 365 nachgewiesen.

Durchführung

Geräte und Hilfsmittel: Erlenmeyerkolben, Filter, Glastrichter, DC-Kammer, UV-Lampe

Chemikalien: Chloroform R, Methanol R, Eugenol R, Chloroform-Methanol-Mischung (1+1), Toluol R

Bestimmung: *Untersuchungslösung*: 2 g frisch pulverisierte Droge wird 10 min mit 10 ml Chloroform-Methanol-Mischung geschüttelt und anschließend filtriert.

Chromatographische Bedingungen:
Referenzlösung: 50 mg Eugenol in 10,0 ml Chloroform-Methanol-Mischung
  lösen.
DC-Fertigplatte: Kieselgel GF_{254}
Fließmittel: Chloroform + Toluol (50+50)
Auftragemenge: 10 µl
Laufhöhe: 2 × je 10 cm, Zwischentrocknen

Nachbehandlung: Nach Verdunsten des Fließmittels wird die Platte im UV
254 betrachtet und der Fleck im Chromatogramm der Referenzlösung
gekennzeichnet. Anschließend wird im UV 365 ausgewertet.

Auswertung

Bei UV 365 ist im Chromatogramm der Untersuchungslösung bei höchstem
Rf-Wert die kräftige, hellblau bis grünblau fluoreszierende Hauptzone des
Phthalids Ligustilid sichtbar. Sie befindet sich etwas oberhalb der Zone des
Chromatogramms der Referenzlösung und ist von 1–2 kleineren, gleichartig
fluoreszierenden Zonen begleitet, die sich unmittelbar darunter befinden
(Cumarine: Bergapten und Umbelliferon). Weitere, bedeutend weniger auf-
fallende fluoreszierende Zonen sind im unteren Teil des Chromatogramms
der Untersuchungslösung sichtbar.

25. DC-Nachweis des ätherischen Öls
in Baldrianwurzel (Valerianae radix)

Literatur: DAB 9 Kommentar Bd 2 S.917

Prinzip

Durch Mazeration mit Dichlormethan werden die Inhaltsstoffe aus der
Droge extrahiert, dünnschichtchromatographisch getrennt und mit Anisaldehyd-Reagenz nachgewiesen.

Durchführung

Geräte und Hilfsmittel: Reagenzgläser, Filter, Glastrichter, DC-Kammer,
Wasserbad

Chemikalien: Dichlormethan R, Methanol R, Aminoazobenzol R, Sudanrot G R, Ethylacetat R, Hexan R, Anisaldehyd-Reagenz

Bestimmung: *Untersuchungslösung:* 0,2 g frisch pulverisierte Droge wird
mit 5 ml Dichlormethan unter mehrmaligem Umschütteln 5 min stehengelassen, anschließend filtriert und der Filter mit 2 ml Dichlormethan gewaschen. Filtrat und Waschflüssigkeit werden in einem Reagenzglas am Was-

serbad während der zum Verdampfen des Lösungsmittels gerade notwendigen Zeit erhitzt. Der Rückstand wird in 0,2 ml Methanol gelöst.

Chromatographische Bedingungen:
Referenzlösung: 2 mg Aminoazobenzol und 2 mg Sudanrot G in Methanol zu 10 ml lösen.
DC-Fertigplatte: Kieselgel G R
Fließmittel: Ethylacetat + Hexan (30+70)
Auftragemenge: je 10 µl bandförmig (20 mm)
Laufhöhe: zweimal je 10 cm, Zwischentrocknung
Nachweis: Anisaldehyd-Reagenz

Nachbehandlung: Die Platte wird nach dem Verdunsten des Fließmittels besprüht, unter Beobachtung 5–10 min auf 100–105 °C erhitzt und bei Tageslicht ausgewertet.

Auswertung

Das Chromatogramm der Untersuchungslösung zeigt in der Mitte zwischen der rosafarbenen Zone des Sudanrots G und der orangefarbenen des Aminoazobenzols im Chromatogramm der Referenzlösung die tiefviolette Zone der Valerensäure und oberhalb dieser Zone eine graubraune Zone von Valtrat und Isovaltrat, eine schwach violette Zone von Acetoxyvalerensäure (etwas unterhalb der Zone von Aminoazobenzol), graue Zonen zwischen der Valerensäure und dem Startpunkt und im oberen Teil eine Anzahl violetter Zonen mit unterschiedlicher Intensität. Unmittelbar über dem Startpunkt kann eine schwach violette Zone sichtbar sein.

26. HPLC-Bestimmung von Valerensäuren und Valerenal in Baldrianwurzel (Valerianae radix)

Literatur: Hänsel R, Schulz J (1982) DAZ 122(5):215–219

Prinzip

Mit Chloroform werden die lipophilen Inhaltsstoffe aus der Droge extrahiert und die Valerensäuren vor ihrer HPLC-Bestimmung von den neutralen Valepotriaten abgetrennt (wegen Überlagerungen von Acevaltrat mit Acetoxyvalerensäure im HPLC). Das neutrale Valerenal wird direkt aus dem Neutralextrakt bestimmt.

Durchführung

Geräte und Hilfsmittel: Erlenmeyerkolben, 200 ml Meßkolben, 5 ml Meßkolben, Schütteltrichter, 250 ml Rundkolben, Rotationsverdampfer, Filter, Glastrichter

Chemikalien: Chloroform R, Methanol R, Kaliumcarbonat-Lösung 10 g/100 ml, Salzsäure 36% R, Natriumsulfat wasserfrei R, methanolische Biphenyl-Lösung 0,1 g/100 ml,

Bestimmung: 2 g feingepulverte Droge (genau gewogen) wird viermal mit je 50 ml Chloroform bei 40 °C extrahiert. Die Extrakte werden auf 200 ml aufgefüllt und zu je 100 ml genau geteilt.

Valerenal: Ein Teil des Neutralextrakts (= 1 g Droge) wird im Vakuum fast zur Trockne eingeengt und auf 5 ml mit Methanol aufgefüllt.

Valerensäuren: Der zweite Teil wird dreimal mit je 50 ml Kaliumcarbonat-Lösung ausgeschüttelt. Die vereinigten wäßrigen Phasen werden nach dem Ansäuern mit Salzsäure mit Chloroform erschöpfend ausgeschüttelt (fünfmal mit je 50 ml). Die Chloroform-Phasen werden über Natriumsulfat getrocknet und nach Filtration im Vakuum bis fast zur Trockne eingeengt. Der Rückstand wird mit 1 ml methanolischer Biphenyl-Lösung versetzt und mit Methanol auf 5 ml aufgefüllt.

Chromatographische Bedingungen:

Standardlösung: methanolische Biphenyl-Lösung 0,1 mg/100 ml
Säule: RP 18 (Knauer) 7 µm (250 mm L, 4,6 mm ID), Vorsäule 40 mm L
Eluens: Methanol + Wasser (0,5% Phosphorsäure pH 2) (80+20)
Detektion: 225 nm
Flußrate: 2,0 ml/min
Probevolumen: 20 µl

Auswertung

Im Neutralextrakt eluiert Valerenal bei ca. 14 min und die Valerensäure bei ca. 11,4 min. Hier wird die Valerensäure als innerer Standard eingesetzt, deren Menge durch die folgende Berechnung zunächst ermittelt wird.

Der Gehalt an Inhaltsstoffen (mg/100 g Droge) wird jeweils errechnet nach der Formel:

$$\frac{F_v \cdot k \cdot 100 \cdot E_{St}}{F_{St} \cdot E_D}$$

F_V = Peakfläche der Inhaltsstoffe
k = Eichfaktor
E_{St} = Einwaage Standard Biphenyl (mg) *(bei Valerensäuren)*
      = *ermittelte Menge Valerensäure (mg) (bei Valerenal)*
F_{St} = Peakfläche Standard Biphenyl
E_D = Einwaage Droge in g

Eichfaktoren k der Substanzen und ihre Retentionszeiten:

Substanzen	k	Rt (min)
Valerensäure	0,57	11,4
Acetoxyvalerensäure	0,72	4,7
Valerenal	0,53	14,3
Hydroxyvalerensäure	0,60	3,5
Standard Biphenyl	1	8,0

Da Hydroxyvalerensäure im Alkalischen aus Acetoxyvalerensäure entsteht, muß ihr Gehalt zu dem der Acetoxyvalerensäure addiert werden.

27. GLC-Analyse von ätherischen Ölen
am Beispiel des Fenchelöls (Foeniculi aetheroleum) Kümmelöls (Carvi aetheroleum) Lavendelöls (Lavandulae aetheroleum)

Literatur: AB-DDR 87
Gabrio T, Volkmann B, Kübler R, Schubert D (1986) Zentralbl. Pharm. 125(8):459–462

Prinzip

Die Inhaltsstoffe der Öle werden gaschromatographisch getrennt, durch Vergleich mit Standard-Substanzen identifiziert und nach der Methode des externen Standards quantitativ bestimmt.

Durchführung

Geräte und Hilfsmittel: GC-Apparatur mit FID als Detektor

Chemikalien: Limonen, Fenchon, cis-Anethol, trans-Anethol, Anisaldehyd, Carvon, 1,8-Cineol, Linalool, Linalylacetat, Geranylacetat

Bestimmung: Das Öl wird jeweils unverdünnt eingespritzt.

Chromatographische Bedingungen:
Standards:
Fenchelöl: je 0,0500 g Limonen, Fenchon, cis-Anethol, trans-Anethol, Anisaldehyd
Kümmelöl: je 0,0500 g Limonen und Carvon
Lavendelöl: je 0,0500 g 1,8-Cineol, Linalool, Linalylacetat und Geranylacetat
Säule: Carbowax 20 M, Kapillarsäule (50 m L, 0,2 mm ID)
Säulentemperatur: 50 °C, 2 °/min 170 °C, 15 min
Injektortemperatur: 220 °C

Detektortemperatur: 300 °C
Carriergas: Stickstoff
Flußrate: 0,40 ml/min
Detektion: FID
Probenvolumen: (Split 1:200) 0,20 µl

Auswertung

Qualitativ durch Vergleich der Retentionszeiten mit denen der Standards. Quantitativ nach der Methode des externen Standards.

28. Quantitative Bestimmung ätherischer Öle in Drogen nach Isolierung durch Wasserdampfdestillation

Literatur: DAB 9 Kommentar Bd 2 S.187 und Bd 4 S.3680

Prinzip

In einer speziellen Destillations-Apparatur (siehe Abb.) werden die ätherischen Öle mit Wasserdampf in eine Vorlage von organischem Lösungsmittel destilliert und daraus volumetrisch oder mittels GLC quantitativ bestimmt.

Durchführung

Geräte und Hilfsmittel: Apparatur zur Gehaltsbestimmung des ätherischen Öls in Drogen nach DAB 9, aus folgenden Teilen bestehend: siehe Abb. Seite 85.

Chemikalien: Xylol R, 0,1 N Salzsäure

Bestimmung: Vor Gebrauch muß die Apparatur sorgfältig gereinigt werden!

Vorversuch: Unter Berücksichtigung der in der folgenden Tabelle aufgelisteten Bestimmungsparameter wird in den Destillationskolben die Destillationsflüssigkeit eingefüllt und nach Zusatz von Siedesteinchen der Destillationsaufsatz aufgesetzt. In den Einfüllstutzen N (Abb.) wird bis zur Höhe der Marke B (Abb.) Wasser eingefüllt und nach Abnehmen des Stopfens K' (Abb.) die vorgeschriebene Menge Xylol einpipettiert. Der Stopfen K' wird so aufgesetzt, daß sich seine Öffnung mit der des Stutzens deckt.

Die Flüssigkeit im Kolben wird zum Sieden erhitzt und die Destillationsgeschwindigkeit auf 2–3 ml/min folgendermaßen eingestellt:

Während der Destillation über den Dreiwegehahn den Flüssigkeitspegel auf die Markierung J (Abb.) absenken, den Hahn schließen und die Zeit der Füllung bis zur Marke H (Abb.) messen. Nach der Zeitmessung wird der Hahn zur Destillation wieder geöffnet.

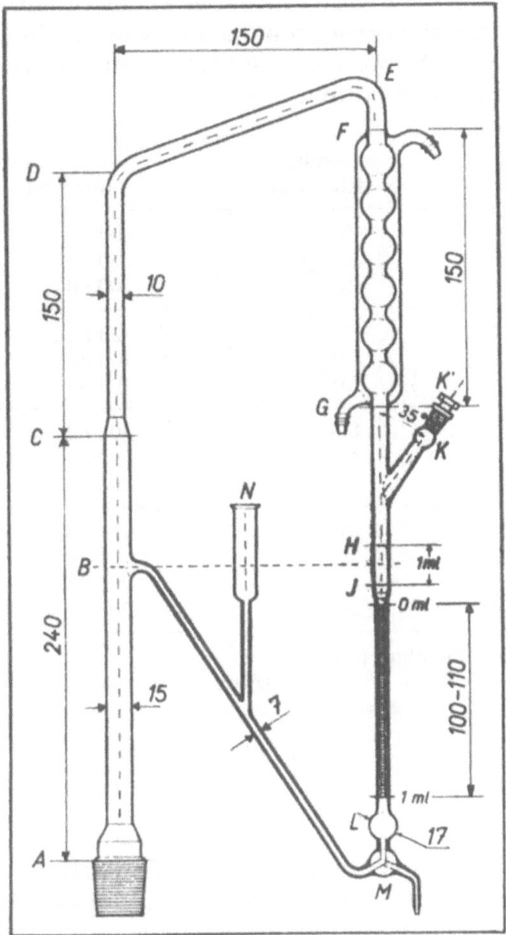

1. Kurzhals-Rundkolben mit Glasschliff NS29 (jeweils der Vorlagemenge angepaßt)
2. Destillationsaufsatz (wie Abb.) zum Kolben passend mit durchbohrtem Druckausgleichsstopfen aus Glas (**K'**) in einem Ansatzstutzen (**K**) mit Bohrung
3. Meßrohr (**JL**) mit 0,1 ml Markierung und 2 Markierungen oberhalb der Graduierung (**H**) und (**J**), mit 2 ml kugelförmiger Erweiterung (**L**) nach unten und Dreiwegeschliffhahn (**M**)
4. Heizquelle mit Feinregulierung
5. senkrechtes Stativ mit waagerechtem Ring, isolierverkleidet

Nach der angegebenen Destillationsdauer wird die Heizquelle abgeschaltet und nach max. 10 min das Volumen des Xylols im Meßrohr abgelesen.

Bestimmung: Die angegebene Drogenmenge wird in den Kolben gefüllt und erneut für die Dauer der angegebenen Zeit wie oben destilliert. Nach Abschalten der Heizquelle wird nach einer Wartezeit von 10 min die Flüssigkeitsmenge im Meßrohr abgelesen.

Bestimmungsparameter der einzelnen Drogen: Zur volumetrischen Auswertung wird jeweils in eine Vorlage von 0,5 ml Xylol destilliert.

Soll die quantitative Auswertung mittels GLC durchgeführt werden, muß in eine Vorlage von Toluol destilliert werden.

Droge	Destill.-Einwaage	Flüssigkeit	Zeit
Anis	10,0 g	100 ml [1]	2 h
Baldrianwurzel	25,0 g	300 ml [1]	4 h
Eucalyptusblätter	10,0 g	200 ml [1]	2 h
Fenchel	10,0 g	120 ml [1]	3 h
Gewürznelken[*]	4,0 g[*]	100 ml [1]	2 h
Javan. Gelbwurz	5,0 g	100 ml [1]	3 h
Kümmel	10,0 g	200 ml [1]	1,5 h
Pfefferminzblätter	20,0 g	200 ml [1]	2 h
Salbeiblätter	10,0 g	200 ml [1]	3 h
Sevikraut(Tierarz.) (Ph. Helv. VII)	10,0 g	120 ml [1]	5 h
Wacholderbeere	20,0 g	200 ml [1]	1,5 h
Zimtrinde	20,0 g	200 ml [2]	3 h

[*] Verreibung Droge + Kieselgur (1+1)
Destillationsflüssigkeit: [1] Wasser [2] 0,1 N Salzsäure

Auswertung

Volumetrisch: Die Differenz zwischen Xylol-Volumen des Vorversuchs und Flüssigkeitsvolumen nach Drogendestillation ergibt die Menge ätherischen Öls in der eingesetzten Drogenmenge.

GLC: Geräteparameter und Auswertung siehe 'GLC-Analyse von ätherischen Ölen am Beispiel des..' (S. 83).

29. Quantitative Bestimmung der ätherischen Öle (Ester) in Lavendelöl (Lavandulae aetheroleum) nach ihrer Verseifung

Literatur: DAB 9 Kommentar Bd 2 S.2116

Prinzip

Die im Lavendelöl enthaltenen Ester (vor allem Linalylacetat) werden mit Kaliumhydroxid verseift und dessen Verbrauch maßanalytisch ermittelt.

Durchführung

Geräte und Hilfsmittel: 25 ml Schliff-Erlenmeyerkolben, Rückflußkühler, Wasserbad, Bürette

Chemikalien: Ethanol 90% RN, Phenolphthalein-Lösung 1,0 g/100 ml Ethanol (96% R), 0,5 N ethanolische Kaliumhydroxid-Lösung, 0,5 N Salzsäure

Bestimmung: 1,000 g Öl wird mit 3,0 ml Ethanol und 0,2 ml Phenolphthalein-Lösung versetzt und mit ethanolischer Kaliumhydroxid-Lösung bis zur schwachen Rotfärbung titriert. Nach Zusatz von 10,0 ml ethanolischer Kaliumhydroxid-Lösung wird 1 h unter Rückfluß am Wasserbad erhitzt und nach Erkalten und Zusatz von 1 ml Phenolphthalein-Lösung mit Salzsäure titriert.

Auswertung

1 ml 0,5 N ethanolische Kaliumhydroxid-Lösung entspricht 98,1 mg Ester berechnet als Linalylacetat.

Der Gehalt Linalylacetat (G) in mg/g Lavendelöl wird errechnet nach der Formel:

$$G = (a - b) \cdot 98{,}1$$

a = Vorlage Kaliumhydroxid-Lösung (20,0 ml)
b = Verbrauch Salzsäure (in ml)

30. Volumetrische Bestimmung der Hauptkomponenten in Nelkenöl (Caryophylli aetheroleum)

Literatur: DAB 9 Kommentar Bd 3 S.2510, Ph. Helv. VII

Prinzip

Durch Natrium- (Kalium-)hydroxid wird Eugenol als Phenolat in Lösung gebracht, Eugenolacetat durch Erhitzen im siedenden Wasserbad verseift. Die nichtphenolischen Anteile setzen sich als wasserunlöslicher Restölanteil auf der Oberfläche des Wassers ab und können volumetrisch bestimmt werden.

Durchführung

Geräte und Hilfsmittel: Cassiakolben (= 100 ml Stehkolben mit 170 mm Kolbenhals, äußerer Durchmesser 10 mm, mit volumetrischer Skala: 6,0 ml in 0,1 ml), Wasserbad

Chemikalien: Natriumhydroxid-Lösung 8,5 g/100 ml und Natriumchlorid R oder Kaliumhydroxid-Lösung 5,6 g/100 ml

Bestimmung: *DAB 9*: 5,0 ml Öl wird im Cassiakolben mit 70 ml einer Mischung von Natriumhydroxid-Lösung und Wasser (1,5+2,5) versetzt und unter häufigem, kräftigem Schütteln 15 min am siedenden Wasserbad erhitzt. Durch Zugabe gesättigter Natriumchlorid-Lösung und durch leichtes Klopfen und Drehen des Kolbens wird der nichtgebundene Ölanteil in den Hals des Kolbens getrieben. Der Kolben wird unter gelegentlichem Klopfen bzw. vorsichtigem Aufstoßen so lange stehen gelassen (> 12 h), bis sich das Öl von der wäßrigen Lösung vollständig getrennt hat.
Ph. Helv. VII: 10,0 ml Öl wird mit 75 ml Kaliumhydroxid-Lösung in einem Cassiakolben 5 min kräftig geschüttelt. Unter weiterem häufigem Schütteln wird 10 min am siedenden Wasserbad erhitzt und anschließend sofort mit soviel Kaliumhydroxid-Lösung versetzt, daß der ölige Teil in den graduierten Hals des Kolbens gelangt. Nach völliger Trennung der Schichten (12 h) wird das Ölvolumen abgelesen.

Auswertung

DAB 9: % Gesamtphenole = $(5 - a) \cdot 10$

Ph. Helv. VII: % Gesamtphenole = $(10 - a) \cdot 10$

a = ml ungelöstes Öl

31. Maßanalytische Bestimmung der ätherischen Öle (Carbonyl-Verbindungen) nach Oximbildung in Zimtöl (Cinnamomi aetheroleum) oder Citronenöl (Limonis aetheroleum)

Literatur: DAC 1986 3. Lieferung 88, DAB 9 Kommentar Bd 2 S.1259, Ph. Helv. VII

Prinzip

Durch Umsetzung der Carbonyl-Verbindungen der ätherischen Öle zu Oximen wird Salzsäure freigesetzt, die durch Titration mit Kaliumhydroxid quantitativ bestimmt wird.

Durchführung

Geräte und Hilfsmittel: Erlenmeyerkolben, Bürette

Chemikalien: Hydroxylaminhydrochlorid R, Ethanol 96% R, Bromphenolblau R, 0,1 N Natriumhydroxid-Lösung R, 0,1 und 0,5 N ethanolische Kaliumhydroxid-Lösung

Bromphenolblau-Lösung: 0,2 g Bromphenolblau in 3 ml Natriumhydroxid-Lösung und 10 ml Ethanol unter Erwärmen lösen, nach dem Abkühlen mit Ethanol auf 100 ml ergänzen.

Hydroxylaminhydrochlorid-Lösung: 2,5 g Hydroxylaminhydrochlorid in 4,5 ml heißem Wasser lösen, 40,0 ml Ethanol und 0,4 ml Bromphenolblau-Lösung zusetzen, mit 0,1 N ethanolischer Kaliumhydroxid-Lösung bis zum Farbumschlag nach grüngelb versetzen, mit Ethanol auf 50,0 ml ergänzen.

Hydroxylaminhydrochlorid-Lösung DAC: 1,0 g Hydroxylaminhydrochlorid in 1 ml Wasser nach Zugabe von 20 ml Ethanol und 1,6 ml Bromphenolblau-Lösung mit 0,5 N ethanolischer Kaliumhydroxid-Lösung bis zur Olivgrün-färbung versetzen.

Bestimmung: *Oximbildung*:

Zimtöl Ph. Helv. VII: 0,150 g Öl wird in 10 ml Ethanol unter Zusatz von 0,25 ml Bromphenolblau-Lösung mit 0,1 N ethanolischer Kaliumhydroxid-Lösung zum Farbumschlag nach Grüngelb versetzt und nach Zusatz von 20 ml Hydroxylamin-Lösung kräftig geschüttelt. Titration mit 0,1 N Kaliumhydroxid-Lösung!!

Zimtöl DAC: 0,750 g Öl wird mit Hydroxylaminhydrochlorid-Lösung DAC (Gesamtmenge) versetzt.

Zitronenöl: 3,000 g Öl wird mit 10 ml Ethanol gemischt und mit 10,0 ml Hydroxylaminhydrochlorid-Lösung und 0,4 ml Bromphenolblau-Lösung versetzt.

Titration: Das Reaktionsgemisch wird langsam mit 0,5 N ethanolischer Kaliumhydroxid-Lösung bis zum Farbumschlag von Gelb nach Olivgrün titriert. Bei Raumtemperatur wird 5 min stehen gelassen und – falls die Lösung wieder gelb wird – erneut bis zum Farbumschlag titriert.

Auswertung

Zimtöl: 1 ml 0,5 N ethanolische Kaliumhydroxid-Lösung entspricht 66,10 mg Carbonylverbindungen berechnet als Zimtaldehyd (DAC).

1 ml 0,1 ethanolische Kaliumhydroxid-Lösung entspricht 13,2 mg Carbonyl-Verbindungen berechnet als Zimtaldehyd (Ph. Helv.).

Zitronenöl: 1 ml 0,5 N ethanolische Kaliumhydroxid-Lösung entspricht 76,1 mg Carbonyl-Verbindungen berechnet als Citral.

32. Maßanalytische Bestimmung der Hauptkomponenten (Terpenalkohole) nach Acetylierung in Citronellöl (Citronellae aetheroleum)

Literatur: Ph. Helv. VII

Prinzip

Nach Acetylierung werden die gebildeten Terpenalkoholester von den anderen Inhaltsstoffen abgetrennt, mit Kaliumhydroxid verseift und dessen Verbrauch maßanalytisch bestimmt.

Durchführung

Geräte und Hilfsmittel: 100 ml Rundkolben, Rückflußkühler, Wasserbad, Schütteltrichter, Filter, Glastrichter, 100 ml Erlenmeyerkolben, Tropfpipette, Bürette

Chemikalien: Acetanhydrid R, Natriumacetat wasserfrei R, Calciumchlorid wasserfrei R, Ethanol 96 % R, Phenolphthalein-Lösung 1,0 g/100 ml Ethanol, 0,5 N ethanolische Kaliumhydroxid-Lösung, 0,5 N Salzsäure

Bestimmung: 3,0 g Öl wird in einem trocknen Rundkolben mit 3,0 g Acetanhydrid und 0,7 g Natriumacetat unter Rückfluß 2 h im gleichmäßigen Sieden gehalten. Nach Zusatz von 10 ml Wasser wird unter häufigem Umschwenken 15 min im Wasserbad erhitzt. Das acetylierte Öl wird nach dem Abkühlen abgetrennt, mehrmals mit wenigen ml Wasser gewaschen (bis das Waschwasser nicht mehr sauer reagiert), im Schütteltrichter mit 1 g Calciumchlorid geklärt und durch ein kleines trocknes Filter filtriert.

1,00 g acetyliertes Öl, 2 ml Ethanol und 0,1 ml Phenolphthalein-Lösung werden in einem Erlenmeyerkolben tropfenweise mit ethanolischer Kaliumhydroxid-Lösung versetzt, bis die Rosafärbung bei leichtem Umschwenken nicht sofort verschwindet. Nach Zusatz von 20,0 ml ethanolischer Kaliumhydroxid-Lösung wird 2 h unter Rückfluß zum Sieden erhitzt, abgekühlt, mit 50 ml Wasser verdünnt und unter erneutem Zusatz von 0,2 ml Phenolphthalein-Lösung mit Salzsäure bis zum Verschwinden der Rotfärbung titriert.

In gleicher Weise wird ein Blindversuch durchgeführt.

Auswertung

Der Gehalt an ätherischen Ölen berechnet als Geraniol wird nach folgender Formel ermittelt:

$$\% \text{ Geraniol} = \frac{a \cdot 7{,}71}{m - a \cdot 0{,}021}$$

a = Verbrauch an 0,5 N Kaliumhydroxid-Lösung in ml
m = Einwaage acetyliertes Öl in g

33. Gravimetrische Bestimmung des ätherischen Öls in Liebstöckelwurzel (Levistici radix)

Literatur: Ph. Helv. VII

Prinzip

Durch Wasserdampfdestillation werden die ätherischen Öle aus der Droge isoliert, aus dem Destillat mit Pentan ausgeschüttelt und der Rückstand des getrockneten Pentanextrakts gewogen.

Durchführung

Geräte und Hilfsmittel: 100, 500, 1000 ml Rundkolben, Destillationsapparatur, Schütteltrichter, Filter, Glastrichter, Wasserbad, Exsikkator

Chemikalien: Natriumchlorid R, Pentan R, Natriumsulfat wasserfrei R

Bestimmung: 20,0 g frisch pulverisierte Droge (710) wird in einem 1000 ml Rundkolben mit 500 ml Wasser destilliert, bis 400 ml übergegangen sind. Das Destillat wird in einem Schütteltrichter nach Zusatz von 100 g Natriumchlorid dreimal mit je 30 ml Pentan (zuvor zum Ausspülen der Destillationsapparatur und des Auffangkolbens verwenden) ausgeschüttelt. Die vereinigten Pentan-Phasen werden über 2 g Natriumsulfat getrocknet und in einen tarierten 100 ml Rundkolben filtriert, der Filter mit etwas Pentan nachgespühlt. Die Hauptmenge des Lösungsmittels wird am Wasserbad bei 45 °C abdestilliert, der Rest durch einen schwachen Luftstrom vertrieben. Nach 3 h Stehen im Exsikkator wird der Kolben gewogen

Auswertung

Die Auswaage an ätherischem Öl wird in Relation gesetzt zur Einwaage an Droge (20,0 g).

Kapitel 3 **Harze und Balsame**

Harze sind nichtflüchtige Stoffe, die in Rinde und Holz bevorzugt von Nadelhölzern neben den ätherischen Ölen vorkommen. Es handelt sich um amorphe, bei Raumtemperatur feste Massen, die beim Erwärmen erweichen. In lipophilen Lösungsmitteln sind sie in der Regel gut löslich, in hydrophilen dagegen nicht.

Aufgrund ihrer chemischen Hauptkomponenten wird in der Praxis unterschieden zwischen:

Terpenharzen: besonders Diterpen- und Triterpen-Säuren sowie Triterpen-Alkohole
Beispiele: Abietinsäure in Colophonium

Benzharzen: überwiegend aus Komplexen von Phenylpropanen
Beispiele: Benzoesäureconiferylester in Benzoe, Cinnamein in Perubalsam

Gummiharzen: Gemische aus 30–60% Harzbestandteilen, 5–10% ätherischem Öl und Polysacchariden, die sich nur teilweise in lipophilen Lösungsmitteln lösen und mit Wasser Suspensionen ergeben.
Beispiel: Myrrhe: 25–40% Harz, 2–10% ätherisches Öl, 50–60% Schleimpolysaccharide

Als **Balsame** werden die Lösungen von Harzen in ätherischen Ölen bezeichnet.

Formelbeispiele in alphabetischer Reihenfolge

Benzoesäure-methylester   **Benzoesäure-benzylester**   **Curzerenon**

Furanoeudesma-1,3-dien   **2-Methoxyfuranodien**   **Nerolidol**

Zimtsäure-benzylester   **Zimtsäure-methylester**

1. DC-Nachweis der Sesquiterpene in Myrrhe (Myrrha)

Literatur: DAB 9 Kommentar Bd 2 S.2411
Wagner H, Bladt S, Zgainski EM (1983) Drogenanalyse Springer-Verlag Berlin Heidelberg New York

Prinzip

Mit Ethanol werden die Harzbestandteile gelöst, dünnschichtchromatographisch aufgetrennt und mit Anisaldehyd oder Vanillin zu Farbprodukten umgesetzt.

Durchführung

Geräte und Hilfsmittel: Reagenzgläser, Wasserbad, DC-Kammer

Chemikalien: Ethanol 96% R, Dimethylgelb R, Indophenolblau R, Sudanrot G R, Dichlormethan R, Anisaldehyd R, Essigsäure 98% R, Methanol R, Schwefelsäure 96% R, Toluol R, Ethylacetat R, Vanillin R

Bestimmung: *Untersuchungslösung*: 0,10 g pulverisierte Droge (355) wird 2–3 min mit 1,0 ml Ethanol auf dem Wasserbad erwärmt.

Chromatographische Bedingungen:

Referenzlösung: je 5 mg Dimethylgelb, Indophenolblau und Sudanrot G in 10 ml Dichlormethan lösen
Auftragemenge: je 10 µl bandförmig (20 mm)
Laufhöhe: 10 cm

1.) DC-Fertigplatte: Kieselgel G R oder Kieselgel H R
Fließmittel: Dichlormethan
Anisaldehyd-Reagenz: 0,5 ml Anisaldehyd mit 10 ml Essigsäure, 85 ml Methanol und 5 ml Schwefelsäure in der angegebenen Reihenfolge mischen

Nachbehandlung: Nach Verdunsten des Fließmittels bei Raumtemperatur wird die Platte besprüht und anschließend 10 min auf 100–105 °C erhitzt.

2.) DC-Fertigplatte: Kieselgel 60
Fließmittel: Toluol + Ethylacetat (93+7)
Vanillin-Schwefelsäure-Reagenz: Lösung a: ethanolische Schwefelsäure 5 %, Lösung b: ethanolische Vanillin-Lösung 1 g/100 ml

Nachbehandlung: Platte kräftig mit Lösung a besprühen, sofort mit Lösung b nachsprühen und 5–10 min auf 100–105 °C erhitzen

Auswertung

Beide Trennsysteme führen zu vergleichbaren Ergebnissen.

Im Chromatogramm der Referenzlösung ist im mittleren Bereich der Laufstrecke die Zone des Sudanrot G zu erkennen, darüber die des Dimethylgelb und darunter die des Indophenolblaus.

Das Chromatogramm der Untersuchungslösung zeigt als größte oberste Zone die intensiv rot-violette des Furanoeudesma-1,3-diens (Rf ca. 0,7), direkt darunter eine gleichfarbige, schwächere Zone. Auf Höhe der Sudanrot-Zone des Vergleichs sind zwei weitere intensiv rot-violette Zonen von Curzerenon (obere) und 2-Methoxyfuranodien (darunter) zu sehen. Weitere Zonen sind über der größten obersten (1 bläuliche) und weniger ausgeprägt im Bereich von Indophenolblau und von Dimethylgelb zu erkennen.

2. DC-Nachweis der Harzbestandteile in Perubalsam (Balsamum peruvianum)

Literatur: DAB 9 Kommentar Bd 3 S.2694

Prinzip

Der Balsam wird in Ethylacetat gelöst, und die Inhaltsstoffe werden nach Trennung durch DC im UV bei 254 nm und mit Molybdatophosphorsäure nachgewiesen.

Durchführung

Geräte und Hilfsmittel: Reagenzgläser, DC-Kammer, UV-Lampe

Chemikalien: Ethylacetat R, Thymol R, Benzylcinnamat RN, Benzylbenzoat RN, Essigsäure 98 % R, Hexan R

Bestimmung: *Untersuchungslösung*: 0,5 g Droge wird in 10 ml Ethylacetat gelöst.

Chromatographische Bedingungen:
Referenzlösung: 2,0 mg Thymol, 15 mg Benzylcinnamat und 40 µl Benzylbenzoat in 5 ml Ethylacetat lösen
DC-Fertigplatte: Kieselgel GF_{254}
Fließmittel: Essigsäure + Ethylacetat + Hexan (0,5+10+90)
Auftragemenge: je 10 µl bandförmig (20 mm)
Laufhöhe: 10 cm
Sprühreagenz: ethanolische Molybdatophosphorsäure-Lösung 20 g/100 ml

Nachbehandlung: Nach Verdunsten des Fließmittels bei Raumtemperatur werden im UV 254 die fluoreszenzmindernden Zonen gekennzeichnet. Anschließend wird die Platte besprüht und 5–10 min auf 100–105 °C erhitzt.

Auswertung

Das Chromatogramm der Referenzlösung zeigt in der oberen Hälfte als obere Zone die stark hervortretende blaue des Benzylbenzoats, darunter die schwächer gefärbte des Benzylcinnamats und etwas unterhalb der Mitte die violettgraue des Thymols. Alle Zonen sind auch vor dem Besprühen durch Fluoreszenzminderung zu erkennen.

Im Chromatogramm der Untersuchungslösung sind die Zonen der Ester in gleicher Farbintensität und Größe zu sehen, außerdem direkt unterhalb des Vergleichs Thymol die gleich große, blaugefärbte Zone des Nerolidols neben weiteren schwachen Zonen im unteren und oberen Bereich des Chromatogramms.

Kapitel 4 **Glykoside**

Glykoside oder Heteroside sind Verbindungen, die sich aus einem glykosidischen (Zuckerkomponente) und einem nichtglykosidischen (Genin oder Aglykon) Anteil zusammensetzen. Derartige Verbindungen finden sich in fast allen Pflanzen in unterschiedlichen Mengen. Viele von ihnen weisen pharmakodynamische Eigenschaften auf.

Die glykosidisch reagierende Hydroxylgruppe kann mit nukleophilen Verbindungen vom Typ R-OH, R-SH, R-NH oder R- CH unter Wasserabspaltung reagieren. Derartige Reaktionsprodukte nennt man O-, S-, N- bzw. C-Glykoside (C-glykosyle Verbindungen). Aufgrund der sterischen Anordnung der glykosidischen Hydroxylgruppen kann die Bildung sowohl von α-Glykosiden als auch von β-Glykosiden erfolgen. Bei den natürlich vorkommenden Heterosiden sind die Monosaccharide oder Oligosaccharide fast ausschließlich β-glykosidisch gebunden.

Herzwirksame Glykoside

Charakteristisch für die herzwirksamen Glykoside sind neben der Stereochemie ein 5- oder 6-gliedriger ungesättigter Lactonring am C-17 und eine Zuckerverknüpfung an der Hydroxylgruppe am C-3. Die Vielfalt der herzwirksamen Glykoside wird deutlich durch die Verknüpfung mit verschiedenen Mono- und Oligosacchariden. Neben verbreiteten Zuckern wie D-Glucose, L-Arabinose, L-Rhamnose und D-Xylose kommen vor allem 2- Desoxy-, 6-Desoxy-, 2,6-Didesoxyzucker und deren Methylether vor. Die D-Monomeren sind β-glykosidisch und die L-Formen α-glykosidisch am C-13 des Aglykons gebunden. Ferner sind die Desoxyzucker dem Aglykon benachbart, während sich Glucose (wenn nicht als einzige Zuckerkomponente vorhanden) i.d.R. am Kettenende befindet. Weitere gemeinsame strukturelle Merkmale sind eine β-ständige Hydroxylgruppe an C-14.
Nach Art des Lactonrings unterscheidet man:

Cardenolide (23 C) mit einem einfach ungesättigten γ-Lactonring (Butenolidring).
Beispiel: Digitalis-, Strophantus-, Oleander- und Adonisglykoside

Bufadienolide (24 C) mit einem doppelt ungesättigten Cumarinring
Beispiel: Scillaglykoside (Urginea maritima, Helleborus sp.)

Formelbeispiele in alphabetischer Reihenfolge

Adonitoxin

Convallatoxin

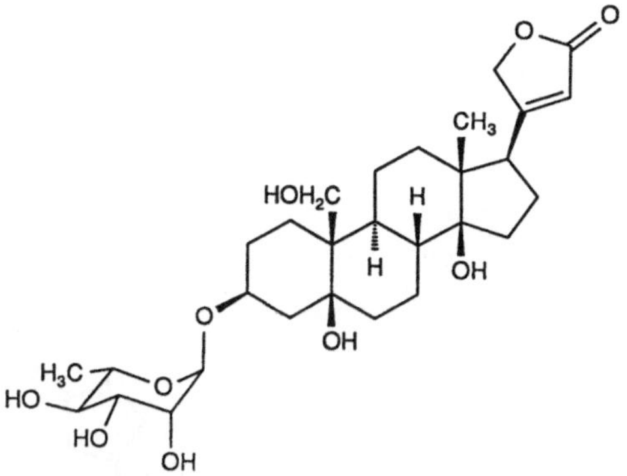

Convallatoxol

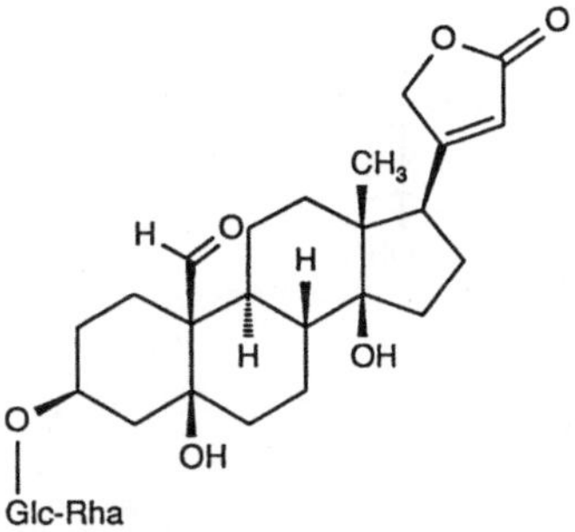

Convallosid

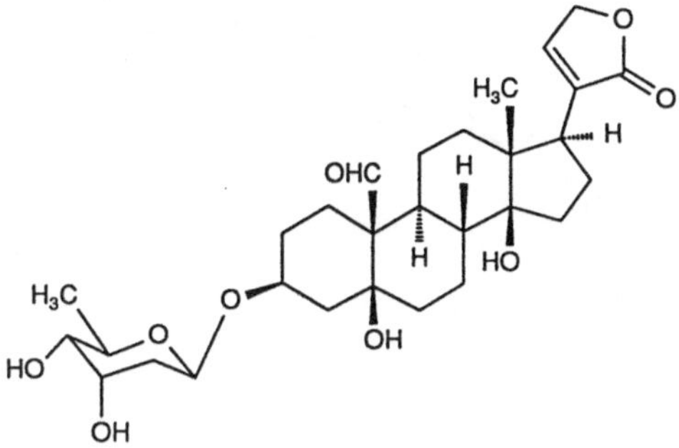

Cymarin

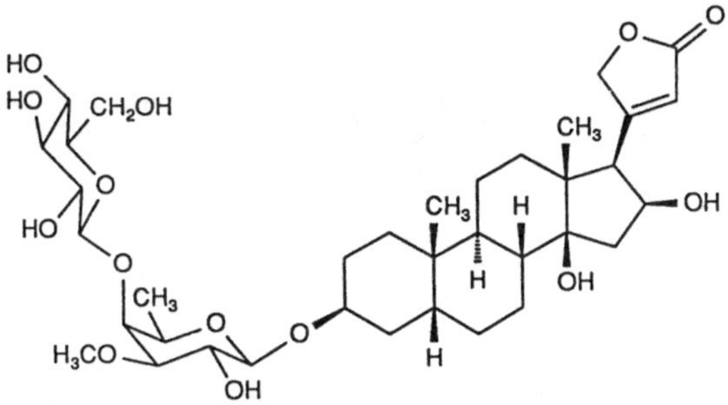

Digitalinum verum

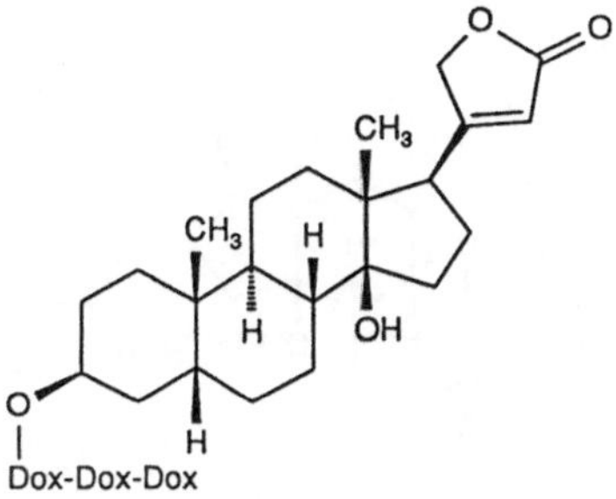

Digitoxin

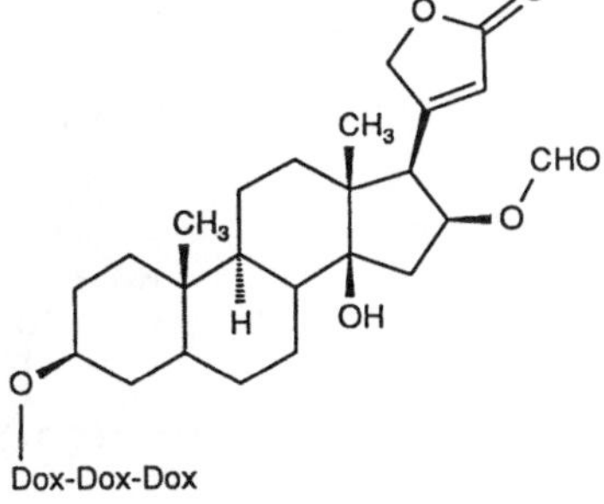

Gitaloxin

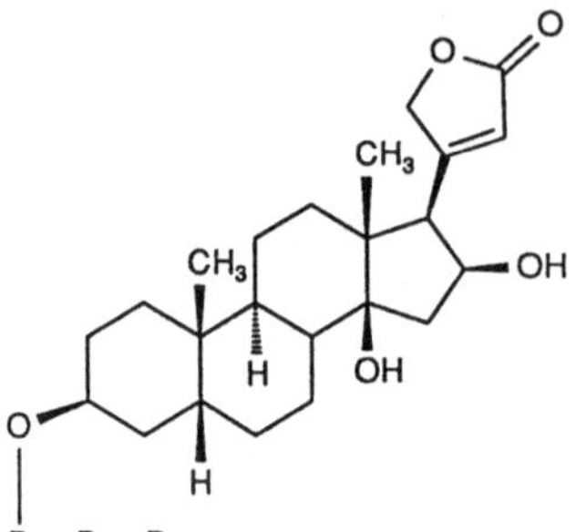

Gitoxin

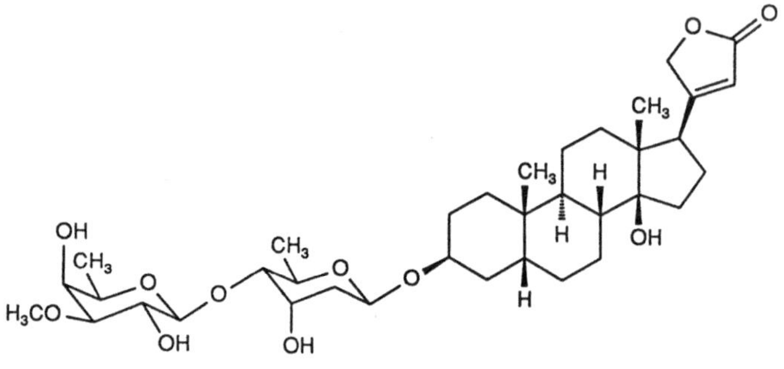

Glucoevatromonosid

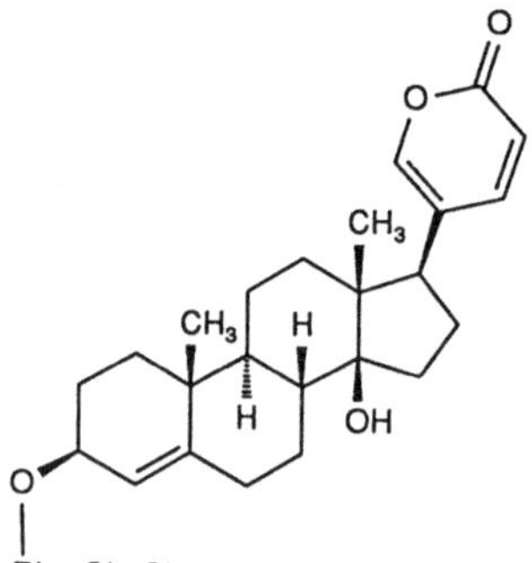

Glucoscillaren A

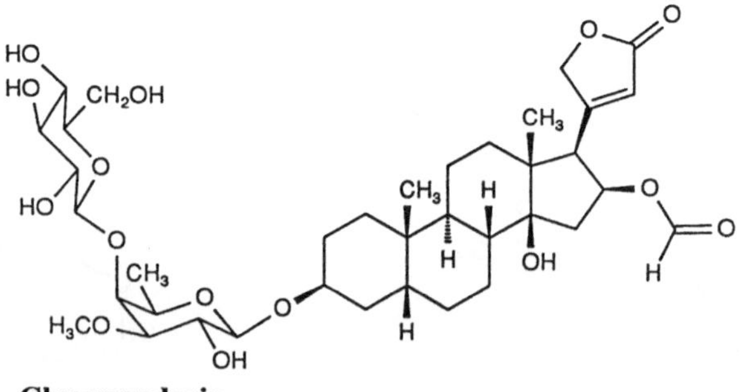

Glucoverodoxin

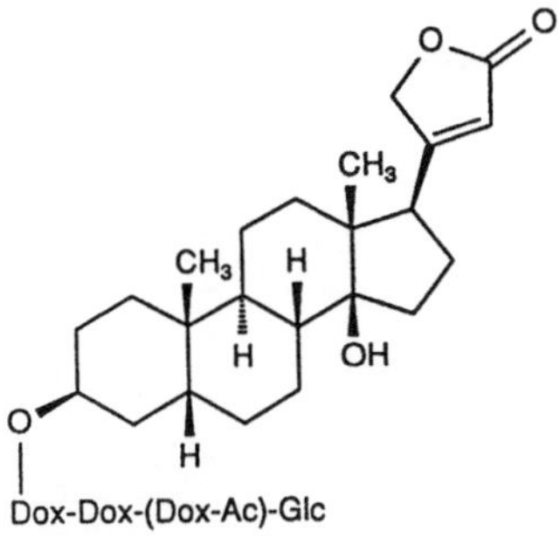

Dox-Dox-(Dox-Ac)-Glc

Lanatosid A

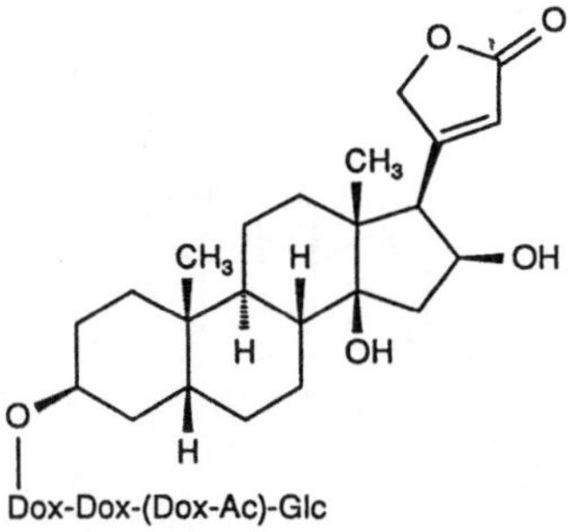

Dox-Dox-(Dox-Ac)-Glc

Lanatosid B

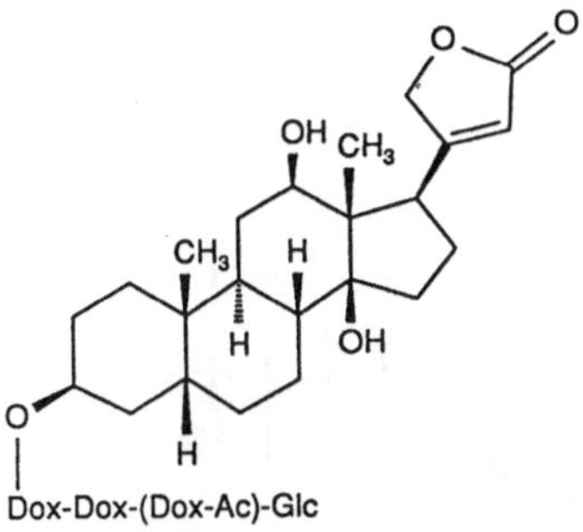

Dox-Dox-(Dox-Ac)-Glc

Lanatosid C

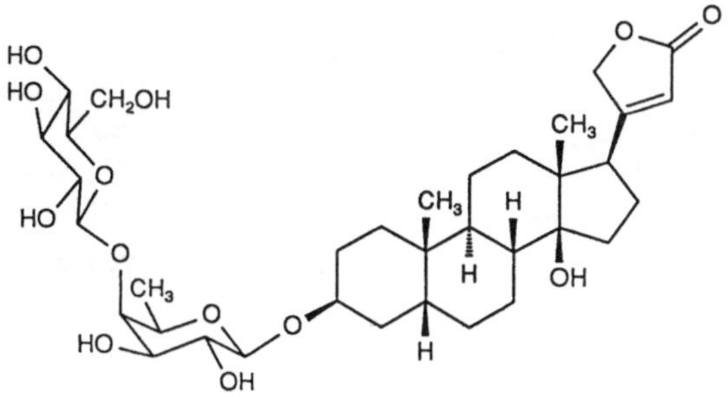

Neoglucodigifucosid

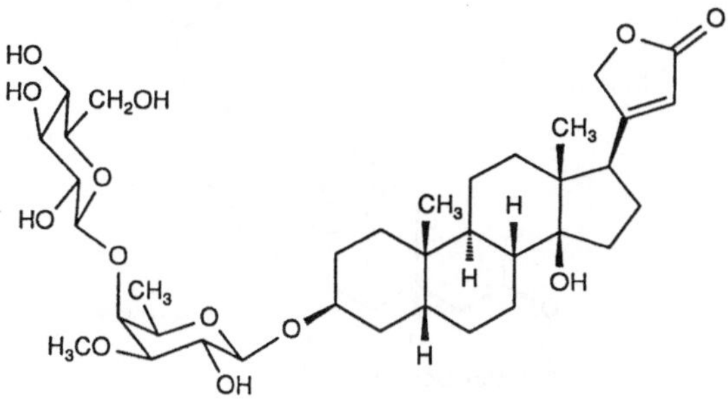

Neoodorosid G

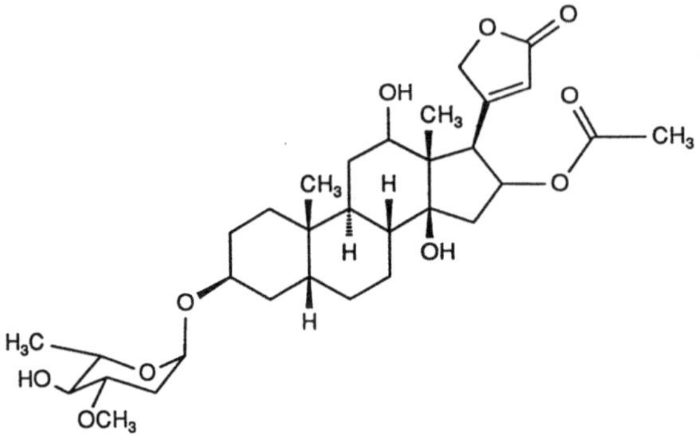

Oleandrin

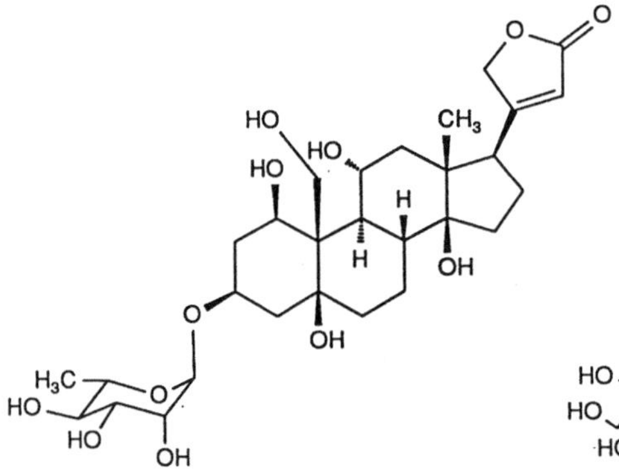

Ouabain

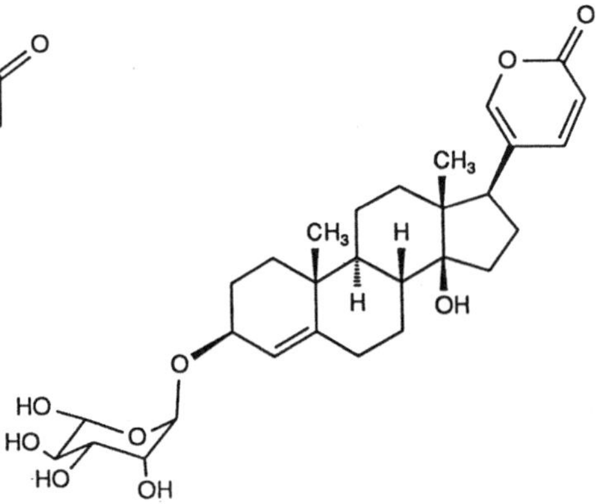

Proscillaridin

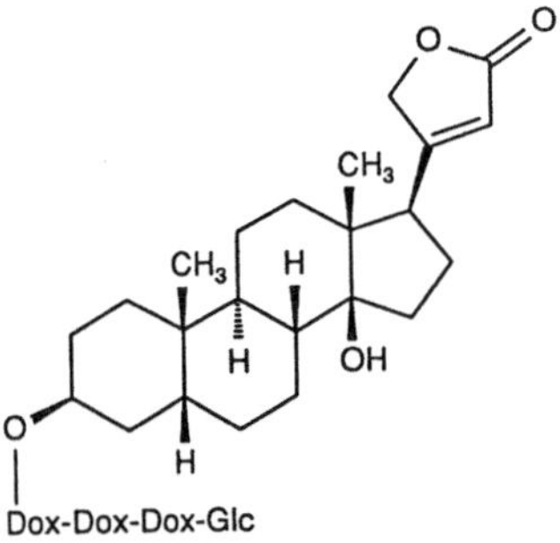

Dox-Dox-Dox-Glc

Purpureaglykosid A

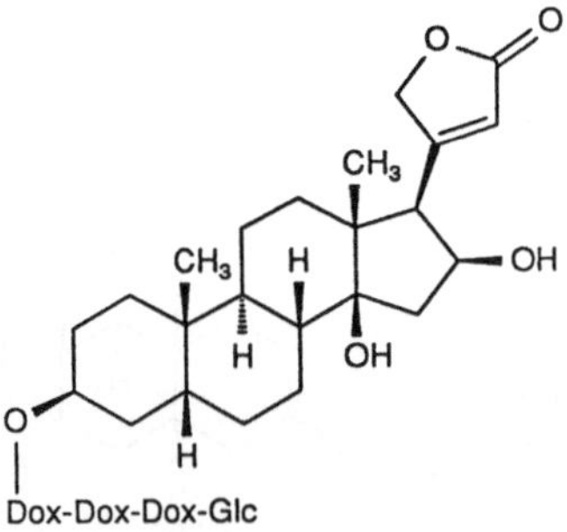

Dox-Dox-Dox-Glc

Purpureaglykosid B

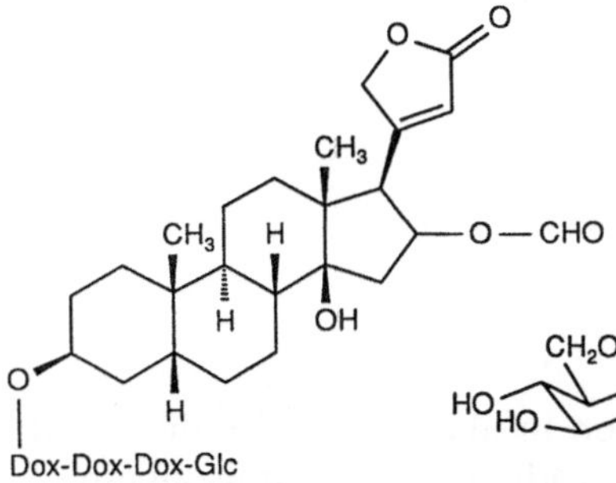

Purpureaglykosid E

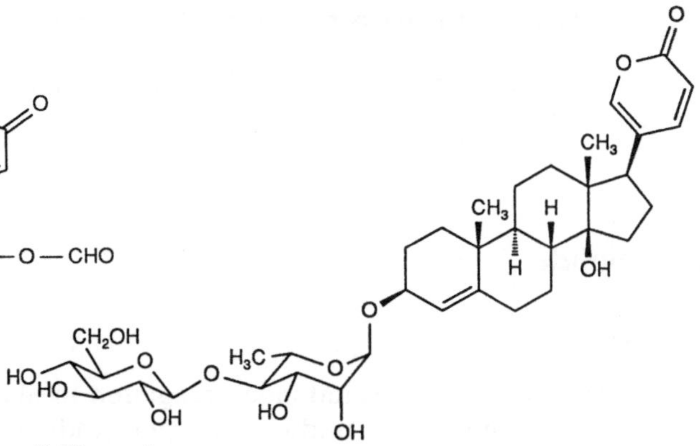

Scillaren A

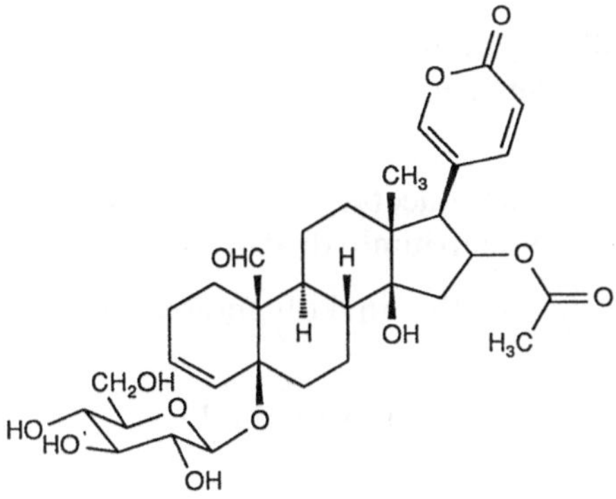

Scillicyanosid

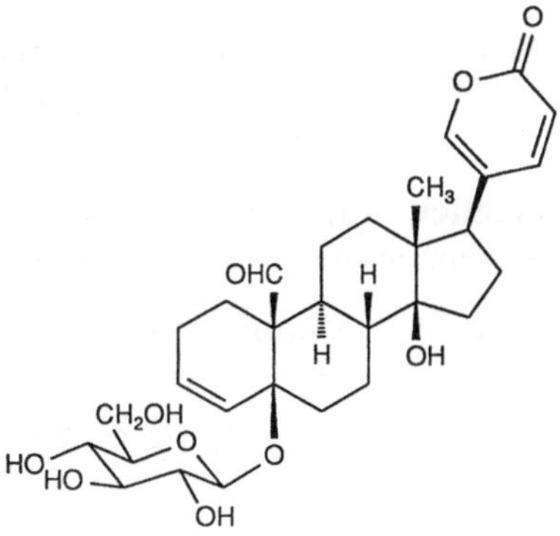

Scilliglaucosid

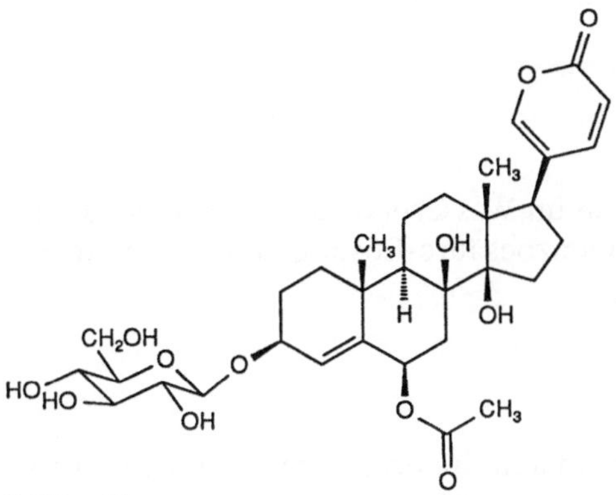

Scillirosid

Allgemeine Nachweise von Herzglykosiden in Drogen

Literatur: Wichtl M (1971) Die pharmakognostisch-chemische Analyse, Akademische Verlagsgesellschaft Frankfurt/M.
DAB 9 Kommentar Bd 1

Cardenolide

Prinzip

Aromatische Polynitroverbindungen reagieren in alkalischem Medium mit dem Butenolidring unter Bildung farbiger Addukte (über Meisenheimer Salz zu farbigem Zimmermann-Salz).

Durchführung

Geräte und Hilfsmittel: Erlenmeyerkolben, Zentrifuge, 100 ml Schütteltrichter, Filter, Glastrichter, Wasserbad, Reagenzglas

Chemikalien: Ethanol 50% (V/V) RN, Blei(II)-acetat R, Chloroform R, Dinitrobenzoesäure R, Ethanol 96% R, 1 N Natriumhydroxid-Lösung

Blei(II)-acetat-Lösung R: 0,5%ige Lösung (m/V) in kohlendioxidfreiem Wasser

Dinitrobenzoesäure-Lösung R: 2%ige Lösung (m/V) in Ethanol

Bestimmung: *Prüflösung*: 1,0 g pulverisierte Droge (180) wird 2 min mit einer Mischung von 20 ml Ethanol (50%) und 10 ml Blei(II)-acetat-Lösung am Sieden gehalten. Nach dem Abkühlen wird zentrifugiert, die überstehende Flüssigkeit zweimal mit je 15 ml Chloroform ausgeschüttelt, die Chloroformphasen über Natriumsulfat getrocknet und filtriert.

Kedde-Reaktion

Bestimmung: 5 ml Prüflösung werden im Wasserbad zur Trockne eingeengt und der Rückstand mit 2 ml Dinitrobenzoesäure-Lösung und 1 ml Natriumhydroxid-Lösung versetzt.

Auswertung

Bei Anwesenheit von Cardenoliden entsteht innerhalb von 5 min eine rotviolette bis blauviolette Färbung, die rasch verblaßt.

Baljet-Reaktion

Bestimmung: wie oben, jedoch anstelle von Dinitrobenzoesäure Pikrinsäure;

Auswertung

Es tritt Orangefärbung auf

Raymond-Reaktion

Bestimmung: wie oben, jedoch anstelle von Dinitrobenzoesäure 1,3-Dinitrobenzol

Auswertung

Es tritt rotviolette über blauviolett nach blau umschlagende Farbe auf

Xanthydrol-Reaktion

Prinzip

Mit Xanthydrol reagieren 2-Desoxyzucker und 2,6- Didesoxyzucker unter Bildung von Farbprodukten.

Durchführung

Geräte und Hilfsmittel: wie oben

Chemikalien: wie oben, zusätzlich Xanthydrol R, Methanol R, Essigsäure wasserfrei R, Salzsäure 36 % R

Xanthydrol-Lösung R: 0,1 ml 10 %ige Lösung (m/V) von Xanthydrol in Methanol mit 100 ml Essigsäure und 1 ml Salzsäure versetzen und 24 h stehen lassen.

Bestimmung: 5 ml Prüflösung werden im Wasserbad zur Trockne eingedampft. Der Rückstand wird mit 3 ml Xanthydrol-Lösung versetzt und 3 min im Wasserbad erwärmt.

Auswertung

Bei Anwesenheit von 2-Desoxy- und 2,6-Didesoxyzuckern färbt sich die Lösung rot.

Keller-Kiliani-Reaktion

Prinzip

Mit Eisen(III)-chlorid reagieren die 2- und 2,6- Didesoxyzucker in Essigsäure zu blauen Farbprodukten, durch Unterschichtung dieser Lösung mit
Schwefelsäure lassen sich auch die Aglyka nachweisen.

Durchführung

Geräte und Hilfsmittel: Wasserbad, Reagenzglas

Chemikalien: Essigsäure 98% R, Eisen(III)-chloridlösung R1 10,5%ig
(m/V), Schwefelsäure 96% R

Bestimmung: 5 ml Prüflösung werden im Wasserbad zur Trockne eingedampft. Der Rückstand wird unter Erwärmen in 1 ml Essigsäure gelöst. Die
erkaltete Lösung wird mit 0,05 ml Eisen(III)-chlorid-Lösung versetzt und
die Mischung vorsichtig – ohne Vermischung! – mit Schwefelsäure unter-
schichtet.

Auswertung

Die Essigsäure-Schicht färbt bei Anwesenheit von Desoxyzuckern über
grün nach blau, die Schwefelsäure-Schicht durch Digitoxin braun und durch
Gitoxin die Berührungsfläche der beiden Schichten rotbraun.

Allgemeiner DC-Nachweis der Herzglykoside in Drogen

Literatur: Mitteilung der Fa. B&K München 1991

Prinzip

Mit Bleiacetat werden aus dem methanolischen Extrakt störende Begleitsubstanzen entfernt und mit Chloroform-Isopropanol die Herzglykoside
ausgeschüttelt. Nach Konzentrieren der Lösung werden sie mittels DC
getrennt und mit Antimonchlorid nachgewiesen.

Durchführung

Geräte und Hilfsmittel: Erlenmeyerkolben, Filter, Glastrichter, Schütteltrichter, 50 ml Rundkolben, Rotationsverdampfer, DC-Kammer, UV-
Lampe

Chemikalien: 9,5 g Blei(II)-acetat R in 100 ml CO_2-freiem Wasser, Chloroform R, Isopropylalkohol R, Methanol R, Convallatoxin RN, g-Strophantin RN, Ethylacetat R, Antimon(III)-chlorid R, Natriumsulfat wasserfrei R

Bestimmung: 30 ml methanolischer Drogenextrakt wird mit 30 ml Wasser und 10 ml Blei(II)-acetat-Lösung versetzt und geschüttelt. Nach 5 min wird filtriert. Das Filtrat wird zweimal mit je 15 ml Chloroform-Isopropanol-Mischung (3+2) ausgeschüttelt (bei Emulsionsbildung zentrifugieren). Die vereinigten organischen Phasen werden im Vakuum (max. 27 mbar) bei höchstens 50 °C eingeengt. Der Rückstand wird in 0,1 ml Methanol gelöst.

Chromatographische Bedingungen:
Referenzlösung: Je 20 mg Convallatoxin und g-Strophantin in 10 ml Methanol lösen
DC-Fertigplatte: Kieselgel GF_{254}
Fließmittel: Ethylacetat + Methanol + Wasser (100+13,5+10)
Auftragemenge: Je 20 µl der Untersuchungs- und der Referenzlösung.
Laufhöhe: 15 cm
Sprühreagenz: 30 g Antimon(III)-chlorid rasch zweimal mit je 15 ml ethanolfreiem Chloroform abspülen, Spülflüssigkeit abdekantieren. Abgespülte Kristalle sofort in 100 ml ethanolfreiem Chloroform unter schwachem Erwärmen lösen. Lösung über einigen g Natriumsulfat aufbewahren!

Nachbehandlung: Die getrocknete DC-Platte wird mit mindestens 15–20 ml Antimon(III)-chlorid-Lösung besprüht und etwa 6 min bei 100 °C erhitzt. Anschließend wird bei UV 365 und im Tageslicht ausgewertet.

Auswertung

Im Chromatogramm des Referenzgemisches erscheint Convallatoxin als gelb bis gelbbraun fluoreszierende Zone am Übergang vom mittleren zum unteren Drittel und g-Strophantin als blau fluoreszierende Zone im unteren Drittel des Rf-Bereiches.

1. DC-Nachweis der Herzglykoside in Blättern des roten Fingerhuts (Digitalis purpureae folium)

Literatur: DAB 9 Kommentar Bd 2 S.1453

Prinzip

Mit Ethanol werden die Herzglykoside aus der Droge extrahiert, störende Begleitstoffe mit Bleiacetat ausgefällt und abgetrennt. Nach Ausschütteln mit Chloroform werden die Herzglykoside dünnschichtchromatographisch aufgetrennt und mit Chloramin T nachgewiesen.

Durchführung

Geräte und Hilfsmittel: Erlenmeyerkolben, Schütteltrichter, Filter, Glastrichter, Wasserbad

Chemikalien: Ethanol 50% und 96% R, Blei(II)-acetat R 9,5 g in 100 ml CO_2-freiem Wasser, Chloroform R, Natriumsulfat wasserfrei R, Methanol R, Ethylacetat R, Purpureaglykosid A und Purpureaglykosid B (Roth), Digitoxin R, Gitoxin R, Chloramin T R, Trichloressigsäure R

Bestimmung: *Untersuchungslösung*: 1,0 g pulverisierte Droge (180) wird 2 min mit 30 ml einer Mischung von Ethanol (50%) und Blei(II)-acetat-Lösung (2+1) am Sieden gehalten. Die überstehende Lösung wird zweimal mit je 15 ml Chloroform ausgeschüttelt (notfalls Phasentrennung durch Zentrifugation). Nach dem Trocknen der Chloroformphasen über Natriumsulfat werden diese filtriert. 10 ml dieses Filtrats werden im Wasserbad zur Trockne eingedampft. Der Rückstand wird in 1 ml Chloroform-Methanol-Mischung (1+1) gelöst.

Chromatographische Bedingungen:
Referenzlösung: 5 mg Purpureaglykosid A, 2 mg Purpureaglykosid B, 5 mg
  Digitoxin und 2 mg Gitoxin in Chloroform-Methanol-Mischung (1+1) zu
  10 ml lösen.
DC-Fertigplatte: Kieselgel G R
Fließmittel: Wasser + Methanol + Ethylacetat (7,5+10+75)
Auftragemenge: je 20 µl beider Lösungen
Laufhöhe: 10 cm
Chloramin T-Lösung: Mischung von 20 ml frisch bereiteter Chloramin T-
  Lösung 3 g/100 ml und 80 ml Trichloressigsäure-Lösung 25 g/100 ml in
  Ethanol 96%

Nachbehandlung: Nach Verdunsten des Fließmittels wird mit Chloramin T-Lösung besprüht, 10 min auf 100–105 °C erhitzt und bei UV 365 ausgewertet

Auswertung

Das Chromatogramm der Referenzlösung zeigt die hellblau fluoreszierende Zone des Purpureaglykosids B bei Rf ca. 0,2, die bräunlichgelb fluoreszierende Zone des Purpureaglykosids A bei Rf 0,25, die hellblau fluoreszierende des Gitoxins bei Rf 0,5 und die bräunlichgelb fluoreszierende des Digitoxins bei Rf 0,6. Im Chromatogramm der Untersuchungslösung sollten Zonen jeweils bei den entsprechenden Rf-Werten mit entsprechender Fluoreszenz auftreten neben eventuell noch weiteren fluoreszierenden Zonen.

2. RP-TLC-Nachweis der Herzglykoside in Blättern des wolligen Fingerhuts (Digitalis lanatae folium)

Literatur: Fujii Y, Ikeda Y, Yamazaki M (1990) J. Liquid Chromatogr. 13(10):1909–1919

Prinzip

Aus der Droge werden die Glykoside mit Ethanol-Chloroform extrahiert, der Extrakt über Sep-Pak Kartuschen gereinigt und die Glykoside nach Trennung auf RP-Dünnschichtplatten mit Schwefelsäure nachgewiesen.

Durchführung

Geräte und Hilfsmittel: Ultraschallbad, Erlenmeyerkolben, Filter, Glastrichter, 50 ml Rundkolben, Rotationsverdampfer, Sep-Pak Kieselgelkartusche, Sep-Pak C-18 Kartusche, DC-Kammer

Chemikalien: Ethanol R, Chloroform R, Essigsäure wasserfrei R, Methanol R, Digitoxin, Gitoxin und Purpureaglykosid A (Roth), Acetonitril R, 0,5 M Natriumchlorid-Lösung, Schwefelsäure 96 % R

Bestimmung: 250 mg pulverisierte Droge (355) wird mit 25 ml Ethanol-Chloroform-Mischung (2+1) 1 h ultraschallbehandelt, der Extrakt filtriert und im Vakuum zur Trockne eingeengt. Der Rückstand wird in Chloroform-Essigsäure-Mischung (100+0,1) gelöst und auf eine Sep-Pak Kieselgelkartusche gegeben. Die Kartusche wird anschließend mit 15 ml Chloroform-Essigsäure (100+0,1) (1. Fraktion), 20 ml Chloroform-Methanol-Essigsäure (100+5+0,1) (2. Fraktion) und 15 ml Chloroform-Methanol-Wasser-Essigsäure (80+20+2,5+0,1) (3. Fraktion) eluiert.
Nach Einengen der 2. Fraktion zur Trockne wird der Rückstand in 30 ml Methanol-Wasser-Essigsäure (10+10+0,02) gelöst und auf eine Sep-Pak C-18 Kartusche geladen. Die Kartusche wird mit 30 ml Methanol-Wasser-Essigsäure (10+10+0,02) gewaschen. Die sekundären Glykoside werden mit 20 ml Methanol-Wasser-Essigsäure (20+10+0,03) eluiert *Fraktion I*).
Die 3. Fraktion der Kieselgelkartusche wird ebenfalls auf eine C-18 Kartusche geladen, mit 20 ml Methanol-Wasser-Essigsäure (10+10+0,02) gewaschen. Die primären Glykoside werden mit 10 ml Methanol-Wasser-Essigsäure (20+10+0,03) eluiert *Fraktion II*).

Fraktion I und II werden im Vakuum eingeengt und zur RP-TLC verwendet.

Chromatographische Bedingungen:
Referenzlösung 1: je 2 mg Digitoxin und Gitoxin in 2 ml Methanol-Wasser-Essigsäure (20+10+0,03) lösen (sekundäre Glykoside).
Referenzlösung 2: 2 mg Purpureaglykosid A in 2 ml Methanol-Wasser-Essigsäure (20+10+0,03) lösen (primäre Glykoside).

DC-Fertigplatte: Octadecylsilyl-gebundenes Kieselgel (Whatman KC18, Clifton, NJ, USA)

Fließmittel 1: Acetonitril + 0,5 M Natriumchlorid-Lösung (1+1) (für die sekundären Glykoside)

Fließmittel 2: Acetonitril + 0,5 M Natriumchlorid-Lösung (2+3) (für die primären Glykoside)

Auftragemenge: 4 μl

Laufhöhe: 17 cm (ca 70 min)

Nachbehandlung: Nach Trocknen der Platten an der Luft werden sie mit Schwefelsäure besprüht und 10 min auf 120 °C erhitzt.

Auswertung

In *Fraktion I* (= Sekundäre Glykoside) sind Digitoxin (Rf 0,41), Gitaloxin (Rf 0,51) und Gitoxin (Rf 0,62) zu sehen, in *Fraktion II* (= Primäre Glykoside) Purpureaglykosid A (Rf 0,49), Glucogitaloxin (Rf 0,56) und Purpureaglykosid B (Rf 0,63).

Diese DC-Methode ist zur quantitativen Auswertung mit Dünnschichtscanner geeignet (siehe Original-Literatur).

3. DC-Nachweis der Herzglykoside in Blättern des wolligen Fingerhuts (Digitalis lanatae folium)

Literatur: DAB 9 Kommentar Bd 2 S.1447, USP XXI

In entsprechender Weise mit geringfügigen Änderungen können die DC-Nachweise von Herzglykosiden durchgeführt werden in (siehe dort):

Maiglöckchenkraut
Meerzwiebel
Adoniskraut

Prinzip

Mit Ethanol werden die Glykoside aus der Droge extrahiert, durch Ausfällung mit Bleiacetat von unerwünschten Begleitstoffen befreit und mit Chloroform aus der wäßrigen Lösung ausgeschüttelt. Der getrocknete Rückstand wird in Methanol gelöst und nach dünnschichtchromatographischer Trennung die Glykoside mit Chloramin T nachgewiesen.

Durchführung

Geräte und Hilfsmittel: 100 ml Rundkolben, Rückflußkühler, Erlenmeyerkolben, Zentrifuge, Zentrifugenbecher, Schütteltrichter, Filter, Glastrichter, Wasserbad, DC-Kammer, UV-Lampe

Chemikalien: Ethanol 70% RN und 96% R, 9,5 g Blei(II)-acetat R in 100 ml CO_2-freiem Wasser, Chloroform R, Natriumsulfat wasserfrei R, Methanol R, Digitoxin R, Lanatosid C RN, Chloramin T R, Trichloressigsäure R

Bestimmung: 3,0 g pulverisierte Droge (355) wird 5 min mit 30 ml Ethanol (70%) unter Rückfluß gekocht. Nach dem Abkühlen wird mit 40 ml Wasser und 30 ml Blei(II)-acetat-Lösung versetzt, gemischt und zentrifugiert.

Untersuchungslösung: Die überstehende Lösung wird zweimal mit je 20 ml Chloroform ausgeschüttelt. Die vereinigten Chloroformphasen werden über ca. 2 g Natriumsulfat filtriert. 20 ml des Filtrats werden im Wasserbad zur Trockne eingedampft. Der Rückstand wird in 1,0 ml Chloroform-Methanol-Mischung (1+1) gelöst.

Chromatographische Bedingungen:
Referenzlösung: je 5 mg Digitoxin und Lanatosid C in 1,0 ml Chloroform-
    Methanol-Mischung (1+1) lösen
DC-Fertigplatte: Kieselgel G R
Fließmittel: Wasser + Methanol + Chloroform (2+18+80)
Auftragemenge: 20 µl Untersuchungs- und 10 µl Referenzlösung bandförmig
    (20 mm)
Laufhöhe: 10 cm
Chloramin T-Reagenz: Mischung von 20 ml frisch bereiteter Chloramin T-
    Lösung 3 g/100 ml und 80 ml Trichloressigsäure-Lösung 25 g/100 ml in
    Ethanol 96%

Nachbehandlung: Nach Verdunsten des Fließmittels bei Raumtemperatur mit Sprühreagenz besprühen, 5–10 min unter Beobachtung auf 100–105 °C erhitzen, sofort im Tageslicht und UV 365 auswerten.

Auswertung

Das Chromatogramm der Referenzlösung zeigt im mittleren Rf-Bereich die gelbgrün fluoreszierende Zone des Digitoxins, im unteren Rf-Bereich die blau fluoreszierende Zone des Lanatosids C. Auf gleicher Höhe mit gleicher Fluoreszenz ist auch im Chromatogramm der Untersuchungslösung die Zone des Lanatosids C zu erkennen. Direkt über dieser ist die schwach gelbgrün fluoreszierende Zone des Lanatosids B zu sehen und darüber die ebenso fluoreszierende des Lanatosids A. Weitere 7–8 grüngelb fluoreszierende Zonen können oberhalb und unterhalb der Lanatosid-Zonen nachgewiesen werden, sowie eine blau und eine braunorange fluoreszierende Zone im oberen Rf-Bereich.

4. DC-Nachweis der Herzglykoside in Maiglöckchenkraut (Convallariae herba)

Literatur: DAB 9 Kommentar Bd 3 S.2208

Wie DC-Nachweis der Herzglykoside in Blättern des wolligen Fingerhuts (Digitalis lanatae folium)

Durchführung:

Änderungen bzw. Zusätze

Chemikalien: Convallatoxin RN

Chromatographische Bedingungen:
Referenzlösung: 5 mg Convallatoxin in 1,0 ml Methanol-Chloroform-Mischung (1+1) lösen
Anisaldehyd-Reagenz: wie bei Meerzwiebel (S. 113)

Auswertung

In den Chromatogrammen der Referenz- und Untersuchungslösung ist im mittleren Rf-Bereich die grüne Zone des Convallatoxins zu erkennen. Das Chromatogramm der Untersuchungslösung weist noch weitere Zonen auf, deren Zuordnung zu einzelnen Glykosiden schlecht möglich ist, da sie meist Gemische mehrerer Verbindungen darstellen.

Am besten läßt sich das Chromatogramm durch direkten Vergleich mit dem einer authentischen Probe von Maiglöckchenkraut als Fingerprintvergleich auswerten.

5. DC-Nachweis der Herzglykoside in Meerzwiebel (Scillae bulbus)

Literatur: DAB 9 Kommentar Bd 3 S.2237

Wie DC-Nachweis der Herzglykoside in Blättern des wolligen Fingerhuts (Digitalis lanatae folium)

Durchführung:

Änderungen bzw. Zusätze

Chemikalien: Ethanol 50% RN, Proscillaridin RN, Anisaldehyd R, Essigsäure 98% R, Schwefelsäure 96% R

Bestimmung: 1,0 g pulverisierte Droge (355) wird 2 min mit 20 ml Ethanol (50%) und 10 ml Blei(II)-acetat-Lösung gekocht. Nach dem Abkühlen wird vom Niederschlag abzentrifugiert.

Untersuchungslösung: wie bei 'Fingerhutblättern' (S. 111)

Chromatographische Bedingungen:
Referenzlösung: zusätzlich 5 mg Proscillaridin (neben Digitoxin und Lanato-
   sid C in 1,0 ml Chloroform-Methanol-Mischung)
Anisaldehyd-Reagenz R: 0,5 ml Anisaldehyd mit 10 ml Essigsäure, 85 ml
   Methanol und 5 ml Schwefelsäure (96%) in der angegebenen Reihen-
   folge mischen.

Auswertung

Im Chromatogramm der Referenzlösung ist knapp oberhalb der Mitte die blaue (im UV dunkelblau fluoreszierende) Zone des Digitoxins zu sehen, darunter die grüne (im UV gelbgrün fluoreszierende) Zone des Proscillari-dins und im unteren Drittel die grauviolette (im UV blau fluoreszierende) des Lanatosids C. Im Chromatogramm der Untersuchungslösung ist die Zone des Proscillaridins mit dem entsprechenden Rf-Wert (0,55) und der Farbe wie in der Referenzlösung zu erkennen. Zwischen der Startzone und der Lanatosid-Zone der Referenzlösung sieht man in der Untersuchungslö-sung die grüne (gelbgrün fluoreszierende) Zone des Scillarens A (Rf 0,35). Das Chromatogramm der Untersuchungslösung zeigt noch weitere grau-grüne, blaue und violette Zonen, die dem Glucoscillaren A, den Glykosiden des Scillaren B-Komplexes und dem Gammabufotalinrhamnosid entspre-chen.

Bei Rf 0,40 sollte keine gelbbraune (intensiv gelb fluoreszierende) Zone im Chromatogramm der Untersuchungslösung erscheinen, die auf Scilliro-sid aus der roten Meerzwiebel hinweisen würde.

6. DC-Nachweis der Herzglykoside in Adoniskraut (Adonidis herba)

Literatur: DAB 9 Kommentar Bd 2 S.772

Wie DC-Nachweis der Herzglykoside in wolligen Fingerhutblättern (Digita-lis lanatae folium)

Durchführung:

Änderungen bzw. Zusätze

Chemikalien: Cymarin RN, Thymol R, Schwefelsäure 96% R

Bestimmung: 1,0 g pulverisierte Droge (355) wird 2 min mit 20 ml Ethanol (50%) und 10 ml Blei(II)-acetat-Lösung gekocht. Nach dem Abkühlen wird zentrifugiert.

Untersuchungslösung: wie bei 'Blättern des wolligen Fingerhuts' (S. 111)

Chromatographische Bedingungen:

Referenzlösung: zusätzlich 5 mg Cymarin (neben Digitoxin und Lanatosid C in 1,0 ml Chloroform-Methanol-Mischung)

Thymol-Schwefelsäure-Reagenz: Thymol-Lösung 0,5 g/100 ml Ethanol 96% und Schwefelsäure 96% (95+5)

Nachbehandlung: Nach Verdunsten des Fließmittels mit Sprühreagenz besprühen, 3–6 min unter Beobachtung auf 120 °C erhitzen und sofort im Tageslicht und unter UV 365 nm auswerten.

Auswertung

Im Chromatogramm der Referenzlösung ist in der unteren Hälfte die rotviolette (dunkelblau fluoreszierende) Zone des Lanatosids zu sehen, etwas oberhalb der Mitte die grauviolette (bräunlich fluoreszierende) des Digitoxins und etwas oberhalb dieser die blaugraue (bräunlich fluoreszierende) des Cymarins. Die Zone des Cymarins (Rf-Wert und Färbung) muß auch im Chromatogramm der Untersuchungslösung zu sehen sein neben 6–10 violetten oder gelbbraunen (bräunlich, rötlich oder hellgrün fluoreszierenden) Zonen zwischen denen des Digitoxins und des Lanatosids im Chromatogramm der Referenzlösung. Auf der Höhe der Lanatosid-Zone des Chromatogramms der Referenzlösung liegt im Chromatogramm der Untersuchungslösung die rötliche (bläulich oder schwach rosarot fluoreszierende) Zone des Adonitoxins, die teilweise verdeckt sein kann. Es sind im Chromatogramm der Untersuchungslösung noch eine Reihe weiterer Zonen unterschiedlicher Färbungen zu erkennen.

7. DC-Nachweis der Herzglykoside in Oleanderblättern (Oleandri folium)

Literatur: DAB 9 Kommentar Bd 3 S.2588

Prinzip

Mit Ethanol werden die Glykoside aus der Droge extrahiert und dünnschichtchromatographisch aufgetrennt. Der Nachweis auf der DC-Platte erfolgt mit Anisaldehyd-Reagenz.

Durchführung

Geräte und Hilfsmittel: Erlenmeyerkolben, Filter, Glastrichter, DC-Kammer

Chemikalien: Ethanol 50% RN, Oleandrin RN, Arbutin RN, Methanol R, Anisaldehyd R, Essigsäure 98% R, Schwefelsäure 96% R

Bestimmung: *Untersuchungslösung*: 1,0 g pulverisierte Droge (355) wird einige min mit 10 ml Ethanol aufgekocht, nach dem Abkühlen filtriert und das Filtrat mit Ethanol ad 10,0 ml aufgefüllt.

Chromatographische Bedingungen:
Referenzlösung: Je 5 mg Oleandrin RN und Arbutin RN in 2,0 ml Methanol lösen.
DC-Fertigplatte: Kieselgel G R
Fließmittel: Wasser + Methanol + Ethylacetat (8+11+81)
Auftragemenge: je 10 µl Untersuchungs- und Referenzlösung, Startzonen im Kaltluftstrom 10 min trocknen!
Laufhöhe: 10 cm
Anisaldehyd-Reagenz: 0,5 ml Anisaldehyd mit 10 ml Essigsäure, 85 ml Methanol und 5 ml Schwefelsäure in der angegebenen Reihenfolge mischen.

Nachbehandlung: Nach Verdunsten des Fließmittels bei Raumtemperatur mit Sprühreagenz besprühen, 5–10 min unter Beobachtung auf 100–105 °C erhitzen und sofort bei Tageslicht auswerten.

Auswertung

Die Chromatogramme der Referenz- und der Untersuchungslösung zeigen bei Rf 0,66 die sich über grau nach blau anfärbende Zone des Oleandrins. Im Chromatogramm der Untersuchungslösung können sich darunter weitere schwach blau gefärbte Zonen zeigen. Auf der Höhe des Arbutins (kein Oleander-Inhaltsstoff!) im Chromatogramm der Referenzlösung (Rf 0,30) ist in dem der Untersuchungslösung eine deutliche, blau gefärbte Zone (wahrscheinlich Oleadringlucosid) zu erkennen neben weiteren bräunlichen und bläulichen Zonen bei kleineren Rf-Werten (u.a. von Gentiobiosyloleandrin Rf 0,10–0,14)

8. HPLC-Bestimmung der Herzglykoside in Fingerhutblättern (Digitalis purpureae oder lanatae folium)

Literatur: Wichtl M, Mangkudidjojo M, Wichtl-Bleier W (1982) J. Chromatog. 234:503–508 und 247:359–365 (System 1)
Mitteilung der Fa. Pharma Stulln, Nabburg 1991 (System 2)

Prinzip

Mit Ethanol werden die Cardenolide aus der Droge extrahiert, mit Bleiacetat von störenden Begleitstoffen befreit und nach Ausschütteln mit Chloroform/Isopropylakohol durch HPLC bestimmt.

Durchführung

Geräte und Hilfsmittel: 100 ml Rundkolben, Rückflußkühler, Wasserbad, Zentrifuge, Zentrifugenbecher, Schütteltrichter, Rotationsverdampfer, Millipore-Filter (Type FA, Porenweite 1 μm)

Chemikalien: Ethanol 70% RN, Blei(II)-acetat-Lösung 15 g/100 ml, Natriummmonophosphat-Lösung 10 g/100 ml, Chloroform R, Isopropylalkohol R, Methanol p.a., Diazepam (7-Chlor-1-methyl-2-oxo-3H-1,4-benzodiazepin), Acetonitril R

Diazepam-Lösung: 40,00 mg Diazepam in 100 ml Methanol lösen.

Bestimmung: 1,500 g pulverisierte Droge wird in einem gewogenen Rundkolben mit 15,0 g heißem Ethanol (70%) versetzt und 15 min unter Rückfluß auf dem Wasserbad erhitzt. Nach Abkühlen auf Raumtemperatur werden 25,0 g Wasser und 10,0 g Blei(II)-acetat-Lösung zugefügt, mit Wasser wird auf 60,00 g ergänzt und gut durchgemischt. Vom entstandenen Niederschlag wird abzentrifugiert. 50,0 g der klaren überstehenden Lösung werden mit 12 g Natriummmonohydrogenphosphat-Lösung versetzt, gut durchgemischt und zentrifugiert. Von der klaren überstehenden Lösung werden 57,0 g (entspricht 1,15 g Droge) einmal mit 30 ml und dreimal mit je 20 ml Chloroform-Isopropylalkohol-Mischung (3+2) ausgeschüttelt. Die vereinigten organischen Phasen werden im Vakuum bei max. 40 °C zur Trockne eingedampft. Der Rückstand wird in 3,00 ml Methanol gelöst und mit 1 ml Diazepam-Lösung (Interner Standard) versetzt. Die über ein Millipore-Filter filtrierte Lösung wird für die HPLC verwendet.

Chromatographische Bedingungen:
Referenzlösungen: Purpureaglykoside A und B, Lanatoside A und C und Digitoxin (alle Roth), je 0,08% in Methanol
Säule 1: LiChrosorb RP 18, 10 μm (4,6 mm *ID*, 20 cm *L*), 40 °C

Eluens 1: Acetonitril + Wasser, Gradient (27+73) in 35 min linear auf
   (39+61)
Flußrate 1: 1,5 ml/min
Detektion 1: 225 nm
Säule 2: Spherisorb ODS, 5 μm (250 mm *L*, 5 mm *ID*)
Eluens 2: Acetonitril + Wasser: A: (15+85) B: (65+35)
Gradient: 0–5 min 0% B, 5–35 min 0–90% B, 35–41 min 90–0% B,
   41–50 min 0% B
Flußrate 2: 1,0 ml/min
Detektion 2: 220 nm
Einspritzmenge 1: 20 μl Untersuchungs- und 5 μl Referenzlösung

Auswertung

Identifizierung der Peaks durch Cochromatographie des Drogenextrakts mit
den Referenzen.

System 1: Die Retentionszeiten der Glykoside liegen zwischen 3–35 min.
   In *Digitalis purpurea Blättern* eluieren sie in folgender Reihenfolge:
Digitalinum verum, Glucoverodoxin, Neo-Glucodigifucosid, Neo-Odorobi-
osid G, Glucoevatromonosid, Purpureaglykosid B, Glucodigitoxigeninbisdigitoxosid, Purpureaglykosid A (Hauptpeak), Lanatosid A, Digitoxin
   In *Digitalis lanata Blättern* eluieren nach dem Glucoverodoxin das Glucogitorosid und das Glucolanadoxin, Lanatosid C vor Glucoevatromonosid
und Lanatosid B kurz nach Glucodigitoxigeninbisdigitoxosid (keine Purpureaglykoside)
   Der innere Standard Diazepam erscheint bei 26 min.
   Quantifizierung über Peakflächenvergleich.

System 2: Die Retentionszeiten der Digitalisglykoside liegen im Bereich von
10–32 min. Sie werden in drei Haupt- und mehrere Nebenglykoside aufgetrennt.

9. HPLC-Bestimmung der Herzglykoside in Maiglöckchenkraut (Convallariae herba)

Literatur: Jurenitsch J, Kopp B, Bamberg-Kubelka E, Kubelka W (1982) J. Chromatog.
   240:235–242

Prinzip

Mit Ethanol werden die Glykoside extrahiert, Begleitstoffe mit Blei(II)-ace-
tat abgetrennt und die Glykoside nach Ausschütteln mit Chloroform/
1-Butanol aus der konzentrierten Lösung durch HPLC bestimmt.

Durchführung

Geräte und Hilfsmittel: 100 ml Rundkolben, Rückflußkühler, Wasserbad, Zentrifuge, Zentrifugenbecher, Rotationsverdampfer, Schütteltrichter, Millipore-Filter Type FA, Porenweite 1 µm

Chemikalien: Helveticosid (Roth), Ethanol 70 % RN, Blei(II)-acetat-Lösung 15 g/100 ml, Natriummonophosphat-Lösung 10 g/100 ml, Chloroform R, 1-Butanol R, Acetonitril R

Bestimmung: 1,5 g pulverisierte Droge wird in einem Rundkolben mit 15,00 ml Standard-Lösung übergossen, 15 min am siedenden Wasserbad unter Rückfluß erhitzt, nach dem Abkühlen mit 35 ml Wasser und 10,0 ml Blei(II)-acetat-Lösung versetzt und gut gemischt. Nach Zusatz von 12,5 ml Natriummonohydrogenphosphat-Lösung wird er Niederschlag abzentrifugiert. 50 ml der klaren überstehenden Lösung werden einmal mit 30 ml und viermal mit je 20 ml Chloroform-1-Butanol-Mischung (2+1) ausgeschüttelt. Die vereinigten organischen Phasen werden im Vakuum bei max. 60 °C zur Trockne eingedampft. Der Rückstand wird in 10 ml Ethanol (70 %) gelöst und durch ein Millipore-Filter filtriert.

Chromatographische Bedingungen:

Standard-Lösung: 10,00 mg Helveticosid in 100,0 ml Ethanol (70 %)
Säule: Kombination von: Vorsäule: LiChrosorb RP-2, 10 µm (40 mm *L*, 4,6 mm *ID*) und 2 Trennsäulen (250 mm *L*, 4,6 mm *ID*) LiChrosorb RP-2 10 µm und LiChrosorb RP-8, 7 µm mit totvolumenfreien Zwischenstükken in Serie geschaltet.
Eluens: Acetonitril + Wasser, Gradient (16+84) bis (18+82) mit 0,2 %/min, nach 25 min mit 0,4 %/min bis Ende der Analyse
Detektion: 221 nm
Flußrate: 1 ml/min
Einspritzmenge: 30 µl

Auswertung

Die Retentionszeiten der Glykoside liegen zwischen 15 und 70 min. Als Hauptglykoside eluieren Convallosid (ca. 50 min), Convallatoxol (ca. 52 min) und Convallatoxin (ca. 56 min) neben einer Reihe von Nebenglykosiden. Der Peak des Standards erscheint etwa bei 65 min.

10. HPLC-Bestimmung der Herzglykoside in Meerzwiebeln (*Urginea maritima*)

Literatur: Kopp B, Krenn L, Jurenitsch J (1990) DAZ 130(40):2175–2180

Prinzip

Mit Methanol werden die Bufadienolide aus der Droge extrahiert, störende Polysaccharide durch Ethylmethylketon/1-Propanol ausgefällt und abgetrennt, störende phenolische Substanzen durch Ionenaustauschchromatographie mit DOWEX MSA-1 abgetrennt und aus dem konzentrierten Eluat die HPLC-Bestimmung durchgeführt.

Durchführung

Geräte und Hilfsmittel: 100 ml Rundkolben, Rückflußkühler, Wasserbad, Zentrifuge, Zentrifugenbecher, Glassäule (1 cm ID, 15 cm L), Rotationsverdampfer, 10 ml Spitzkolben, 200 ml Erlenmeyerkolben, 1000 ml Becherglas, Filternutsche mit Papier

Chemikalien: Methanol R, Ethylmethylketon R, 1-Propanol R, DOWEX^R MSA-1-Ionenaustauscher, Proscillaridin RN, Pyridin wasserfrei R, Trifluor essigsäure-anhydrid (Fluka), 4-Dimethylamino-pyridin (Fluka), Chloroform R, Natriumhydrogencarbonat-Lösung 5 g/100 ml, Kieselgel 60 Merck (0,063–0,200 mm), Acetonitril R

Bestimmung: *Untersuchungslösung*: 0,75 g pulverisierte Droge wird in einem gewogenen 100 ml Rundkolben mit 26,5 g Methanol und anschließend mit 8,5 g Wasser versetzt und nach Bestimmung des Gesamtgewichts 30 min auf dem Wasserbad unter Rückfluß erhitzt. Nach dem Abkühlen wird erneut das Gewicht bestimmt, der Extrakt zentrifugiert und die überstehende Lösung wieder gewogen. 20,00 g des Überstandes werden in einem Zentrifugenbecher mit 30,00 g Ethylmethylketon-1-Propanol-Mischung (1+1) versetzt, gewogen, zentrifugiert und wieder gewogen. 45,00 g der Lösung werden im Vakuum zur Trockne eingedampft und der Rückstand wird in 50,00 ml Methanol aufgenommen. Eine Glassäule wird luftblasenfrei mit DOWEX^R MSA-1 (suspendiert in Methanol) 7 cm hoch gefüllt und überschüssiges Methanol bis zum oberen Rand des Füllmittels abgelassen. 20,00 ml gereinigter Extrakt wird mit 10 ml Standard-Lösung versetzt, auf die Säule aufgetragen und mit einer Tropfgeschwindigkeit von etwa 1 ml/3 min ablaufen gelassen. Mit 25 ml Methanol wird nachgespühlt. Das gesammelte Eluat wird im Vakuum zur Trockne eingedampft und der Rückstand in 4,00 ml Methanol aufgenommen.

1,00 ml Untersuchungslösung wird in einem Spitzkolben im Vakuum zur Trockne eingedampft und der Rückstand in 300 ml Methanol gelöst.

Darstellung von 3-β-Hydroxy-bufa-4,14,20,22-tetraenolid-3-O-α-L-rhamnosid: 1,5 g Proscillaridin wird in 90 ml wasserfreiem Pyridin gelöst und mit 90 ml Trifluoressigsäure-anhydrid und einer Spatelspitze 4-Dimethylaminopyridin versetzt und 1 h stehen gelassen. Anschließend wird das Reaktionsgemisch in 600 ml Eiswasser gegossen, der entstandene Niederschlag abgenutscht und mit kaltem Wasser gewaschen. Danach wird der Niederschlag in wenig Chloroform gelöst und dreimal mit Natriumhydrogencarbonat-Lösung gewaschen. Die organische Phase wird im Vakuum zur Trockne eingeengt. (Ausbeute ca. 700 mg)

Das Rohprodukt muß über eine Säule, gefüllt mit Kieselgel 60, gereinigt werden. Als Elutionsmittel dient Chloroform + Methanol + Wasser (80+10+1). (Ausbeute ca. 350 mg Reinprodukt)

Chromatographische Bedingungen:
Standard-Lösung: 1 mg/ml 3β-Hydroxy-bufa-4,14,20,22-tetraenolid-3-O-α-L-rhamnosid in 2 ml Methanol lösen.
Säulen: Vorsäule: Lichrosorb RP 8, 10 μm (40 mm *L*, 4,6 mm *ID*), Trennsäule: Hypersil ODS, 3 μm (125 mm *L*, 4,6 mm *ID*)
Eluens: Acetonitril + Wasser (12+88)
Detektion: 300 nm
Einspritzmenge: 30 μl

Auswertung

Die Retentionszeiten der Bufadienolide liegen zwischen 30 und 90 min, der Standard eluiert bei ca. 97 min. Die Reihenfolge der Hauptkomponenten ist wie folgt: Glucoscilliphäosid (ca. 34 min), Scillicyanosid (ca. 38 min), Scilliglaucosid (ca. 57 min), Glucoscillaren A (ca. 69 min) und Scillaren A (ca. 75 min).

11. Photometrische Bestimmung der Herzglykoside in Fingerhutblättern (Digitalis purpureae oder lanatae folium)

Literatur: DAB 9 Kommentar Bd 2 S.1451

Prinzip

Mit Wasser werden die Glykoside aus der Droge extrahiert, mit Blei-Ionen von störenden Begleitstoffen befreit, überschüssige Blei-Ionen als Phosphat abgetrennt. Nach saurer Hydrolyse der Glykoside werden die Aglyka mit Chloroform ausgeschüttelt und nach Reaktion mit Kedde-Reagenz photometrisch bestimmt.

Durchführung

Geräte und Hilfsmittel: 100 ml Rundkolben, Rückflußkühler, Wasserbad, Faltenfilter, Glastrichter, 100 ml Schütteltrichter, 100 ml Meßkolben, Küvetten, Photometer

Chemikalien: Ethanol 70% RN, 50% RN und 96% R, Blei(II)-acetat R-Lösung 15 g/100 ml, Natriummonohydrogenphosphat R-Lösung 4 g/100 ml, Salzsäure 15 g/100 ml, Dinitrobenzoesäure R-Lösung 2 g/100 ml Ethanol 96%, 1 N Natriumhydroxid-Lösung, Digitoxin R

Bestimmung: *Untersuchungslösung*: 0,250 g pulverisierte Droge (180) wird 1 h mit 50,0 ml Ethanol (70%) unter Rückfluß erhitzt, nach dem Erkalten mit 5,0 ml Blei(II)-acetat-Lösung versetzt und geschüttelt. Nach einigen min wird mit 7,5 ml Natriummonohydrogenphosphat-Lösung versetzt und durch ein Faltenfilter filtriert. 50,0 ml Filtrat werden mit 5 ml Salzsäure 1 h unter Rückfluß auf dem Wasserbad erhitzt. Die Flüssigkeit wird in einen Schütteltrichter überführt, der Rundkolben zweimal mit je 5 ml Wasser ausgespült und die Spülflüssigkeit ebenfalls in den Schütteltrichter gegeben. Mit je 25 ml Chloroform wird dreimal ausgeschüttelt. Die vereinigten, über Natriumsulfat getrockneten Chloroformauszüge werden in einem Meßkolben mit Chloroform zu 100,0 ml aufgefüllt. 40,0 ml dieser Lösung werden zur Trockne eingedampft. Der Rückstand wird mit 7 ml Ethanol (50%), 2 ml Dinitrobenzoesäure-Lösung und 1 ml Natriumhydroxid-Lösung versetzt.

Referenzlösung: 50,0 mg Digitoxin werden in Ethanol (96%) zu 50,0 ml gelöst, 5,0 ml dieser Lösung mit 25 ml Wasser und 3 ml Salzsäure versetzt, 1 h unter Rückfluß auf dem Wasserbad erhitzt und wie oben weiterverarbeitet.

Die Absorptionen der beiden Lösungen werden mehrmals innerhalb von 12 min bei 540 nm gemessen, bis das Maximum erreicht ist. Als Kompensationslösung dient eine Mischung von 7 ml Ethanol (50%), 2 ml Dimethylaminobenzoesäure-Lösung und 1 ml Natriumhydroxid-Lösung.

Auswertung

Aus den gemessenen Absorptionen und den Konzentrationen der Lösungen wird der Gesamtgehalt der Cardenolidglykoside, berechnet als Digitoxin, nach folgender Formel ermittelt:

$$\frac{A_U \cdot e_R \cdot 10}{A_R \cdot e_U} = \text{\%-Gehalt Cardenolide (als Digitoxin)}$$

A_U = Absorptionsmaximum der Untersuchungslösung
A_R = Absorptionsmaximum der Referenzlösung
e_U = Drogeneinwaage in mg (250 mg)
e_R = Einwaage Digitoxin (Referenzsubstanz) in mg (50 mg)

12. Photometrische Bestimmung der Herzglykoside in Strophantussamen (Strophanti semen) nach DC-Trennung

Literatur: DAC 1986 3. Lieferung 88
siehe auch: Kartnig T, Danhofer R (1970) J. Chromatog. 52:313–320

Prinzip

Nach Entfetten der Droge mit Petrolether wird das Ouabain mit Ethanol extrahiert, durch DC von störenden Begleitsubstanzen abgetrennt, vom Sorbens eluiert und nach Reaktion mit Baljet-Reagenz photometrisch bestimmt.

Durchführung

Geräte und Hilfsmittel: 50 ml Rundkolben, Rückflußkühler, Wasserbad, 25 ml Meßkolben, Filter, Glastrichter, Reagenzgläser, Meßpipetten

Chemikalien: Petrolether R, Ethanol 70 % RN, Ouabain (=g-Strophantin, Fluka), Methanol R, 1-Butanol R, Essigsäure 98 % R

Bestimmung: *Untersuchungslösung*: 0,500 g pulverisierte Droge (710) werden zweimal mit je 30 ml Petrolether jeweils 1 h unter mehrmaligem Umschütteln stehengelassen. Die Petroletherphase wird jedesmal vorsichtig dekantiert und verworfen. Der Rückstand wird bis zum Verschwinden des Petrolethergeruchs an der Luft getrocknet, mit 20 ml Ethanol (70 %) 1 h unter Rückfluß im Wasserbad extrahiert, nach dem Erkalten in einen 25 ml Meßkolben filtriert und ad 25,0 ml mit Ethanol (70 %) aufgefüllt.

Chromatographische Bedingungen:
Referenzlösung: 20,0 mg Ouabain in Methanol zu 10,0 ml lösen
DC-Fertigplatte: Kieselgel 60 F_{254}
Fließmittel: Wasser + 1-Butanol + Essigsäure (50+40+10), Oberphase!
Auftragemenge: 2 × je 100 µl Untersuchungs- und 1 × 50 µl Referenzlösung
    bandförmig (30 mm)
Laufhöhe: 15 cm

Nachbehandlung: Das Fließmittel wird an der Luft vollständig abgedampft und das Chromatogramm unter UV 254 betrachtet. Die Ouabain-Zonen werden in allen Chromatogrammen sorgfältig markiert und ausgeschabt. Die gesammelten Adsorbentien werden jeweils gewogen, jedes in ein Reagenzglas, das 4,0 ml Methanol enthält, übergeführt und im Wasserbad bei 50 °C 15 min unter häufigem Umschütteln eluiert. Nach dem Erkalten werden jeder Lösung 3,0 ml Baljet-Reagenz zugesetzt und nach 20 min filtriert. *2 Probenlösungen* und *1 Referenzlösung*)

Blindlösung: An einer substanzfreien Zone im entwickelten Teil der Platte wird eine gleich große Masse Sorptionsmittel (wie für Probelösung) abgeschabt und wie oben behandelt.

Genau 40 min nach Zusatz des Baljet-Reagenzes werden die Absorptionen der Probe- und Referenzlösungen bei 492 nm gegen die Blindlösung gemessen.

Auswertung

Berechnung des Gehalts an g-Strophantin:

$$\frac{A_U \cdot e_R \cdot 125}{A_R \cdot e_U} = \%\ \text{Gehalt g-Strophantin} \cdot 8\ H_2O$$

A_U = Mittelwert der gemessenen Absorption der Probenlösungen
A_R = Absorption der Referenzlösung
e_R = Einwaage an Ouabain in mg
e_U = Drogeneinwaage in mg

Flavonglykoside

Die Substanzgruppe der Flavonoide ist ubiquitär vertreten. Z.T. sind die Verbindungen angereichert in verschiedenen Pflanzenorganen, die unter Umständen pharmazeutische Nutzung finden.

Unter der Bezeichnung Flavonoide werden die Flavon-, Flavanon- und Flavonol-Derivate zusammengefaßt. Hinzuzurechnen sind ebenfalls die relativ selten auftretenden Chalkon-Derivate. Die Vertreter der Gruppen unterscheiden sich durch die Substitutionsmuster der aromatischen Ringe. Sie können an ihren Hydroxylgruppen alkyliert, methyliert oder mit Mono-, Di- und Trisacchariden glykosidisch verknüpft sein. Ebenso werden C-Alkylderivate (C-Methyl- oder C-Prenylderivate) nachgewiesen.

Als Zuckerkomponenten dieser Heteroside sind D-Glucose, D- Galactose, L-Rhamnose, L-Arabinose, D-Xylose, D-Apiose, D- Glucuronsäure und D-Galacturonsäure gefunden worden.

Beispiele: Vitexin/Isovitexin (6- oder 8-C- Glykosylverbindung des Apigenins), Orientin (6- oder 8-C- Glykosylverbindung des Luteolins)

Formelbeispiele in alphabetischer Reihenfolge

Apigenin

Apigenin-5-glucosid

Apigenin-7-β-acetylglucosid

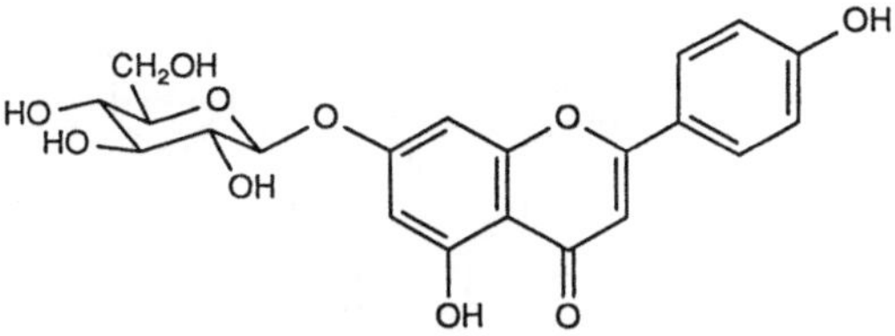

Apigenin-7-glucosid

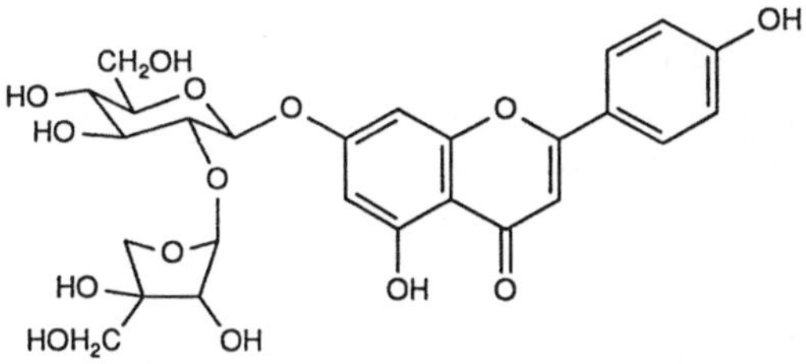

Apiin

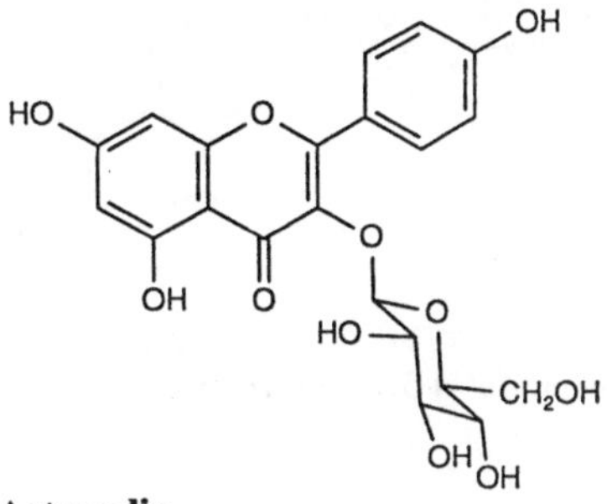

Astragalin

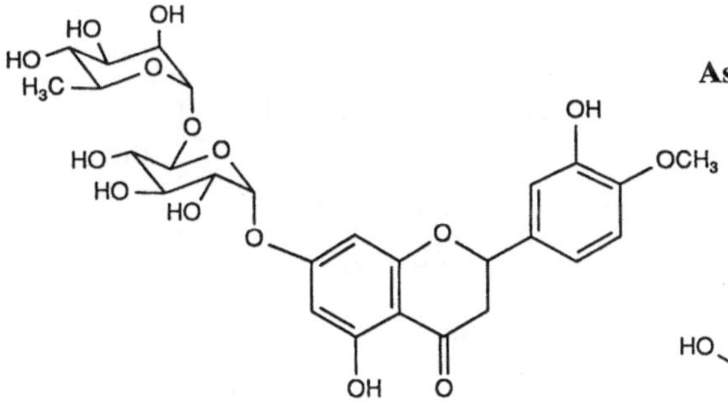

Hesperidin

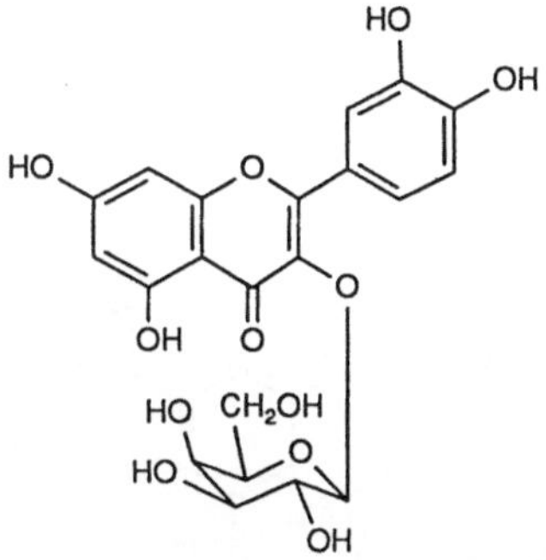

Hyperosid

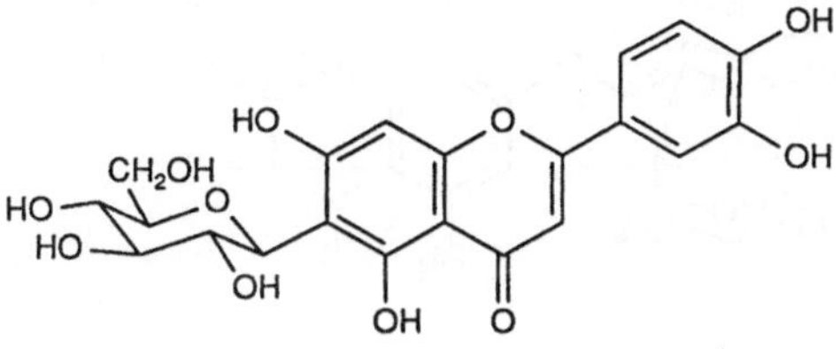

Isoorientin

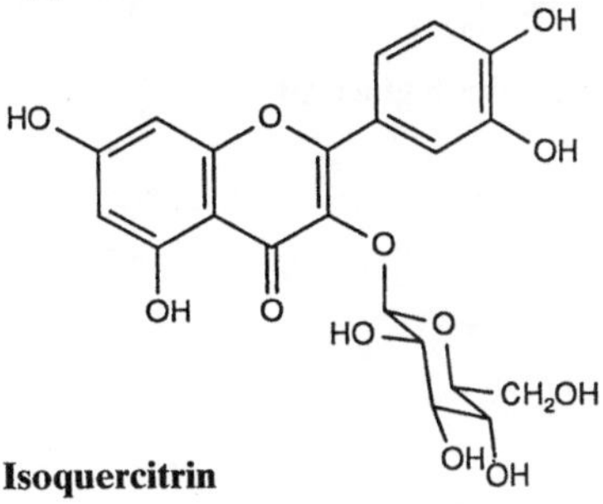

Isoquercitrin

Isovitexin

Kämpferol

Kämpferol-3,7-diglucosid

Kaffeesäure

Luteolin

Luteolin-5-glucosid

Naringin

Orientin

Quercetin

Quercetin-3-arabinosid(f)

Quercetin-3-arabinosid(p)

Quercetin-3-glucuronid

Quercetin-3-sophorosid

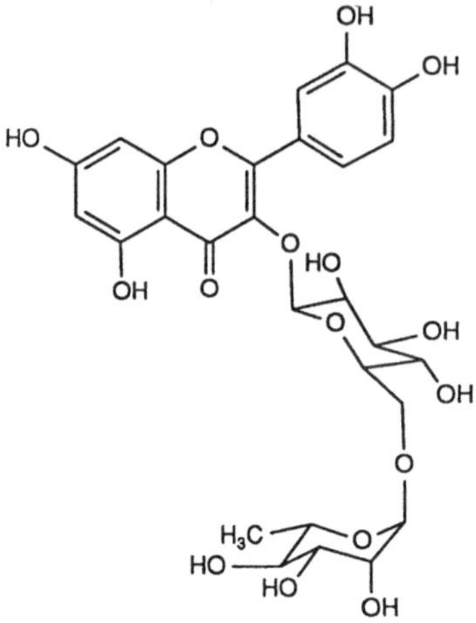

Rutosid

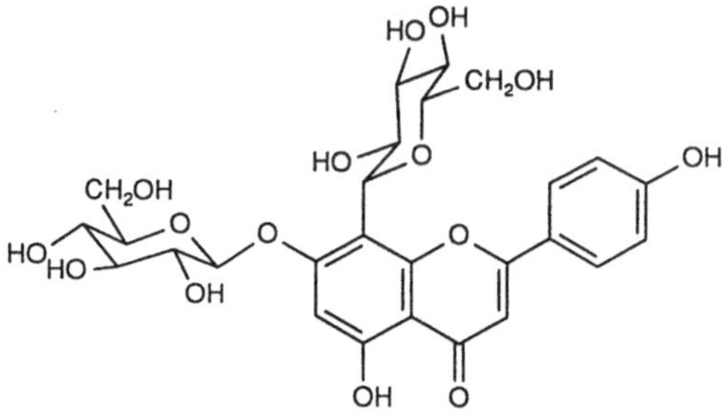

Saponarin

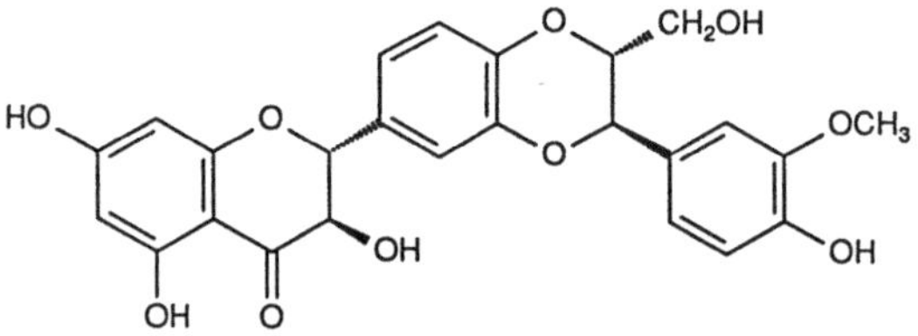

Silybin

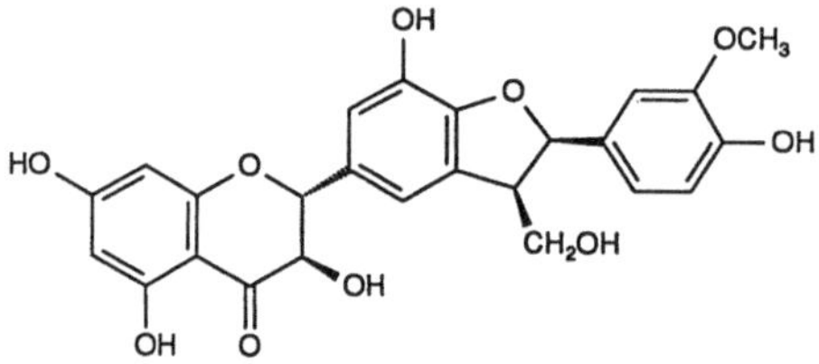

Silychristin

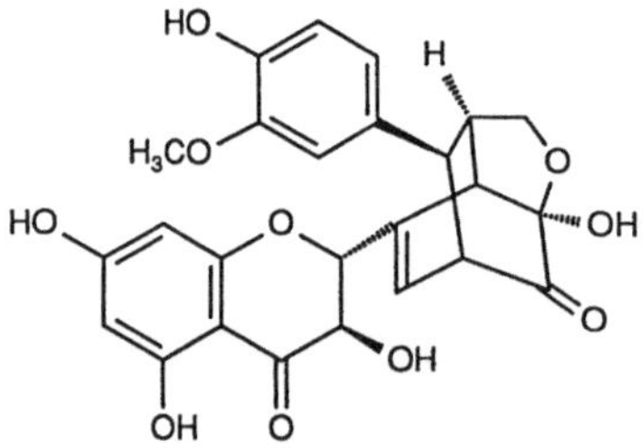

Silydianin

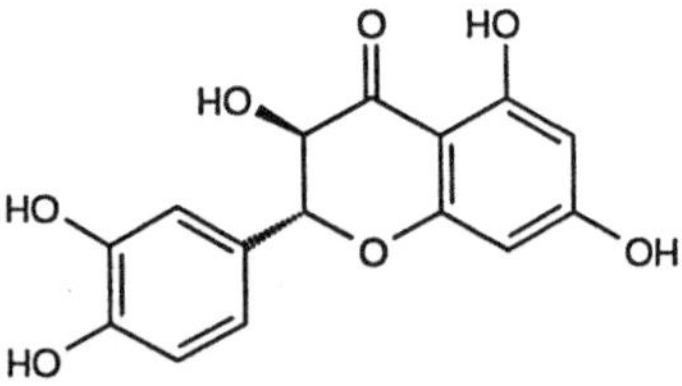

Taxifolin

Vitexin

Allgemeine Nachweismethoden für Flavonoide in Drogen

Literatur: Wichtl M (1971) Die pharmakognostisch-chemische Analyse, Akademische Verlagsgesellschaft Frankfurt/M.
DAB 9 Kommentar Bd 1

Prinzip

Mit Methanol werden die Flavonoide aus der Droge extrahiert, störende Begleitsubstanzen durch Ausschütteln mit Petrolether abgetrennt und die konzentrierte der Flavonoid-Lösung für die folgenden Nachweisreaktionen verwendet.

Durchführung

Geräte und Hilfsmittel: 50 ml Rundkolben, Rückflußkühler, Faltenfilter, Glasrichter, Schütteltrichter, Rotationsverdampfer

Chemikalien: Methanol R, Petrolether R, Ethylacetat R

Bestimmung: *Untersuchungslösung*: 0,5 g pulverisierte Droge wird in 10 ml Methanol 10 min unter Rückfluß erhitzt, die noch heiße Lösung durch ein Faltenfilter filtriert und das Filtrat mit 10 ml Wasser verdünnt. Nach dem Abkühlen wird mit 5 ml Petrolether ausgeschüttelt, die wäßrig-methanolische Phase nach vollständiger Phasentrennung abgetrennt und im Vakuum bei ca. 40 °C zur Trockne eingedampft. Der Rückstand wird in 5 ml Ethylacetat gelöst und gegebenenfalls filtriert.

Farbreaktion nach Wilson-Tauböck

Prinzip

5- oder 3-Hydroxyflavonole und -flavone (nicht aber Hydroxyflavanone)
bilden mit Borsäure und Oxalsäure einen grün fluoreszierenden Bor-Chelat-
komplex.

Durchführung

Geräte und Hilfsmittel: Abdampfschale, Wasserbad, Reagenzglas, UV-
Lampe

Chemikalien: Borsäure R, Oxalsäure R, Aceton R, Ether R

Bestimmung: 1 ml Untersuchungslösung werden in einer Abdampfschale
am Wasserbad zur Trockne eingedampft, mit je 5 mg Borsäure und Oxalsäure und 3 ml Aceton vermischt und erneut zur Trockne eingedampft. Der
kräftig gelbe Rückstand wird in 3 ml Ether gelöst.

Auswertung

Im UV bei 365 nm fluoresziert die Ether-Lösung bei Anwesenheit von 5-
oder 3-Hydroxyflavonolen und -flavonen grün. In Gegenwart von 3-Hydro-
xyflavonolen tritt die Fluoreszenz bereits bei Tageslicht auf.

Farbreaktion nach Shinoda

Prinzip

Mit Magnesium/Salzsäure werden Flavone, Flavonole und deren Glykoside
zu roten Anthocyanidinen reduziert und Flavanone reagieren zu violettroten Polymethinkationen.

Durchführung

Geräte und Hilfsmittel: Abdampfschale, Wasserbad

Chemikalien: Ethanol R, Magnesium R, Salzsäure 36% R

Bestimmung: 1 ml Untersuchungslösung wird zur Trockne eingedampft, der
Rückstand in 1 ml Ethanol gelöst und mit ca. 0,1 g Magnesium und 10 Tropfen Salzsäure versetzt.

Auswertung

Bei Anwesenheit von Flavonen, Flavanonolen, Flavonolen und deren Glykosiden entsteht auf Zusatz der Salzsäure eine längeranhaltende Rotfärbung, die bei den im Seitenphenylring unsubstituierten Verbindungen unterbleibt. Flavanone reagieren unter gleichen Bedingungen zu violettroten Polymethinkationen.

Reaktion nach Pew

Analog der Reaktion nach Shinoda, doch mit Zink und 2 Tropfen 2 N Salzsäure.

Auswertung

Rotfärbung entsteht nur bei Flavanonolen und Flavonol-3-glykosiden, Flavonole und Flavanone reagieren nur sehr schwach.

Reduktion mit Natriumborhydrid

Bestimmung: Der Eindampfrückstand von 1 ml Untersuchungslösung wird in 1 ml Methanol aufgenommen, mit 10 mg Natriumborhydrid und 2 Tropfen 2 N Salzsäure versetzt. Nach 1 min wird tropfenweise konzentrierte Salzsäure zugesetzt bis zum Ende der Gasentwicklung.

Auswertung

Nur Flavanone werden zu roten bis rotvioletten Farbprodukten reduziert, nicht aber Flavone oder Flavonole.

Zirkonium-Citronensäure-Test

Prinzip

Mit Zirkoniumsalzen bilden sowohl 3- als auch 5- Hydroxyflavonoide gelb gefärbte Chelate, von denen aber nur die aus den 3-Hydroxy-Verbindungen gegen Citronensäure beständig sind.

Durchführung

Geräte und Hilfsmittel: Abdampfschale, Wasserbad

Chemikalien: Methanol R, Zirkoniumchlorid R, Citronensäure R
Zirkoniumchlorid-Lösung: 2 g/100 ml Methanol
Citronensäure-Lösung: 2 g/100 ml Wasser

Bestimmung: Der Eindampfrückstand von 1 ml Untersuchungslösung wird in 3 ml Methanol-Wasser-Mischung (2+8) gelöst und mit 0,2 ml Zirkonium-chlorid-Lösung versetzt. Anschließend wird mit 0,2 ml Citronensäure-Lösung versetzt.

Auswertung

Bei Anwesenheit von Flavonoiden mit freier OH-Gruppe tritt Gelbfärbung auf, die nur bei 3-Hydroxy-Verbindungen auf Zusatz von Citronensäure beständig ist.

DC-Nachweis der Flavonoide in Drogen mit Mikrowellen-Bedampfungstechnik im Vergleich mit konventioneller Nachweismethode

siehe:
1 Arnikablüten
2 Huflattichblätter
3 Kamillenblüten
4 Mariendistelfrüchte
5 Birkenblätter
6 Lindenblüten
7 Pomeranzenschale
8 Schachtelhalmkraut und
9 Weißdornblätter mit Blüten

Literatur: Stahl E, Juell S (1982) DAZ 122(39):1951–1957
Heisig W, Wichtl M (1989) DAZ 129(41):2178–2179

Prinzip

Der methanolische Extrakt der Drogen ergibt ein typisches Fingerprint-chromatogramm, in dem die Flavonoide mit Naturstoffreagenz konventionell oder mit der Mikrowellen-Bedampfungstechnik nachgewiesen werden können.

Durchführung

Geräte und Hilfsmittel: Erlenmeyerkolben, Wasserbad, Filter, Glastrichter, DC-Kammer, UV-Lampe

Chemikalien: Methanol R, Essigsäure 98 % R, 1-Butanol R, Kaffeesäure R, Hyperosid RN, Ameisensäure wasserfrei R, Ethylmethylketon R, Ethylace-tat R, Diphenylboroxyethylamin R, Macrogol 400 R

Bestimmung: *Untersuchungslösung*: 0,5 g pulverisierte Droge (710) wird 5 min mit 10 ml Methanol auf dem Wasserbad bei 65 °C geschüttelt. Nach dem Abkühlen wird filtriert.

Chromatographische Bedingungen:
Referenzlösung: 1,0 g Kaffeesäure und 2,5 g Hyperosid in 10 ml Methanol lösen.
DC-Fertigplatte: Kieselgel G R
Fließmittel 1: Wasser + Essigsäure + 1-Butanol (17+17+66)
Fließmittel 2: Wasser + Ameisensäure + Ethylmethylketon + Ethylacetat (10+10+30+50)
Auftragemenge: je 10 µl der Untersuchungs- und der Referenzlösung bandförmig (20 mm)
Laufhöhe: 10 cm
Naturstoffreagenz: methanolische Diphenylboroxyethylamin-Lösung 1 g/100 ml
Macrogol-Lösung: 5%ige methanolische Macrogol-Lösung

Nachbehandlung A: Nach dem Trocknen bei 100–105 °C wird die noch warme Platte mit Naturstoffreagenz besprüht und mit Macrogol-Lösung zur Fluoreszenz-Intensivierung nachgesprüht. Nach etwa 30 min wird im UV bei 365 nm ausgewertet.

Nachbehandlung B: Eine Reagenz-Trägerplatte (normale Kieselgelplatte wie oben) wird mit Naturstoffreagenz durch Besprühen oder Eintauchen gut durchfeuchtet und die Oberfläche kurz getrocknet (Fön). Die DC-Platte mit den Flavonoid-Chromatogrammen wird nun Schicht auf Schicht mit der Reagenz-Platte mittels Gummiklammern (Vakuumschlauch seitlich aufgeschlitzt) verbunden. Die Reagenz-Platte untenliegend wird das Plattenpaar in ein Mikrowellengerät gelegt und mit 600 W bestrahlt. Die Dauer der Bestrahlung richtet sich nach der Plattengröße: 10x10 cm^2 30 s, 20x20 cm^2 1 min. Die Macrogol-Lösung muß aufgesprüht werden, da sie sich zum Aufdampfen nicht eignet. Diffusionseffekte sind hier zu verringern durch Austausch des Methanols gegen Dichlormethan als Lösungsmittel. (Vorteile der Mikrowellen-Bedampfung: Farbkomplexe bilden sich schneller und besser aus, Farbunterschiede der verschiedenen Flavonoide sind deutlicher zu erkennen, hohe Abbildungsschärfe und Homogenität der Chromatogrammzonen, Reagenz-Platte wie Stempel mehrmals verwendbar nach jeweiligem kurzen durchfeuchten mit Methanol vor Gebrauch).

Auswertung

Unter DC-Nachweis der einzelnen Drogenextrakte.

1. DC-Nachweis der Flavonoide in Arnikablüten (Arnicae flos)

Literatur: DAB 9 Kommentar Bd S.872

Änderungen bzw. Ergänzungen zur allgemeinen Vorschrift:

Bestimmung: *Untersuchungslösung*: 1,0 g pulverisierte Droge (710) wird 5 min mit 10 ml Methanol auf dem Wasserbad bei 65 °C geschüttelt. Nach dem Abkühlen wird filtriert.

Chromatographische Bedingungen:
Referenzlösung: zusätzlich 1,0 g Chlorogensäure und 2,5 g Rutosid
Fließmittel 2
Auftragemenge: 30 µl Untersuchungslösung

Auswertung

Sowohl im Chromatogramm der Untersuchungs- als auch in dem der Referenzlösung ist in der Mitte die intensiv hellblau fluoreszierende Zone der Chlorogensäure zu erkennen. Oberhalb dieser Zone sind im DC der Untersuchungslösung drei gelbbraun bis orange fluoreszierende Zonen zu sehen, deren obere dem Isoquercitrin entspricht. Die mittlere ist oft nur schwach zu sehen. Über dieser Dreiergruppe liegt die grünlich fluoreszierende Zone des Astraglins. Auf Höhe der Rutosid-Zone der Referenzlösung dürfen keine grüngelb oder gelbbraun bis orange fluoreszierenden Zonen liegen, die auf Verfälschung u.a. mit Calendulablüten hinwiesen.

2. DC-Nachweis der Flavonoide in Huflattichblättern (Farfarae folium)

Literatur: DAB 9 Kommentar Bd 2 S.1894

Änderungen bzw. Ergänzungen zur allgemeinen Vorschrift:

Bestimmung: *Untersuchungslösung*: 0,5 g pulverisierte Droge (710) wird 5 min mit 10 ml Methanol auf dem Wasserbad bei 65 °C geschüttelt. Nach dem Abkühlen wird filtriert.

Chromatographische Bedingungen:
Referenzlösung: zusätzlich 2,5 g Rutosid
Fließmittel 2
Auftragemenge: 30 µl Untersuchungslösung

Auswertung

Im Chromatogramm der Referenzlösung sind mit steigendem Rf-Wert die gelborange bis orange fluoreszierenden Zonen des Rutosids und des Hyperosids und die grünlichblau fluoreszierende der Kaffeesäure zu sehen. Das Chromatogramm der Untersuchungslösung zeigt im Rf-Bereich zwischen Kaffeesäure und Hyperosid mindestens vier grün bis orangebraun fluoreszierende Zonen, deren zweite von oben die Hauptzone des Chromatogramms darstellt. Weitere 1–2 blau fluoreszierende Zonen sind im Rf-Bereich zwischen Hyperosid und Rutosid zu sehen. Keine der genannten Zonen ist einem definierten Inhaltsstoff zuzuordnen. Dieses DC dient daher als Fingerprint-DC.

3. DC-Nachweis der Flavonoide in Kamillenblüten (Chamomillae romanae flos)

Literatur: DAB 9 Kommentar Bd 2 S.2058

Änderungen bzw. Ergänzungen zur allgemeinen Vorschrift:

Bestimmung: *Untersuchungslösung*: 0,5 g pulverisierte Droge (710) wird 5 min mit 10 ml Methanol auf dem Wasserbad bei 65 °C geschüttelt. Nach dem Abkühlen wird filtriert.

Chromatographische Bedingungen:
Referenzlösung: 2,5 g Rutosid (statt Hyperosid)
Fließmittel 1

Auswertung

Im DC der Referenzlösung sind in der Mitte die bräunlich-gelb fluoreszierende des Rutosids und bei Rf 0,75 die hellblau fluoreszierende Zone der Kaffeesäure zu sehen. Das Chromatogramm der Untersuchungslösung zeigt ebenfalls die Zone der Kaffeesäure (Rf 0,75), bei Rf 0,88 die gelbgrün fluoreszierende des Apigenins, die bräunlich fluoreszierende des Luteolins bei Rf 0,69, die gelblich fluoreszierende des Apigenin-7-glucosids bei Rf 0,60, die hellblau fluoreszierende des Apiins bei Rf 0,57 und die des Luteolin-7-glucosids meist blau fluoreszierend bei Rf 0,30.

4. DC-Nachweis der Flavonoide in Mariendistelfrüchten (Cardui mariae fructus)

Literatur: DAB 9 Kommentar Bd 3 S.2226

Änderungen bzw. Ergänzungen zur allgemeinen Vorschrift:

Bestimmung: *Untersuchungslösung*: 0,5 g pulverisierte Droge (710) wird 5 min mit 10 ml Methanol auf dem Wasserbad bei 65 °C geschüttelt. Nach dem Abkühlen wird filtriert.

Chromatographische Bedingungen:
Referenzlösung: (nur) 1,0 mg Kaffeesäure R in 10 ml Methanol lösen.
Fließmittel 2

Auswertung

Da die Silymarine im Handel schwer erhältlich sind, wird die Kaffeesäure als Referenzsubstanz eingesetzt, die unter den gegebenen Bedingungen gleiches chromatographisches Verhalten wie Silybin aufweist. Auf Höhe der Kaffeesäurezone des Referenzchromatogramms sieht man im Chromatogramm der Untersuchungslösung die intensiv gelbgrün fluoreszierende Zone des Silybins (Rf ca. 0,55). Unterhalb des Silybins sind die ebenfalls deutlich fluoreszierenden Zonen von Silydianin (Rf 0,50), von Silychristin (Rf 0,37) und Taxifolin (Rf 0,32) zu sehen. Einige schwächer fluoreszierende Zonen sind auch oberhalb der Silybin-Zone zu erkennen.

5. DC-Nachweis der Flavonoide in Birkenblättern (Betulae folium)

Literatur: DAB 9 Kommentar Bd 2 S.1011

Änderungen bzw. Ergänzungen zur allgemeinen Vorschrift:

Bestimmung: *Untersuchungslösung*: 0,5 g pulverisierte Droge (710) wird 5 min mit 10 ml Methanol auf dem Wasserbad bei 65 °C geschüttelt. Nach dem Abkühlen wird filtriert.

Chromatographische Bedingungen:
Fließmittel 1

Auswertung

Sowohl im Chromatogramm der Untersuchungslösung als auch in dem der Referenzlösung ist die intensiv gelbbräunlich fluoreszierende Zone des

Hyperosids (Hauptflavonoid der Birkenblätter) zu erkennen. Die hellblau fluoreszierende Zone der Kaffeesäure ist im Chromatogramm der Referenzlösung bei höheren Rf-Werten zu sehen und kurz oberhalb dieser im Chromatogramm der Untersuchungslösung die gelbbraun fluoreszierende des für die Droge typischen Quercitrins. Außer weiteren gelbbraun fluoreszierenden Zonen anderer Flavonoide in Nachbarschaft des Hyperosids im Chromatogramm der Untersuchungslösung liegt nahe der Fließmittelfront die rot fluoreszierende Zone des Chlorophylls.

6. DC-Nachweis der Flavonoide in Lindenblüten (Tiliae flos)

Literatur: DAB 9 Bd 2 S.2153

Änderungen bzw. Ergänzungen zur allgemeinen Vorschrift:

Bestimmung: *Untersuchungslösung*: 1,0 g pulverisierte Droge (710) wird 5 min mit 10 ml Methanol auf dem Wasserbad bei 65 °C geschüttelt. Nach dem Abkühlen wird filtriert.

Chromatographische Bedingungen:
Referenzlösung: zusätzlich 2,5 g Rutosid
Fließmittel 2

Auswertung

In den Chromatogrammen von Untersuchungs- und Referenzlösung sind in steigendem Rf-Wert die gelborange bis orangebraun fluoreszierenden Zonen von Rutosid und Hyperosid zu sehen neben der am weitesten laufenden Kaffeesäure (grünlichblau fluoreszierende Zone) in der Referenzlösung. In dem DC der Untersuchungslösung ist als Hauptzone das gelbbraun bis orange fluoreszierende Isoquercitrin knapp oberhalb der Zone des Hyperosids zu erkennen. Weitere Zonen im DC der Untersuchungslösung sind zwei gelb fluoreszierende unterhalb des Rutosids, orange und gelb fluoreszierende zwischen Rutosid und Hyperosid, fünf gelb bis orange fluoreszierende zwischen Hyperosid und Kaffeesäure und eine blau fluoreszierende knapp unterhalb der Zone der Kaffeesäure.

7. DC-Nachweis der Flavonoide in Pomeranzenschale (Aurantii pericarpium)

Literatur: DAB 9 Kommentar Bd 3 S.2841

Änderungen bzw. Ergänzungen zur allgemeinen Vorschrift:

Bestimmung: *Untersuchungslösung*: 1,0 g pulverisierte Droge (710) wird 5 min mit 10 ml Methanol auf dem Wasserbad bei 65 °C geschüttelt. Nach dem Abkühlen wird filtriert.

Chromatographische Bedingungen:
Referenzlösung: je 1,0 mg Chlorogensäure RN und Kaffeesäure R, je 2,5 mg Hyperosid RN und Rutosid R in 10 ml Methanol lösen
Fließmittel 2
Auftragemenge: 30 µl Untersuchungslösung und 10 µl Referenzlösung

Auswertung

Im Chromatogramm der Untersuchungslösung (wie in dem der Referenzlösung) tritt die gelbbraun fluoreszierende Rutosid-Zone deutlich hervor. Oberhalb dieser Zone ist die auffällig rot fluoreszierende Eriocitrin-Zone zu erkennen, der sich nach oben die grünlich fluoreszierende Zone des Hesperidins und dann die gleichfarbige des Naringins anschließt, etwas unterhalb der der hellblau fluoreszierenden Zone der Chlorogensäure des Referenzchromatogramms. Weitere fluoreszierende Zonen sind im Chromatogramm der Untersuchungslösung u.a. zwischen der Chlorogensäure und dem gelbbraun fluoreszierenden Hyperosid der Referenzlösung und in der Nähe der Fließmittelfront zu erkennen.

8. DC-Nachweis der Flavonoide in Schachtelhalmkraut (Equiseti herba)

Literatur: DAB 9 Kommentar Bd 3 S. 3060
Veit M, Czygan FC, Frank B, Hofmann D, Worlicek B (1989) DAZ 129(30):1591–1598
Nagell A (1987) DAZ 127(1/2):7–10

Änderungen bzw. Ergänzungen zur allgemeinen Vorschrift:

Durchführung

Bestimmung: *Untersuchungslösung*: 1,0 g pulverisierte Droge (710) wird 5 min mit 10 ml Methanol auf dem Wasserbad bei 65 °C geschüttelt. Nach dem Abkühlen wird filtriert.

Chromatographische Bedingungen:

Referenzlösung: 1,0 mg Rutin R, 2,5 mg Isoquercitrin (Roth) in 10 ml
  Methanol lösen
Fließmittel: Ethylacetat + Ameisensäure + Eisessig + Wasser
  (100+11+11+27)

Auswertung

Im Chromatogramm der Referenzlösung erscheint die gelborange fluoreszierende Zone des Rutins bei Rf 0,36 und die ebenso fluoreszierende des Isoquercitrins bei Rf 0,67. Das Chromatogramm der Untersuchungslösung zeigt ebenfalls deutlich die Zone des Isoquercitrins bei gleichem Rf-Wert und mit gleicher Farbe. Etwa auf der Höhe der Rutinzone der Referenzlösung ist in der Untersuchungslösung die ebenso orange fluoreszierende Zone des Quercetin-3-O-sophorosids zu erkennen. Zwischen diesen beiden Zonen sind die blau fluoreszierenden Zonen des Apigenin-5-O-glucosids (Rf 0,58) und die grünblau fluoreszierende des Luteolin-5-O-glucosids (Rf 0,52) neben weiteren blau bis grün fluoreszierenden Zonen. Auch oberhalb der Isoquercitrinzone sind weitere blau fluoreszierende Zonen zu erkennen.

9. DC-Nachweis der Flavonoide in Weißdornblättern mit Blüten (Crataegi folium cum flore)

Literatur: DAB 9 Kommentar Bd 3 S.3515 und Bd 4 S.4404

Änderungen bzw. Ergänzungen zur allgemeinen Vorschrift:

Bestimmung: *Untersuchungslösung*: 1,0 g pulverisierte Droge (710) wird 5 min mit 10 ml Methanol auf dem Wasserbad bei 65 °C geschüttelt. Nach dem Abkühlen wird filtriert.

Chromatographische Bedingungen:

Referenzlösung: je 1,0 mg Chlorogensäure RN und Kaffeesäure R, je 2,5 mg
  Hyperosid RN und Rutosid R in 10 ml Methanol lösen
Auftragemenge: 30 µl Untersuchungslösung und 10 µl Referenzlösung
Fließmittel 2

Auswertung

Als unterste Zone ist in beiden Chromatogrammen die mittelstarke, gelbbraun fluoreszierende Zone des Rutosids (Rf ca. 0,3) zu erkennen, der nach oben die hellblau fluoreszierende der Chlorogensäure (Rf ca. 0,43) folgt und die intensiv gelbbraun fluoreszierende des Hyperosids (Rf ca. 0,53). Die knapp oberhalb des Hyperosids gelegene Zone im Chromatogramm der Untersuchungslösung (Rf ca. 0,58) ist möglicherweise dem Luteolinglucosid

zuzuordnen. Knapp unterhalb des Hyperosids oder auch mit diesem über-
lappend sind das Vitexin und ca. bei Rf 0,18 das Vitexinrhamnosid zu finden.

10. DC-Nachweis der Flavonoide
   in Passionsblumenkraut (Passiflorae herba)

Literatur: Ph. Helv. VII

Prinzip

Mit siedendem Methanol werden die Flavonoide extrahiert, dünnschichtchromatographisch getrennt und mit Borsäure-Oxalsäure-Reagenz nachgewiesen.

Durchführung

Geräte und Hilfsmittel: Rückflußkühler, 50 ml Rundkolben, Watte, Glastrichter, Rotationsverdampfer, DC-Kammer, UV- Lampe

Chemikalien: Methanol R, Rutosid R, Vitexin R, Ameisensäure wasserfrei
R, Ethylacetat R

Bestimmung*: Untersuchungslösung*: 1,0 g pulverisierte Droge (250) wird mit
20 ml einer Mischung von Methanol und Wasser (1+1) 15 min unter Rückfluß zum Sieden erhitzt. Nach dem Abkühlen wird durch Watte filtriert, das
Filtrat im Vakuum zur Trockne eingeengt und der Rückstand in 2,0 ml einer
Mischung aus Methanol und Wasser (1+3) aufgelöst.

Chromatographische Bedingungen:
Referenzlösung: 2,0 mg Rutosid R, 2,0 mg Vitexin R in 1 ml Mischung aus
   Methanol und Wasser (1+3) unter Erwärmen lösen.
DC-Fertigplatte: Kieselgel G R
Fließmittel: Ameisensäure + Wasser + Ethylacetat (9+9+82)
Auftragemenge: 80 µl Untersuchungs- und 20 µl Referenzlösung bandförmig
   (20 mm)
Laufhöhe: 15 cm
Borsäure-Oxalsäure-Reagenz: 15,0 ml Borsäure (3 g/100 ml) und 5,0 ml
   Oxalsäure (10 g/100 ml) bei Bedarf mischen.

Nachbehandlung: Nach vollständigem Verdunsten des Fließmittels von der
Platte wird mit Borsäure-Oxalsäure-Reagenz besprüht, 5 min bei 130 °C
getrocknet und sofort im UV-Licht bei 365 nm ausgewertet.

Auswertung

Die Chromatogramme der Referenz- und der Untersuchungslösung weisen die beiden Zonen der Flavonoide Rutosid und Vitexin auf. Außerdem sind im Chromatogramm der Untersuchungslösung eine breite sehr intensiv gelbgrün gefärbte Zone zwischen Startlinie und Rutosid sowie zwei weitere verschieden intensiv gefärbte Zonen zwischen dieser und dem Vitexin zu sehen.

11. DC-Nachweis der Flavon-C-glykosyle in Buchweizensamen (Fagopyri semen)

Literatur: Kerscher F (1987) Dissertation Universität Regensburg
Kerscher F, Franz G (1987) Z. Naturforsch. 42c:519–524

Prinzip

Durch Mazeration mit Methanol werden die Flavonglykosyle aus der Droge extrahiert und nach Abtrennen störender Begleitstoffe durch Ausschütteln aus salzsaurer Lösung werden die Flavonoide mit Ethylacetat aus der wäßrigen Phase extrahiert und zur DC verwendet.

Durchführung

Geräte und Hilfsmittel: Erlenmeyerkolben, Filter, Glastrichter, Rotationsverdampfer, 50 ml Rundkolben, Schütteltrichter, DC-Kammer, UV-Lampe

Chemikalien: Methanol R, 1 N Salzsäure, Chloroform R, Ethylacetat R, Ethylmethylketon R, Ameisensäure R, Essigsäure R, Vitexin, Orientin und Homoorientin (alle drei Roth), Rutosid R (=Rutin), Aluminiumchlorid R

Bestimmung: 1 g pulverisierte Droge wird viermal mit je 5 ml Methanol mazeriert, die überstehende Lösung jeweils dekantiert und filtriert. Die vereinigten methanolischen Extrakte werden im Vakuum zur Trockne eingedampft. Der Rückstand wird in 5 ml Salzsäure aufgenommen und dreimal mit je 5 ml Chloroform ausgeschüttelt. Die wäßrige Phase wird dreimal mit je 3 ml Ethylacetat ausgeschüttelt und die vereinigten Ethylacetat-Phasen auf ca 2 ml eingeengt.

Chromatographische Bedingungen:
Referenzlösung: je 2 mg Vitexin, Orientin, Isoorientin (=Homoorientin) und Rutosid in 10 ml Ethylacetat lösen
DC-Fertigplatte: Kieselgel 60 F_{254}
Fließmittel: Ethylacetat + Ethylmethylketon + Wasser + Ameisensäure + Essigsäure (50+30+10+7+3)
Auftragemenge: 10 µl bandförmig (20 mm)

Laufhöhe: 15 cm

Aluminiumchlorid-Reagenz: methanolische Aluminiumchlorid-Lösung
  1 g/100 ml

Nachbehandlung: Nach vollständigem Abdunsten des Fließmittels wird im Tageslicht und bei 254 nm ausgewertet, anschließend mit Aluminiumchlorid-Reagenz besprüht und unter UV 365 erneut ausgewertet.

Auswertung

Im Chromatogramm der Referenzlösung ist im unteren Drittel die Zone des Rutosids zu erkennen, darüber liegt die Zone des Isoorientins, darüber die des Orientins und mit dem größten Rf-Wert (0,70) die des Vitexins. Im Chromatogramm der Untersuchungslösung sind die gleichen Zonen wie in dem der Referenzlösung zu erkennen, zusätzlich zwischen der Isoorientin- und der Orientinzone die des Isovitexins (Rf 0,55).

Bei Tageslicht erscheinen die Zonen von Vitexin und Isovitexin hellgelb, die von Orientin und Isoorientin gelborange. Nach Reaktion mit Aluminiumchlorid zeigen die Flavone intensiv gelbe Fluoreszenz.

12. HPLC-Bestimmung der Flavonoide in Kamillenblüten (Matricariae flos)

Literatur: Dölle B, Carle R, Müller W (1985) DAZ/Suppl.I:14–19

Prinzip

Mit Methanol werden die Flavonoide aus der Droge extrahiert und nach Filtration durch HPLC bestimmt.

Durchführung

Geräte und Hilfsmittel: 250 ml Rundkolben, Kugelkühler, Magnetrührer, Heizpilz, Membranfilter SM 116, 0,65 mm, 50 ml und 100 ml Meßkolben, Ultraschallbad

Chemikalien: Methanol R, Apigenin-7-glucosid (Roth), Ethanol R, Apigenin-7-acetylglucosid, Apigenin (Roth), Kaliumdihydrogenphosphat R, Phosphorsäure 10% R, Acetonitril R

Bestimmung: *Untersuchungslösung*: 1,00 g Kamillenblüten werden in einem Rundkolben mit aufgesetztem Kugelkühler 1 h mit 95 ml Methanol unter Rühren und Rückfluß erhitzt. Nach dem Abkühlen wird der Extrakt durch ein Membranfilter in einen Meßkolben filtriert und vor der HPLC mit Methanol ad 100,0 ml aufgefüllt.

Referenzlösung: *Lösung A*: ca 5,0 mg Apigenin-7-glucosid in einem 100 ml Meßkolben genau gewogen mit 60 ml Ethanol versetzen und im Ultraschallbad lösen.
Lösung B: Ca. 2,6 mg Apigenin-7-acetylglucosid und ca. 3,0 mg Apigenin in einem 50 ml Meßkolben genau gewogen mit Ethanol zur Marke auffüllen. 20,0 ml Lösung B zu Lösung A pipettieren, mit Ethanol zur Marke auffüllen.

Chromatographische Bedingungen:
Säule: RP 18, 5 µm (125 mm *L*, 4,0 mm *ID*), 37 °C
Eluens: *A*: 2000 ml Kaliumdihydrogenphosphat-Lösung (0,005 mol/L) + 14 ml Phosphorsäure (pH ca. 2,6)
B: 1200 ml Acetonitril + 600 ml Methanol
Gradient: 27–85 % B in 22 min
Detektion: 335 nm
Flußrate: 1,0 ml/min
Einspritzmenge: je 15 µl Untersuchungs- und Referenzlösung

Auswertung

Ermittlung der Flavonoidpeaks durch Vergleich der Retentionszeiten:

Apigenin-7-glucosid   ca. 6–7 min
Apigenin-7-acetylglucosid   ca. 10 min
Apigenin   ca. 12 min

Quantitative Auswertung durch Peakflächenvergleich nach der Methode des externen Standards.

13. HPLC-Bestimmung der Flavonoide in Birkenblättern (Betulae folium)

Literatur: Dallenbach-Tölke K, Nyiredy S, Meier B, Sticher O (1987) Planta Med.:189
Dallenbach-Tölke K, Nyiredy S, Sticher O (1987) DAZ 127(22):1167–1171
siehe auch: Pietta PG, Mauri PL, Manera E, Ceva PL (1989) Chromatographia 28 (5/6):311–312

Prinzip

Mit Methanol werden die Flavonoide aus der Droge extrahiert. Der Extrakt wird über eine Bondelut-Kartusche gereinigt und zur HPLC eingesetzt.

Durchführung

Geräte und Hilfsmittel: Rückflußkühler, 100 ml Rundkolben, Bondelut C-18 Säule, 5 ml Meßkolben

Chemikalien: Methanol R, Naringin (Roth), Tetrahydrofuran R, Acetonitril R, Essigsäure wasserfrei R

Bestimmung: 500 mg Droge, genau gewogen, werden mit 50 ml Methanol 30 min am Rückfluß extrahiert. Der Extrakt wird filtriert und das Filtrat zur Trockne eingedampft. Der Rückstand wird in 2,0 ml Standardlösung aufgenommen, über eine Bondelut C-18 Säule in einen 5 ml Meßkolben filtriert und mit Methanol auf 5,0 ml aufgefüllt.

Chromatographische Bedingungen:

Säule: Knauer Patronensäule (100 mm *L*, 4 mm *ID*) mit Spherisorb ODS II (3 µm) RP-Material
Eluens: 8,8% Tetrahydrofuran, 0,69% Acetonitril, 0,85% Methanol, 89,66% Wasser, 5,0% Essigsäure
Detektion: 254 nm
Flußrate: 1 ml/min
Standardlösung: 1,5 mg/ml Naringin in Methanol
Einspritzmenge: 10 µl

Auswertung

Vergleich der Retentionszeiten in Relation zum Standard.

Naringin (Standard)	11 min
Hyperosid	12 min
Quercetinglucuronid	13 min
Quercetinarabinosid(p)	16–17 min
Quercetinarabinosid(f)	21–22 min
Quercitrin	25 min

Die Quantifizierung erfolgt durch Peakflächenvergleich nach der Methode des externen Standards.

14. HPLC-Bestimmung der Flavonoide in Schachtelhalmkraut (Equiseti herba)

Literatur: Veit M, Czygan FC, Frank B, Hofmann D, Worlicek B (1989) DAZ 129(30):1591–1598

Prinzip

Mit Methanol werden die Flavonoide aus der Droge extrahiert und nach Reinigungsschritten (SEP PAK C-18 Säule) wird ihre methanolische Lösung zur HPLC verwendet.

Durchführung

Geräte und Hilfsmittel: 100 ml Rundkolben, Rückflußkühler, Faltenfilter, Glastrichter, Rotationsverdampfer, Membranfilter (0,45 mm), SEP PAK C-18 Säule (Konditionieren mit 3 ml Methanol und 3 ml Wasser)

Chemikalien: Methanol R, Phosphorsäure 85 % R, Isoquercitrin (Roth), Naringenin (Roth)

Bestimmung: *Untersuchungslösung*: 1,0 g pulverisierte Droge wird in einem 100 ml Rundkolben mit 10,0 ml Lösung des inneren Standards und 25 ml Methanol versetzt und unter Rückfluß zum Sieden erhitzt. Nach dem Abkühlen wird durch ein Faltenfilter filtriert. Der Rückstand wird mit dem kleingeschnittenen Filter noch zwei weitere Male mit Methanol wie oben extrahiert und filtriert. Die vereinigten Filtrate werden im Vakuum zur Trockne eingeengt, der Rückstand mit 2,5 ml Methanol gelöst (im Ultraschallbad) und mit 0,5 ml Wasser versetzt. Diese Lösung wird über ein Membranfilter (0,45 mm) filtriert, über eine vorkonditionierte SEP PAK C-18 Säule gegeben, das Eluat aufgefangen und nochmals mit 3 ml 85%igem Methanol eluiert.

Chromatographische Bedingungen:

Interner Standard: 2 mg/ml Naringenin in Methanol
Externer Standard: 2 mg/ml Isoquercitrin in Methanol
Vorsäule: 4 × 4 mm Lichrochart-RP-18-Kartusche
Säule: Merck Superspher RP 18(e), 4 µm (120 mm *L*, 4 mm *ID*), auf 20 °C temperiert
Eluens A: 0,3 % Phosphorsäure in Wasser (pH=2)
Eluens B: Methanol
isokratisch bis   3 min 77 % *A* und 23 % *B*
Gradient von   3 min 77 % *A* und 23 % *B*
linear nach   20 min 62 % *A* und 38 % *B*
linear nach   50 min 40 % *A* und 60 % *B*
Detektion: 350 nm
Flußrate: 1,2 ml/min
Einspritzmenge: 20 µl von den gut gemischten vereinigten Eluaten

Auswertung

Retentionszeiten der wichtigsten Flavonoide:

Kämpferol-3,7-diglucosid	ca. 14 min
Kämpferol-3,7-diglykosid	ca. 18 min
Luteolin-5-glucosid	ca. 24 min
Isoquercitrin (ext. Standard)	ca. 27 min
(Quercetin-3-glucosid)	

Quercetin-3-glykosid	ca. 30 min
Di-E-Kaffeeoyl-meso-weinsäure	ca. 33 min
Apigenin (int. Standard)	ca. 48 min

Quantitative Auswertung nach der Methode des internen und externen Standards.

15. HPLC-Nachweis der Flavonglykosyle in Buchweizensamen (Fagopyri semen)

Literatur: Kerscher F (1987) Dissertation Universität Regensburg
Kerscher F, Franz G (1987) Z. Naturforsch. 42c:519–524

Prinzip

Durch Mazeration mit Methanol werden die Flavonglykosyle aus der Droge extrahiert und nach Abtrennen störender Begleitstoffe durch Waschen ihrer salzsauren Lösung werden die Flavonoide nach Konzentrieren zur HPLC verwendet.

Durchführung

Geräte und Hilfsmittel: Erlenmeyerkolben, Filter, Glastrichter, Rotationsverdampfer, 50 ml Rundkolben, Schütteltrichter

Chemikalien: Methanol R, 1 N Salzsäure, Chloroform R, Ethylacetat R, Ethylmethylketon R, Ameisensäure R, Essigsäure R, Vitexin, Orientin und Homoorientin (alle drei Roth), Rutosid R (=Rutin), Aluminiumchlorid R

Bestimmung: 1 g pulverisierte Droge genau gewogen wird viermal mit je 5 ml Methanol mazeriert, die überstehende methanolische Lösung jeweils dekantiert und filtriert. Die vereinigten methanolischen Extrakte werden im Vakuum zur Trockne eingedampft. Der Rückstand wird in 5 ml 1 N Salzsäure aufgenommen und dreimal mit je 5 ml Chloroform gewaschen. Die wäßrige Phase wird im Vakuum zur Trockne eingeengt und in 1,0 ml Fließmittel gelöst

Chromatographische Bedingungen:
Referenzlösung: je 2 mg Vitexin, Orientin und Homoorientin sowie Rutosid (=Rutin) in 10 ml Fließmittel lösen.
Säule: Lichrosorb RP 18, 7 µm (250 mm *L*, 4,6 mm *ID*)
Eluens: *A*: Wasser + Methanol + Essigsäure (78+20+2) *B*: (18+80+2)
Gradient: 0 min 20% B, 18 min 60% B, 21 min 100% B, 29 min 100% B
Detektion: 280 nm
Flußrate: 1 ml/min
Einspritzmenge: 20 µl

Auswertung

Durch Vergleich der Retentionszeiten der Analysen-Peaks mit denen der Referenzpeaks bzw. durch Cochromatographie können die Flavonoide identifiziert werden.

Retentionszeiten:

Vitexin   11 min
Isovitexin   13 min

16. HPLC-Bestimmung der Flavonoide in Ginkgo biloba

Literatur: Hasler A, Meier B, Sticher O (1990) Schweiz. Apotheker-Zeitung 128(12):342–347
Hasler A, Meier B, Sticher O (1990) J. Chrom. 508:236
Meier B, Hasler A, Keller B (1989) Planta med. 55:639

Prinzip

Bei der Extraktion der Flavonoide aus der Droge mit Methanol werden die Glykoside durch den Zusatz von Salzsäure hydrolytisch gespalten. Die Lösung der Aglyka wird über eine C-18-Kartusche gereinigt und zur HPLC verwendet.

Durchführung

Geräte und Hilfsmittel: 100 ml Rundkolben, Rückflußkühler, Filter, Glastrichter, C18-Kartusche: z.B. Bondelut[R]

Chemikalien: Methanol R, Salzsäure 25 % R, Phosphorsäure R

Bestimmung: 450 mg pulverisierte Droge wird mit 80 ml Methanol/Salzsäure-Gemisch (7+1) 60 min unter Rückfluß gekocht. Nach Filtration des Extrakts wird die Lösung der Flavonoid-Aglyka über eine C-18-Kartusche gereinigt und mit Methanol eluiert.

Chromatographische Bedingungen:
Säule: Knauer-Kartusche Hypersil ODS, 5 μm (100 mm *L*, 4 mm *ID*) bei 25 °C
Eluens: *A*: Methanol (HPLC-Qualität), *B*: 0,5 % Phosphorsäure in bidestilliertem Wasser
Gradient: 0 min 38 % B; 12 min 51,8 % B; 12,01 min 0 % B bis 17 min (Waschen mit Eluens A, äquilibrieren mit 62 % B)
Detektion: 370 nm
Flußrate: 2,0 ml/min
Einspritzmenge: 10 μl

Auswertung

Kämpferol und Quercetin bilden die Hauptpeaks mit etwa entsprechender Größe, der Isorhamnetin-Peak ist etwa fünfmal kleiner als der der entsprechenden Hauptaglyka. Quercetin (ca. 6 min) wird zuerst eluiert, gefolgt von Kämpferol (ca. 9,5 min) und Isorhamnetin (ca. 11 min).

Aus der Gesamtmenge der Aglyka (S) läßt sich die Menge der Glykoside rechnerisch ermitteln:

$$S \text{ (Aglyka)} \cdot 2{,}51 = \text{Gehalt ''Ginkgoflavonglykoside''}$$

17. Photometrische Bestimmung der Flavonoide in Drogen

Arnikablüten (Arnicae flos)

Literatur: DAB 9 Kommentar Bd S.872
hier mit 0,200 g Droge

Birkenblättern (Betulae folium)
Literatur: DAB 9 Kommentar Bd 2 S.1011
hier mit 0,200 g Droge

Holunderblüten (Sambuci flos)
Literatur: Ph. Helv. VII

Weißdornblättern mit Blüten (Crataegi folium cum flore)
Literatur: DAB 9 Kommentar Bd 3 S.3515 und Bd 4 S.4404

Passionsblumenkraut (Passiflorae herba)
Literatur: Ph. Helv. VII

Rautenkraut (Rutae herba)
Literatur: DAC 1986 3. Lieferung 88
hier mit 0,500 g Droge

Prinzip

Nach der Hydrolyse der Glykoside mit Aceton/Salzsäure in Gegenwart von Methenamin (verhindert Umwandlung der evtl. anwesenden Leukoanthocyanidine zu Anthocyanidinen, die blaue Al-Chelate bilden können) schüttelt man die Aglyka mit Ethylacetat aus. Mit Aluminiumchlorid erhält man intensiv gelb gefärbte Al-Chelate der Flavonoide, die sich bei 425 nm photometrisch bestimmen lassen.

Durchführung

Geräte und Hilfsmittel: 100 ml Rundkolben, Rückflußkühler, Watte, Glastrichter, 100 ml, 50 ml und 25 ml Meßkolben, Schütteltrichter, Photometer, Küvetten

Chemikalien: Methenamin R, Aceton R, Salzsäure 25% R, Ethylacetat R, Essigsäure 98% R, Methanol R, Aluminiumchlorid R
Methenamin-Lösung: 0,5 g/100 ml Wasser
Aluminiumchlorid-Reagenz RN: 2,0 g Aluminiumchlorid R in 100 ml methanolischer Essigsäure
methanolische Essigsäure 5% RN: 50 ml Essigsäure 98% R mit Methanol ad 1000 ml

Bestimmung: *Stammlösung*: 0,600 g pulverisierte Droge (250) wird in einem 100 ml Rundkolben mit 1 ml Methenamin-Lösung, 20 ml Aceton und 2 ml Salzsäure versetzt und 30 min unter Rückfluß zum Sieden erhitzt. Der Extrakt wird durch wenig Watte in einen 100 ml Meßkolben filtriert, Drogenrückstand und Watte im Rundkolben zweimal 10 min mit je 20 ml Aceton unter Rückfluß zum Sieden erhitzt und noch heiß erneut durch Watte in den Meßkolben filtriert. Nach Abkühlen auf Raumtemperatur wird mit Aceton auf 100,0 ml aufgefüllt, 20,0 ml dieser Lösung in einem Schütteltrichter mit 20 ml Wasser versetzt und einmal mit 15 ml sowie dreimal mit je 10 ml Ethylacetat ausgeschüttelt. Die vereinigten Ethylacetatphasen werden zweimal mit je 50 ml Wasser gewaschen, in einen 50 ml Meßkolben abgelassen und mit Ethylacetat auf 50,0 ml aufgefüllt.

Untersuchungslösung: 10,0 ml der Stammlösung werden mit 1 ml Aluminiumchlorid-Reagenz versetzt und mit methanolischer Essigsäure zu 25,0 ml aufgefüllt.

Kompensationslösung: 10 ml Stammlösung werden mit methanolischer Essigsäure zu 25,0 ml aufgefüllt.
   Die Absorption der Untersuchungslösung wird nach 30 min bei 425 nm gegen die Kompensationslösung gemessen.

Auswertung

Berechnung des Gehalts an Flavonoiden als Hyperosid:

$$\frac{A \cdot 1{,}25}{e} = \%\ \text{Gehalt}$$

e = Drogeneinwaage in g
A = Absorption bei 422 nm

18. Photometrische Bestimmung der Flavanone in Mariendistelfrüchten (Cardui mariae fructus)

Literatur: DAB 9 Kommentar Bd 3 S.2226

Prinzip

Die gepulverte Droge wird zunächst entfettet und dann mit Methanol extrahiert. Anschließend werden die Flavanone mit 2,4-Dinitrophenylhydrazin/Schwefelsäure zu Dinitrophenylhydrazonen umgesetzt, deren Absorptionsmaximum in alkoholischer Lösung auf Zusatz von Alkali stark batochrom verschoben wird und dann photometrisch bestimmt werden kann.

Durchführung

Geräte und Hilfsmittel: 250 ml Rundkolben, Soxhlet-Apparatur, Rotationsverdampfer, 50 ml und 10 ml Meßkolben, Meßpipette, Filter, Glastrichter, Zentrifugenglas, Tischzentrifuge, Photometer, Küvette

Chemikalien: Petrolether R1 (40–60 °C), Methanol R, Schwefelsäure 96 % R, Dinitrophenylhydrazin R, Kaliumhydroxid R

Dinitrophenylhydrazin-Schwefelsäure-Reagenz RN: 1,00 g Dinitrophenylhydrazin (8 h im Vakuumexsikkator < 2,7 kPa getrocknet) in 2 ml Schwefelsäure lösen, mit Methanol auf 100,0 ml auffüllen.

methanolischer Kaliumhydroxid-Lösung RN: 10,0 g Kaliumhydroxid in 30 ml Wasser lösen, mit Methanol auf 100 ml auffüllen.

Bestimmung: *Untersuchungslösung*: 5,0 g pulverisierte Droge (500) wird 4 h mit Petrolether und nach dem Trocknen an der Luft weitere 5 h mit Methanol in einer Soxhlet-Apparatur extrahiert. Der methanolische Extrakt wird im Vakuum auf 25–30 ml eingeengt, in einen 50 ml Meßkolben filtriert und unter Waschen des Filters mit Methanol auf 50,0 ml verdünnt.

1,0 ml der Untersuchungslösung wird in einem 10 ml Meßkolben mit 2 ml Dinitrophenylhydrazin-Schwefelsäure-Reagenz versetzt und nach Verschließen des Kolbens 50 min bei 50 °C erwärmt. Nach dem Abkühlen wird mit methanolischer Kaliumhydroxid-Lösung zu 10,0 ml verdünnt. Nach gutem Durchmischen wird nach 120 s 1,0 ml der Lösung in einem Zentrifugenglas mit 20 ml Methanol verdünnt und zentrifugiert. Die überstehende gefärbte Lösung wird in einen 50 ml Meßkolben abgegossen, der Rückstand mit 20 ml Methanol geschüttelt, erneut zentrifugiert und der Überstand in den Meßkolben dekantiert. Mit Methanol wird zu 50,0 ml aufgefüllt.

Die Absorption dieser Lösung wird bei 490 nm gegen eine Kompensationsflüssigkeit gemessen, die mit 1,0 ml Methanol statt Untersuchungslösung wie oben hergestellt wurde.

Auswertung

Die Berechnung des Gesamtgehalts an Flavanonen als Silybin erfolgt mit einer spezifischen Adsorption von A (1%/1cm) von 585.

$$\% \text{ Silybin} = \frac{A \cdot 25\,000}{585 \cdot e}$$

A = Absorption
e = Drogeneinwaage in g

Saponinglykoside

Die Gruppe der Saponine ist im Pflanzenreich weitverbreitet. Frei von Saponinen scheinen nur Gymnospermen und die meisten niederen Pflanzen zu sein.

Bei diesen Verbindungen handelt es sich um Steroide oder polyzyklische Triterpene, deren Gemeinsamkeit die Wasserlöslichkeit sowie die Oberflächenaktivität darstellen und die direkt oder nach Hydrolyse Membranaktivitäten besitzen.

Die Zuckerkomponenten der Saponine sind D-Glucose, D-Galactose, D-Xylose, L-Arabinose, L-Rhamnose, L-Fucose und 6-Desoxyglucose sowie die D-Glucuronsäure und die D- Galacturonsäure. Nach Anzahl der an das Aglykon gebundenen Zucker oder Zuckerketten unterscheidet man die *Monodesmoside* und die *Bisdesmoside*.

Die saure Reaktion einiger Saponine wird entweder durch freie Carboxylgruppen am Sapogenin, durch angeknüpfte Uronsäuren oder durch freie Acylierungen am Aglykon bzw. an den Zuckerresten hervorgerufen.

Aufgrund der Nichtzuckeranteile (Sapogenine) unterscheidet man:

Steroidsaponine: Ihre Genine gehören i.d.R. der Cholestanreihe an mit dem Grundkörper des Spirostans oder des Furostans. Bei Abspaltung des Glucoserestes dieser Steroidsaponine erfolgt eine spontane Umlagerung in das entsprechende Spirostanderivat.

Triterpensaponine: Als Grundkörper treten insbesondere das pentazyklische Oleanan, seltener das Ursan oder das tetrazyklische Dammaran auf.

Formelbeispiele in alphabetischer Reihenfolge

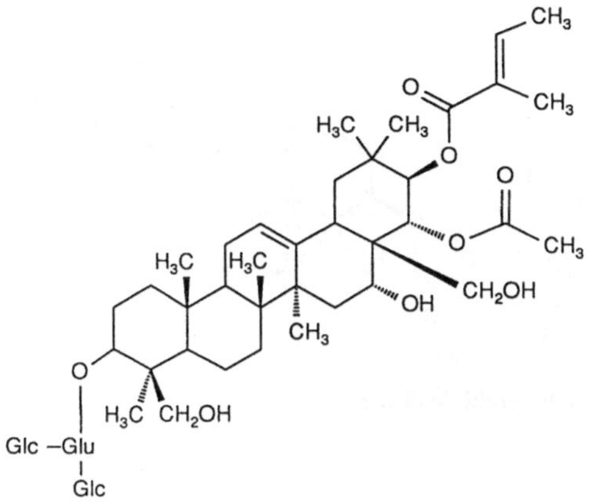

β-Aescin (Hauptkomponente)

Ginsenoside I

	R_1	R_2	R_3
20S-Protopanaxatriol	–OH	–OH	–OH
Ginsenosid Rg$_1$	-O-β-D-Glc	-O-β-D-Glc	–OH
Ginsenosid Re	-O-α-L-Rha-(1→2)-βD-Glc	-O-β-D-Glc	–OH
20S-Protopanaxadiol	–H	–OH	-O-β-D-Glc-(1→2)-βD-Glc
Ginsenosid Rb$_1$	–H	-O-β-D-Glc-(1→6)-βD-Glc	–OH
Ginsenosid Rc	–H	-O-α-L-Ara-(1→6)-βD-Glc	-O-β-D-Glc-(1→2)-βD-Glc
Ginsenosid Rd	–H	-O-β-D-Glc	-O-β-D-Glc-(1→2)-βD-Glc
Ginsenosid Rb$_2$	–H	-O-α-L-Ara-(1→6)-βD-Glc	-O-β-D-Glc-(1→2)-βD-Glc

Ginsenoside II

	R_1	R_2
Ginsenosid Ro	-β-D-Glc-(1→2)-βD-Glc	-β-D-Glc
Derivat der Oleanolsäure	–H	–H

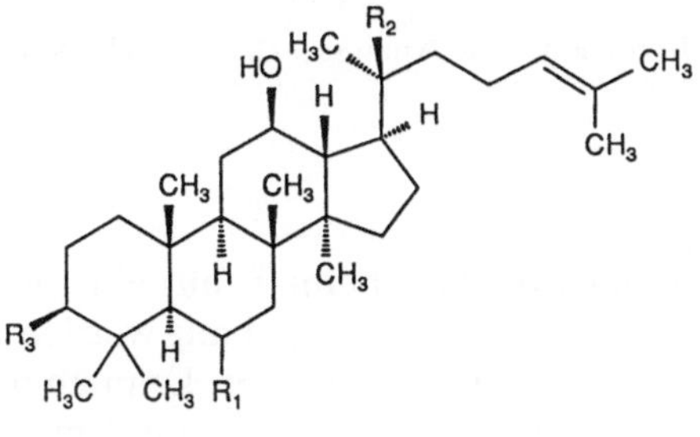

Ginsenoside I

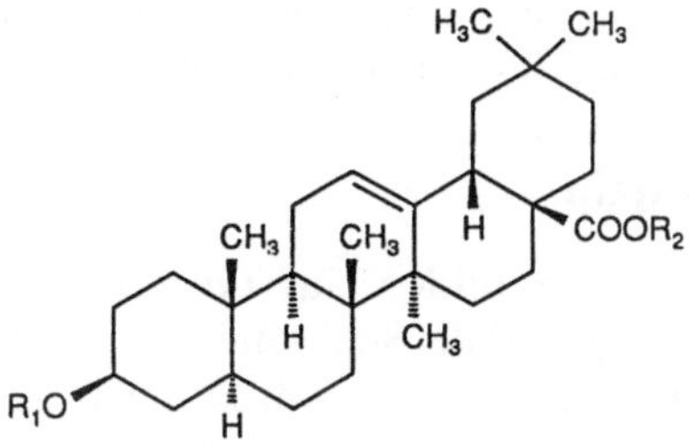

Ginsenoside II

Glycyrrhetinsäure

Glycyrrhizinsäure

Presenegenin

Allgemeine Nachweise von Saponinen in Drogen

Schaumprobe

Literatur: Wichtl M (1971) Die pharmakognostisch-chemische Analyse, Akademische Verlagsgesellschaft Frankfurt/M.

Prinzip

Saponine bilden auf Grund ihrer Detergenswirkung beim Schütteln mit Wasser stabile Schäume, die auch auf Säurezusatz nicht abgebaut werden. (Diese Prüfung ist ein Hinweis auf Anwesenheit von Saponinen, kann aber auch in Gegenwart von Gerbstoffen, Seifen, synthetischen Netz- und Emulgiermitteln positiv ausfallen.)

Durchführung

Geräte und Hilfsmittel: Reagenzglas

Chemikalien: 2 N Salzsäure

Bestimmung: 0,5 g pulverisierte Droge werden in einem Reagenzglas mit 10 ml heißem Wasser übergossen. Nach dem Abkühlen wird ca. 10 s kräftig geschüttelt.

Auswertung

Bei Anwesenheit von Saponinen muß ein 1–10 cm hoher Schaumring entstehen, der mindestens 10 min beständig ist und auch auf Zusatz einiger Tropfen 2 N Salzsäure nicht verschwindet.

Hämolyseversuch

Prinzip

Saponine verursachen den Austritt des roten Blutfarbstoffs aus den Erythrocyten in die umgebende Flüssigkeit.

Durchführung

Geräte und Hilfsmittel: 100 ml Meßzylinder mit Schliffstopfen, Erlenmeyerkolben, Filter, Glastrichter, Meßpipetten, Reagenzglas

Chemikalien: Natriummonohydrogenphosphat R, Natriumdihydrogenphosphat · 2 H_2O R, Rinderblut, Natriumcitrat R

Phosphatpuffer-Lösung (blutisoton) pH 7,4: 16,0 g Natriummonohydrogenphosphat (bei 130 °C zur Gewichtskonstanz getrocknet) und 4,4 g Natriumdihydrogenphosphat in Wasser ad 1000 ml lösen (zur Stabilisierung evtl. + 0,1 g Natriumfluorid)

Blutaufschwemmung 2%: In 100 ml Meßzylinder mit Schliffstopfen 10 ml einer Lösung von 3,65 g Natriumcitrat in 100 ml Wasser füllen, durch Umschwenken Innenwand vollständig benetzen. Mit ganz frischem Rinderblut auf 100 ml auffüllen und sofort durchmischen (Im Kühlschrank ca. 1 Woche haltbar). 2,00 ml Citratblut mit Phosphatpuffer-Lösung auf 100 ml ergänzen.

Bestimmung: 0,5 g pulverisierte Droge wird mit 50 ml Phosphatpuffer-Lösung kurz aufgekocht, abgekühlt und filtriert. 1 ml des Filtrats wird mit 1 ml Blutaufschwemmung gemischt.

Gerbstoffhaltige Proben: 0,2 l Filtrat mit 0,8 ml Phosphatpuffer verdünnen, mit 1 ml Blutaufschwemmung mischen.

Auswertung

Tritt innerhalb von 30 min totale Hydrolyse auf, d.h. wird die zunächst trübe, deckfarbene Blutaufschwemmung durchsichtig, lackfarben, gilt die Anwesenheit von Saponinen als erwiesen.

1. DC-Nachweis der Saponine in Primelwurzel (Primulae radix)

Literatur: DAB 9 Kommentar Bd 3 S.2857

wie DC-Nachweis der Saponine in 2 Senegawurzel mit folgenden Änderungen:

Chromatographische Bedingungen:
Referenzlösung: 10 mg Saponin RN in 1,0 ml Ethanol lösen
DC-Fertigplatte: Kieselgel GF_{254}
Auftragemenge: je 20 µl von jeder Lösung bandförmig (20 mm)

Nachbehandlung: im UV-Licht bei 254 und 365 nm auswerten und nach Besprühen mit Anisaldehyd-Reagenz bei Tageslicht auswerten.

Auswertung

Im Chromatogramm der Referenzlösung sind die Zonen von Aescin (Rf 0,4) und Saponin (3 Zonen Rf 0,1–0,3) durch Fluoreszenzminderung bei 254 nm, das Aescin nach Besprühen als blauviolette und Saponin als 3 braune Zonen sichtbar. Die Hauptsaponine aus Primula veris oder primula elatior sind im Chromatogramm der Untersuchungslösung bei Rf 0,40- 0,48 zu sehen und färben sich nach Besprühen blauviolett. In diesem Chromatogramm sieht man bei Primula veris auch das Nebensaponin bei Rf 0,53, das sich nach Reaktion mit Anisaldehyd olivgrün färbt (fehlt bei P. elatior).

Bei Betrachtung im UV 365 dürfen im Chromatogramm der Untersuchungslösung auf Höhe des Saponins der Referenzlösung keine hellblau bis grünlich fluoreszierenden Zonen sichtbar sein, die auf eine Verunreinigung der Droge mit Cynachum-vincetoxicum-Wurzeln hinwiesen.

2. DC-Nachweis und semiquantitative Bestimmung der Saponine in Senegawurzel (Polygalae radix)

Literatur: DAB 9 Kommentar Bd 3 S.3107

Prinzip

Mit Ethanol werden die Saponine aus der Droge extrahiert und nach dünnschichtchromatographischer Trennung zunächst mit Anisaldehyd nachgewiesen, dann mit Molybdatophosphorsäure semiquantitativ bestimmt.

Durchführung

Geräte und Hilfsmittel: Rundkolben, Rückflußkühler, Filter, Glastrichter,
DC-Kammer

Chemikalien: Ethanol 70% RN und wasserfrei R, Aescin R, Essigsäure
98% R, 1-Butanol R, Anisaldehyd R, Schwefelsäure 96% R, Molybdatophosphorsäure R

Bestimmung: *Untersuchungslösung*: 1,0 g pulverisierte Droge (300) wird mit
10 ml Ethanol (70%) 15 min unter Rückfluß erhitzt, filtriert und abgekühlt.

Chromatographische Bedingungen:

Referenzlösung: 10 mg Aescin in Ethanol (70%) zu 10 ml lösen.
DC-Fertigplatte: Kieselgel G R
Fließmittel: Essigsäure + Wasser + 1-Butanol (10+40+50), obere Phase
Auftragemenge: 10 µl Untersuchungs-, 10 und 40 µl Referenzlösung
Laufhöhe: 12 cm
Anisaldehyd-Reagenz: 0,5 ml Anisaldehyd mit 10 ml Essigsäure, 85 ml
  Methanol und 5 ml Schwefelsäure in der angegebenen Reihenfolge
  mischen.
Molybdatophosphorsäure-Reagenz: 20 g/100 ml Molybdatophosphorsäure
  in wasserfreiem Ethanol

Nachbehandlung: Platte bei 100–105 °C trocknen.
1. Mit Anisaldehyd-Reagenz besprühen, erneut auf 100–105 °C erhitzen,
   bis die roten Banden der Saponine sichtbar werden.
2. Mit Molybdatophosphorsäure-Reagenz besprühen und wieder auf
   100–105 °C erhitzen, bis die Saponinzonen blau erscheinen.

Auswertung

Aescin dient als Referenz ohne Inhaltsstoff zu sein!
   Im Chromatogramm der Untersuchungslösung treten nach Besprühen
mit Anisaldehyd-Reagenz fünf leuchtend rote Zonen auf bei Rf 0,32, 0,35,
0,41, 0,46 und 0,52, die den Senegasaponinen (abgeleitet vom Aglykon

Presenegenin mit unterschiedlichen Zuckeranteilen) zuzuordnen sind. Das Chromatogramm der Referenzlösung zeigt bei Rf 0,4 den grauvioletten Fleck des Aescins.

Nach dem Besprühen mit Molybdatophosphorsäure-Reagenz färben sich die Saponine blau. Der geforderte Mindestgehalt an Saponinen ist gegeben, wenn hinsichtlich Größe und Farbintensität die Zonen im Chromatogramm der Untersuchungslösung zwischen denen der Referenzlösung liegen.

3. DC-Nachweis der Saponine in Roßkastaniensamen (Hippocastani semen)

Literatur: DAB 9 Kommentar Bd 3 S.3008

Prinzip

Mit Ethanol werden die Saponine aus der Droge extrahiert und nach DC-Trennung mit Anisaldehyd nachgewiesen.

Durchführung

Geräte und Hilfsmittel: Rückflußkühler, Rundkolben, Filter, Glastrichter, DC-Kammer, UV-Lampe

Chemikalien: Ethanol 70% RN, Aescin R, Essigsäure 98% R, 1-Butanol R, Methanol R, Schwefelsäure 96% R

Bestimmung: *Untersuchungslösung*: 1,0 g pulverisierte Droge (500) wird 15 min mit 10 ml Ethanol unter Rückfluß erhitzt und nach dem Erkalten filtriert.

Chromatographische Bedingungen:
Referenzlösung: 10 mg Aescin R in 1,0 ml Ethanol lösen
DC-Fertigplatte: Kieselgel GF$_{254}$ R
Fließmittel: Essigsäure + Wasser + 1-Butanol (10+40+50), obere Phase
Auftragemenge: 20 µl Untersuchungs- und 10 µl Referenzlösung bandförmig (20 mm)
Laufhöhe: 12 cm
Anisaldehyd-Reagenz: 0,5 ml Anisaldehyd mit 10 ml Essigsäure, 85 ml Methanol und 5 ml Schwefelsäure in der angegebenen Reihenfolge mischen

Nachbehandlung: Nach vollständigem Entfernen des Fließmittels durch Erhitzen der Platte auf 100–105 °C wird zunächst im UV- Licht bei 254 nm, dann nach Besprühen mit Anisaldehyd-Reagenz bei Tageslicht ausgewertet.

Auswertung

In den Chromatogrammen der Untersuchungs- und der Referenzlösung sieht man bei Rf 0,3–0,4 im UV_{254} die fluoreszenzmindernde Zone des Aescins, die nach Besprühen mit Anisaldehyd-Reagenz blauviolett gefärbt erscheint. Im Chromatogramm der Untersuchungslösung sind oberhalb der Aescin-Zone eine Reihe schmalerer, schwächer braun bis bräunlichrot gefärbter Zonen sichtbar (vermutlich Aglyka und Leukoanthocyane) und unterhalb eine deutliche braungrau-gefärbte sowie etwas niedriger eine braungefärbte Zone (vermutlich Zucker).

4. DC-Nachweis der Saponine in Süßholzwurzel (Liquiritiae radix)

Literatur: DAB 9 Kommentar Bd 3 S.3187 und Bd 4 S.4347

Prinzip

Mit Chloroform werden die lipophilen Inhaltsstoffe aus der Droge extrahiert. Ein zweiter Extraktionsschritt wird nach saurer Hydrolyse der Drogeninhaltsstoffe durchgeführt. Beide Extrakte werden mit Glycyrrhetinsäure als Vergleichssubstanz durch DC getrennt und die Saponine mit Anisaldehyd nachgewiesen.

Durchführung

Geräte und Hilfsmittel: Erlenmeyerkolben, Filter, Glastrichter, 100 ml Rundkolben, Rückflußkühler, Schütteltrichter, DC-Kammer, UV-Lampe

Chemikalien: Chloroform R, 1 N Schwefelsäure und 96% R, Natriumsulfat wasserfrei R, Ethanol wasserfrei R, Ammoniak-Lösung 1,7 g/100 ml, Ethylacetat R, Glycyrrhetinsäure R, Anisaldehyd R, Essigsäure 98% R

Bestimmung: *Untersuchungslösung a*: 1 g pulverisierte Droge (180) wird mit Chloroform versetzt, 15 min geschüttelt und filtriert. Das Filtrat wird zu Trockne eingeengt und der Rückstand in 2,0 ml Chloroform-Methanol-Mischung (1+1) gelöst.

Untersuchungslösung b: Die nach Herstellung der Untersuchungslösung a verbleibende extrahierte Droge wird mit 30 ml Schwefelsäure (1 N) 1 h unter Rückfluß erhitzt. Nach dem Abkühlen wird die unfiltrierte Mischung zweimal mit je 2 ml Chloroform ausgeschüttelt. Die vereinigten Chloroformauszüge werden über Natriumsulfat getrocknet, filtriert und zur Trockne eingedampft. Der Rückstand wird in 2,0 ml Chloroform-Methanol-Mischung (1+1) gelöst.

Chromatographische Bedingungen:

Referenzlösung: 10 mg Glycyrrhetinsäure in 2,0 ml Chloroform-Methanol-
  Mischung (1+1) lösen.
DC-Fertigplatte: Kieselgel GF$_{254}$ R
Fließmittel: Ethanol + Ammoniak-Lösung + Ethylacetat (13+27+60)
  schütteln, 5 min stehen lassen, Oberphase (evtl. trüb) zur Chromatogra-
  phie verwenden.
Auftragemenge: 10 µl Untersuchungslösung a und b und 20 µl Referenzlö-
  sung bandförmig (20 mm)
Laufhöhe: 15 cm
Anisaldehyd-Reagenz: 0,5 ml Anisaldehyd mit 10 ml Essigsäure, 85 ml
  Methanol und 5 ml Schwefelsäure (96%) in angegebener Reihenfolge
  mischen.

Nachbehandlung: Die Platte wird 5 min an der Luft getrocknet und im UV-
Licht bei 254 nm ausgewertet. Nach Besprühen mit Anisaldehyd-Reagenz
und erhitzen auf 100–105 °C für 5 min wird bei Tageslicht erneut ausgewertet.

Auswertung

Untersuchungslösung a darf bei ordnungsgemäß gelagerter Droge keine
Glycyrrhetinsäure enthalten, während zur Herstellung von Untersuchungslösung b durch saure Hydrolyse Glycyrrhetinsäure freigesetzt wird. Im UV
254 ist daher die fluoreszenzlöschende Zone der Glycyrrhetinsäure nur im
Chromatogramm der Referenzlösung und der Untersuchungslösung b (Rf
0,1) zu sehen, nicht aber in dem der Untersuchungslösung a.
  Nach Reaktion mit Anisaldehyd färbt sich die Zone der Glycyrrhetinsäure in den genannten beiden Chromatogrammen blauviolett. In den beiden Chromatogrammen der Untersuchungslösungen sind bei Tageslicht vor
dem Besprühen weitere 1–2 Zonen bei Rf 0,6 sichtbar, die sich nach
Besprühen gelborange färben. Außerdem sieht man noch weitere blauviolette Zonen in diesen beiden Chromatogrammen.

5. DC-Nachweis der Glycyrrhizinsäure in Süßholzwurzel (Liquiritiae radix)

Literatur: Sticher O, Soldati F (1978) Pharm. Acta Helv. 53(2):46–52

Prinzip

Die Saponine werden mit Methanol aus der Droge extrahiert und nach DC-
Trennung mit Anisaldehyd-Reagenz nachgewiesen.

Durchführung

Geräte und Hilfsmittel: 50 ml Rundkolben, Wasserbad, Glasfritte G4, DC-
Kammer, UV-Lampe

Chemikalien: 1-Butanol R, Methanol R und 80 %, 3 N Ammoniak, Ethanol R, Anisaldehyd R, wasserfreie Essigsäure R, Schwefelsäure 96 % R, Glycyrrhizinsäure-Ammoniumsalz (Roth)

Bestimmung: *Untersuchungslösung*: 2,0 g pulverisierte Droge wird in einem 50 ml Rundkolben mit 40 ml Methanol (80 %) auf dem Wasserbad bei 40 °C 1 h extrahiert. Der Extrakt wird durch eine Glasfritte G4 filtriert.

Chromatographische Bedingungen:

Referenzlösung: 100 mg Glycyrrhizinsäure-Ammoniumsalz in 10 ml Methanol (80 %) lösen

DC-Fertigplatte: Kieselgel 60 F_{254}

Fließmittel 1: 1-Butanol + Methanol + Wasser (70+30+10)

Fließmittel 2: 1-Butanol + 3 N Ammoniak + Ethanol (50+20+10)

Auftragemenge: je 10 und 20 µl der Referenz- und Untersuchungslösung bandförmig (20 mm)

Laufhöhe: 15 cm

Anisaldehyd-Reagenz: 0,5 ml Anisaldehyd mit 10 ml Essigsäure, 85 ml Methanol und 5 ml Schwefelsäure in der angegebenen Reihenfolge mischen.

Nachbehandlung: Nach dem vollständigen Verdunsten des Fließmittels wird mit Anisaldehyd-Reagenz besprüht, 10 min auf 100–110 °C erhitzt und bei Tageslicht ausgewertet.

Auswertung

In den Chromatogrammen der Referenz- und Untersuchungslösung erscheint die Glycyrrhizinsäure etwa bei Rf 0,1–0,2 als violette Zone. Im Chromatogramm der Untersuchungslösung können noch weitere Zonen zu erkennen sein, u.a. eine braune zwischen Start und Glycyrrhizinsäure (Rf 0,7).

6. DC-Nachweis der Saponine in Ginsengwurzel (Ginseng radix)

Literatur: DAB 9 Kommentar Bd 2 S.1772

Prinzip

Mit Methanol werden die Ginsenoside aus der Droge extrahiert und nach Trennung durch DC mit Anisaldehyd nachgewiesen.

Durchführung

Geräte und Hilfsmittel: 25 ml Rundkolben, Rückflußkühler, Filter, Glastrichter, DC-Kammer

Chemikalien: Methanol R und 70%, Aescin R, Amygdalin RN, Arbutin RN, Ethylacetat R, 1-Butanol R, Ginsenoside Rg_1, Re, Rc und Rb_1 (Roth), Anisaldehyd R, Essigsäure 98% R, Schwefelsäure 96% R

Bestimmung: *Untersuchungslösung*: 1,0 g pulverisierte Droge (500) wird 15 min mit 10 ml Methanol (70%) unter Rückfluß gekocht und nach Abkühlen filtriert.

Chromatographische Bedingungen:
Referenzlösung: je 5 mg Ginsenosid Rg_1, Re, Rc und Rb_1 in 1,0 ml Methanol
    R lösen
DC-Fertigplatte: Kieselgel G R
Fließmittel: Ethylacetat + Wasser + 1-Butanol (25+50+100) Oberphase,
    keine Kammersättigung
Auftragemenge: je 20 µl der Untersuchungs- und der Referenzlösung band-
    förmig (20 mm)
Laufhöhe: 10 cm
Anisaldehyd-Reagenz: 0,5 ml Anisaldehyd mit 10 ml Essigsäure, 85 ml
    Methanol und 5 ml Schwefelsäure in der angegebenen Reihenfolge
    mischen.

Nachbehandlung: Nach Verdunsten des Fließmittels bei Raumtemperatur mit Anisaldehyd-Reagenz besprühen und 3 min auf 100–105 °C erhitzen.

Auswertung

In den Chromatogrammen der Referenz- und Untersuchungslösung sind die Ginsenoside Rg_1 (Rf ca. 0,78), Re (Rf ca. 0,57), Rc (Rf ca. 0,37) und Rb_1 (Rf ca. 0,27) nach Reaktion mit Anisaldehyd als grauviolette Zonen zu erkennen.

7. HPLC-Bestimmung der Saponine in Roßkastaniensamen (Hippocastani semen)

Literatur: Wagner H, Reger H, Bauer R (1985) DAZ 125(30):1513–1518
    siehe auch: Piette P, Mauri P, Facino RM, Carini M (1989) J. Chromatogr. 478:259–263

a) Fingerprintanalyse

Prinzip

Mit Methanol werden die Saponine aus der Droge extrahiert und über Sep-Pak-Kartusche gereinigt. Nach Zusatz eines inneren Standards werden sie chromatographiert und ihre relativen Peakflächen ermittelt. (Geeignet zum Vergleich verschiedener Roßkastanienextrakte)

Durchführung

Geräte und Hilfsmittel: Rückflußkühler, Rundkolben, 5 ml und 50 ml Meß-kolben, 25 ml Spitzkolben, Rotationsverdampfer, Sep-Pak-C-18-Kartusche (vor Gebrauch mit 2 ml Methanol p.a. und mit 2 ml 30%igem Methanol spülen), 5 ml Meßkolben

Chemikalien: Methanol R, 30% und 60%, PHB-Ethylester (=4-Hydroxy-benzoesäure-ethylester, Roth), β-Aescin R, Acetonitril R, Phosphorsäure R

Standardlösung: 15 mg PHB-Ethylester mit Methanol R zu 100,0 ml lösen.

Bestimmung: *Untersuchungslösung*: 1 g pulverisierte Droge wird dreimal mit je 10 ml Methanol (60%) 15 min unter Rückfluß erhitzt. Die vereinigten Extrakte werden nach dem Abkühlen in einen 50 ml Meßkolben filtriert und mit Methanol (60%) auf 50,0 ml aufgefüllt. 10 ml dieser Lösung werden in einem Spitzkolben mit 1 ml Standardlösung versetzt und vorsichtig im Vakuum eingeengt. Der Rückstand wird im Spitzkolben in 4 ml Methanol (30%) gelöst und langsam durch eine Sep-Pak-C18-Kartusche gespritzt. Der Spitzkolben wird dreimal mit insgesamt 2 ml Methanol (30%) gewa-schen und diese Waschlösungen ebenfalls über die Sep-Pak-Kartusche gespritzt. Die Saponine werden von der Kartusche mit 4 ml Methanol R in einen 5 ml Meßkolben eluiert und auf 5,0 ml aufgefüllt.

Chromatographische Bedingungen:
Referenzlösung: 10 mg Aescin in einem 5 ml Meßkolben mit 1,0 ml Stan-dardlösung versetzen und mit Methanol R auf 5,0 ml auffüllen.
Säule: Hibar LiChrospher 100 CH-18/2 (125 mm L, 4 mm ID)
Eluens: 35% Acetonitril mit Zusatz von 10 ml 0,1 N Phosphorsäure/l isokra-tisch
Detektion: 210 nm
Flußrate: 1,0 ml/min
Einspritzmenge: getrennt je 10 µl Untersuchungs- und Referenzlösung

Auswertung

Ermittlung der relativen Peakflächen der Saponine (Erkennung durch Ver-gleich mit den Retentionszeiten der Peaks im Chromatogramm des β-Aes-cins) nach der Formel:

$$\frac{F_x \cdot E_s}{F_s \cdot E_p} = RPF$$

F_x = Fläche des zu bestimmenden Peaks
F_s = Fläche des Standardpeaks
E_s = Einwaage Standard in mg
E_p = Einwaage Probe in mg
RPF = Relative Peakfläche

b) Quantitative Analyse des Gesamtsaponingehalts

Prinzip

Durch alkalische Hydrolyse werden die Deacylsaponine gewonnen und mit PHB-Methylester als innerem Standard durch HPLC quantitativ bestimmt. Zur Eichung wird eine Aescin-Lösung eingesetzt.

Durchführung

Chemikalien: wie oben, Änderungen:

Standardlösung: 20 mg PHB-Methylester (Roth) mit Methanol R ad 100,0 ml lösen.

Eichlösung: 8–10 mg Aescin (genau gewogen) wird mit 10 ml 0,1 N Kaliumhydroxid-Lösung 15 min unter Rückfluß erhitzt. (Weiter wie bei Untersuchungslösung 2. Absatz)

Bestimmung: *Untersuchungslösung*: Wie unter Fingerprintanalyse werden die Saponine aus der genau gewogenen Droge extrahiert, die vereinigten Extrakte in einen 50 ml Meßkolben filtriert und mit Methanol R auf 50,0 ml aufgefüllt. 10,0 ml dieser Lösung werden im Vakuum zur Trockne eingeengt. Der Rückstand wird mit 10 ml Kaliumhydroxid-Lösung versetzt und 15 min unter Rückfluß erhitzt.

Die abgekühlte Reaktionslösung wird direkt durch eine Sep-Pak-Kartusche gespritzt, der Kolben mit insgesamt 2 ml Wasser nachgespühlt und die Spüllösung auch durch die Kartusche gespritzt. Mit 10 ml Wasser wird die Kartusche gewaschen. Anschließend werden die Saponine mit 4 ml Methanol p.a. in einen 5 ml Meßkolben eluiert, mit 1,0 ml Standardlösung versetzt und mit Methanol p.a. auf 5,0 ml aufgefüllt.

Chromatographische Bedingungen:
Säule: siehe Fingerprintanalyse
Eluens: Gradient: 22–28 % Acetonitril in 10 min mit Zusatz von 10 ml 0,1 N
    Phosphorsäure/l
Detektion: 200 nm
Flußrate: 1,0 ml/min
Einspritzmenge: getrennt je 10 µl Untersuchungs- und Eichlösung

Auswertung

Für die quantitative Bestimmung werden die Peakflächen der Saponine (Peak 1–6) addiert und nach der Methode des inneren Standards berechnet. Zur Eichung wird die Aescin-Lösung eingesetzt.

8. HPLC-Bestimmung der Glycyrrhizinsäure in Süßholzwurzel (Liquiritiae radix)

Literatur: Sticher O, Soldati F (1978) Pharm. Acta Helv. 53(2):46–52
siehe auch HPLC-Bestimmung von Glycyrrhetinsäure: Newman RA, Welch M (1990)
  J. Liquid Chromatogr. 13(8):1585–1594

Prinzip

Mit Methanol wird die Glycyrrhizinsäure aus der Droge extrahiert und mit Propionyltestosteron als innerer Standard durch HPLC bestimmt.

Durchführung

Geräte und Hilfsmittel: 50 ml und 250 ml Rundkolben, Wasserbad, Glasfritte G4, Rotationsverdampfer, 50 ml und 10 ml Meßkolben

Chemikalien: Methanol R und 80%, Testosteron-propionat (Fluka), Glycyrrhizinsäure-Ammoniumsalz (Roth), Essigsäure wasserfrei R

Bestimmung: 2,0 g pulverisierte Süßholzwurzel (genau gewogen) wird in einem 50 ml Rundkolben mit 40 ml Methanol (80%) versetzt und auf dem Wasserbad bei 40 °C 1 h extrahiert. Der Extrakt wird durch eine Glasfritte G4 in einen 250 ml Rundkolben filtriert. Der Rückstand wird noch zweimal je 30 min am Wasserbad extrahiert. Der filtrierte Extrakt wird am Rotationsverdampfer bei 40 °C auf ca. 40 ml eingeengt.

Lösung A: ca. 46 mg (genau gewogen) Testosteron-propionat (innerer Standard) wird in einen 50 ml Meßkolben eingewogen, mit dem oben beschriebenen Extrakt versetzt und mit Methanol R auf 50,0 ml ergänzt.

Lösung zur Bestimmung des Standardkorrekturfaktors: Lösung B: ca. 100 mg Glycyrrhizinsäure-Ammoniumsalz (genau gewogen) wird in einem 10 ml Meßkolben mit Methanol (80%) auf 10,0 ml aufgefüllt.

Lösung C: ca. 40 mg Testosteron-propionat (genau gewogen) wird in einem 10 ml Meßkolben mit Methanol (80%) auf 10,0 ml aufgefüllt.

Lösung D: 1,00 ml Lösung B wird mit 1,00 ml Lösung C gemischt.

Chromatographische Bedingungen:
Säule: µ-Bondapak C-18 (4 mm *ID*, 30 cm *L*)
Eluens: Methanol + Wasser + Essigsäure (60+34+6)
Detektion: 248 nm
Flußrate: 2 ml/min (2500 psi)
Einspritzmenge: je 3–10 µl Lösung A bzw. Lösung D

Auswertung

Zur Berechnung werden sowohl die Peakhöhen als auch die Peakflächen verwendet. Der Gehalt an Glycyrrhizinsäure in der Droge errechnet sich nach folgender Formel:

$$\% = \frac{Z \cdot W_G \cdot f \cdot F}{E \cdot W_P} \cdot 100$$

Z   = Zuwaage Propionyltestosteron in g zur Probe
E   = Einwaage Droge in g
W_G = Höhe (Fläche) des Peaks G
W_P = Höhe (Fläche) des Peaks P
f   = Standardkorrekturfaktor
f'   = 0,9797 (Umrechnungsfaktor MG G/MG G-NH_4-salz)
P   = Propionyltestosteron
G   = Glycyrrhizinsäure

Ermittlung des Standardkorrekturfaktors nach folgender Formel:

$$\%\text{-Gehalt} = \frac{g\,G\text{-}NH_4\text{-Salz} \cdot \text{Höhe (Fläche) P}}{g\,P \cdot \text{Höhe (Fläche) G}}$$

9. HPLC-Bestimmung der Saponine (Ginsenoside) in Ginsengtrockenextrakt, -fluidextrakt, -wurzeln, -blättern und -tees

Literatur: Soldati F, Sticher O (1980) Planta medica 39(4)348–357
Kanazawa H, Nagata Y, Matsushima Y, Tomoda M, Takai N (1987) Chromatographia
   24:517–520 (geringfügige Variationen)

Prinzip

Aus Drogenmaterial werden die Ginsenoside mit Methanol extrahiert, der trockne Extrakt in Wasser aufgenommen und über eine Extrelutsäule gereinigt. Das Eluat wird nach Konzentrieren zur HPLC verwendet.

Durchführung

Geräte und Hilfsmittel: Extrelutsäule (vor der ersten Benutzung 1 h in Methanol tauchen), Filter, Glastrichter, Rotationsverdampfer, 100 ml Rundkolben

Chemikalien: 1-Butanol R, Methanol R und 80 %, Acetonitril R, Ginsenoside Rf, Rg_2, Rb_1, Rc, Rb_2 oder Rd (Roth)

Bestimmung: *Trockenextrakt*: 1,0 g Extrakt wird in 20,0 ml Wasser gelöst. 4,0 ml dieser Lösung sowie 6,0 ml Wasser werden auf eine Extrelutsäule gegeben. Nach 15 min wird mit 80,0 ml wassergesättigtem 1-Butanol eluiert, das Eluat im Vakuum zur Trockne eingeengt und der Rückstand in 2,0 ml Methanol aufgenommen.

Bestimmung: *Fluidextrakt*: 5,0 ml Extrakt werden im Vakuum zur Trockne eingeengt, der Rückstand wird in 20,0 ml Wasser gelöst und wie oben weiter aufbereitet.

Bestimmung: *Wurzeln, Blätter oder Tee*: 5,0 g pulverisierte Droge wird dreimal 30 min mit 50 ml Methanol (80%) bei 50 °C extrahiert und nach Abkühlen filtriert. Von den vereinigten Filtraten wird das Methanol im Vakuum vollständig abdestilliert, der Rückstand in 20,0 ml Wasser gelöst und wie unter Trockenextrakt weiter aufbereitet.

Chromatographische Bedingungen:
externer Standard: je 20 µg/10 ml Methanol R Ginsenoside Rf, Rg_2, Rb_1, Rc, Rb_2 oder Rd
Säule: µ-Bondapak C_{18}
Eluens: Acetonitril + Wasser (30+70)
Detektion: 203 nm
Flußrate: 2 ml/min
Einspritzmenge: 10–20 µl

Auswertung

Retentionszeiten der wichtigsten Ginsenoside:

Rf	6,3 min
Rg_2	9,4 min
Rb_1	11,9 min
Rc	14,8 min
Rb_2	18,3 min
Rd	26,9 min

Durch Vergleich der Flächen kann über die Methode des externen Standards die quantitative Bestimmung durchgeführt werden. Optimierung der Methode durch Gradientenelution und Detektion der Ginsenoside mit Photodioden Array Detektor:

Literatur: Meier B, Meier-Bratschi A, Dallenbach-Tölke K, Sticher O (1985) Advances in Chinese Medicinal Materials Research:471–484
Sollorz G (1985) DAZ 125(41):2052–2055

10. Photometrische Bestimmung der Saponine in Roßkastaniensamen (Hippocastani semen)

Literatur: DAB 9 Kommentar Bd 3 S.3008

Prinzip

Mit Methanol werden die Saponine aus der Droge extrahiert und durch Ausschütteln aus saurer wäßriger Lösung mit organischen Lösungsmitteln von störenden Begleitstoffen (Zucker, Flavonoide) abgetrennt. Nach Waschen des Rückstands der organischen Phase mit Ether zum Abtrennen lipophiler Inhaltsstoffe (Sterine, Triterpen-Aglyka) wird der verbleibende Rückstand in Essigsäure gelöst und nach Farbreaktion mit Eisen(III)-chlorid photometrisch vermessen.

Durchführung

Geräte und Hilfsmittel: 100 ml und 250 ml Rundkolben, Wasserbad, Rückflußkühler, Filter, Glastrichter, Rotationsverdampfer, 250 ml Schütteltrichter, 50 ml Meßkolben

Chemikalien: Methanol 65 %, 0,1 N Salzsäure, 1-Propanol R, Chloroform R, Ether peroxidfrei R, Essigsäure wasserfrei R, Eisen(III)-chlorid R, Schwefelsäure 96 % R

Eisen(III)-chlorid-Essigsäure-Reagenz RN: 75 mg Eisen(III)-chlorid in 50 ml Essigsäure lösen, unter Schütteln und guter Kühlung mit 50 ml Schwefelsäure versetzen.

Bestimmung: 1,00 g pulverisierte Droge (500) wird in einem 250 ml Rundkolben mit 100,0 ml Methanol versetzt und der Kolben mit Inhalt genau gewogen. Anschließend wird im Wasserbad 30 min unter Rückfluß zum Sieden erhitzt, nach Abkühlen mit Methanol auf das ursprüngliche Gewicht ergänzt und die Mischung filtriert. 30,0 ml Filtrat werden in einem 100 ml Rundkolben im Vakuum zur Trockne eingeengt. Der Rückstand wird in 20,0 ml Salzsäure gelöst, in einen 250 ml Schütteltrichter überführt und der Kolben zweimal mit je 5,0 ml Salzsäure nachgespült. Die vereinigten salzsauren Lösungen werden mit 20 ml 1-Propanol und 50 ml Chloroform versetzt und 2 min kräftig geschüttelt. Die untere Phase wird abgetrennt und aufbewahrt, die obere Phase mit der unteren Phase einer Ausschüttelung von 30,0 ml Salzsäure, 20,0 ml 1- Propanol und 50 ml Chloroform erneut 2 min kräftig geschüttelt. Die vereinigten unteren Phasen der Ausschüttelungen werden in einem Kolben im Vakuum zur Trockne eingeengt.

Der Rückstand wird zweimal mit je 10 ml Ether gewaschen, die Etherphase filtriert und das Filter mit 10 ml Ether nachgewaschen. Die Filtrate werden verworfen. Nach Abdunsten des restlichen Ethers wird der Rückstand dreimal mit je 10 ml Essigsäure versetzt, die Lösungen durch das vorher benutzte, getrocknete Filter in einen 50 ml Meßkolben filtriert, Kolben und Filter mit wenig Essigsäure in den Meßkolben nachgewaschen und mit Essigsäure auf 50,0 ml aufgefüllt.

5,0 ml dieser Lösung werden in einem 25 ml Meßkolben mit Eisen(III)-chlorid-Essigsäure-Reagenz zu 25,0 ml verdünnt, 25 min unter mehrmaligem Umschwenken im Wasserbad von 60 °C gelassen und unter fließendem Wasser auf Raumtemperatur abgekühlt.

Unter gleichen Bedingungen wird eine Kompensationsflüssigkeit aus 5,0 ml Essigsäure und Eisen(III)-chlorid-Essigsäure-Reagenz hergestellt. Die Absorption der Lösung wird bei 540 nm gegen die Kompensationsflüssigkeit gemessen.

Auswertung

Die Berechnung des Saponingehalts erfolgt mit der spezifischen Absorption von A (1%/1cm) = 60

$$\% \text{ Saponin} = \frac{A \cdot 833}{60 \cdot e}$$

A = Absorption
e = Drogeneinwaage in g

11. Photometrische Bestimmung der Saponine in Süßholzwurzel (Liquiritiae radix) nach DC-Abtrennung

Literatur: DAB 9 Kommentar Bd 3 S.3187 und Bd 4 S.4347

Prinzip

Durch Erhitzen im Sauren wird die Glycyrrhizinsäure hydrolysiert. Die freigesetzte, wasserunlösliche Glycyrrhetinsäure wird in Chloroform gelöst, durch DC von störenden Begleitstoffen getrennt und photometrisch bestimmt.

Durchführung

Geräte und Hilfsmittel: 50 ml und 100 ml Rundkolben, Wasserbad, Rückflußkühler, gehärtetes Filter 9 cm Durchmesser, 10 ml Meßkolben, DC-Kammer, UV-Lampe, 25 ml Erlenmeyerkolben mit Schliffstopfen, kleine Glasfritte, Photometer, Quarzküvetten

Chemikalien: 1 N Salzsäure, Dioxan R, Chloroform R, Methanol R, Glycyrrhizinsäure CRS, Ethanol wasserfrei R, Ammoniak-Lösung 1,7% (m/V), Ethylacetat R

Bestimmung: *Untersuchungslösung*: 1,00 g pulverisierte Droge (180) wird im 100 ml Rundkolben mit 25 ml Salzsäure und 2,5 ml Dioxan versetzt und 2 h am Wasserbad unter Rückfluß erhitzt.

Nach Abkühlen wird durch ein gehärtetes Filter filtriert und das Filtrat verworfen. Rundkolben und Filter werden fünfmal mit 20 ml Wasser gewaschen und anschließend 20 min bei 105 °C getrocknet. Das Filter wird in den Kolben eingebracht und mit 50 ml Chloroform 5 min unter Rückfluß erhitzt. Die warme Chloroform-Lösung wird in ein Becherglas filtriert und die Extraktion noch zweimal mit je 25 ml Chloroform in gleicher Weise wiederholt, wobei die Chloroform-Lösung jedesmal durch dasselbe Filter filtriert wird. Dieses Filter wird erneut mit 25 ml Chloroform durch Kochen unter Rückfluß extrahiert und durch ein neues Filter filtriert. Die vereinigten Chloroformauszüge werden in einem 50 ml Rundkolben zur Trockne eingeengt und der Rückstand quantitativ mit einer Chloroform-Methanol-Mischung (1+1) in einen 10 ml Meßkolben überführt. Das Becherglas wird zweimal mit je 10 ml Chloroform gespült und das Chloroform auf 2 ml eingeengt. Diese Lösung wird ebenfalls in den Meßkolben überführt und mit Chloroform-Methanol-Mischung (1+1) auf 10,0 ml aufgefüllt.

Chromatographische Bedingungen:

Referenzlösung: 50,0 mg Glycyrrhizinsäure in einem 100 ml Rundkolben mit
25 ml Salzsäure und 2,5 ml Dioxan 2 h unter Rückfluß am Wasserbad erhitzen (weiter wie bei Herstellung der Untersuchungslösung, 2. Absatz).

DC-Fertigplatte: Kieselgel GF$_{254}$

Fließmittel: Ethanol + Ammoniak-Lösung + Ethylacetat (13+27+60)
schütteln, 5 min stehen lassen, Oberphase (evtl. trüb) zur Chromatographie verwenden.

Auftragemenge: zweimal je 60 µl Untersuchungs- und Referenzlösung quantitativ und getrennt bandförmig (20 mm), wobei ein Teil der Platte von Banden frei bleibt.

Laufhöhe: zweimal 15 cm, nach jeder Entwicklung wird die Platte luftgetrocknet.

Bestimmung - Fortsetzung: Die im UV 254 erkennbaren Zonen der Glycyrrhetinsäure werden als Rechtecke markiert, möglichst vollständig abgeschabt, getrennt in 25 ml Erlenmeyerkolben mit Schliffstopfen überführt und jeweils mit 5 ml Ethanol 15 min geschüttelt. Jede Lösung wird durch eine kleine Glasfritte in einen 10 ml Meßkolben filtriert, die Schicht auf der Fritte mit etwas Ethanol gewaschen und die Lösung auf 10,0 ml mit Ethanol aufgefüllt.

Blindprobe: Von dem Plattenteil, der frei von Startzonen blieb, wird ein gleich großes Rechteck Adsorbens herausgeschabt und wie oben behandelt.

Die Absorption der Lösung wird bei 250 nm gegen die Blindlösung gemessen.

Auswertung

Der Prozentgehalt an Glycyrrhizinsäure wird errechnet nach der Formel:

$$\% \text{ Glycyrrhizinsäure} = \frac{A_1 \cdot e_2}{A_2 \cdot e_1} \cdot C$$

A_1 = Absorption der Untersuchungslösung
A_2 = Absorption der Referenzlösung
C = Gehalt der Glycyrrhizinsäure CRS in g
e_1 = Einwaage der Droge in g
e_2 = Einwaage der Glycyrrhizinsäure CRS in g

12. Photometrische Bestimmung der Ginsenoside in Ginsengwurzel (Ginseng radix)

Literatur: DAB 9 Kommentar Bd 2 S.1772

Prinzip

Mit Methanol werden die Ginsenoside aus der Droge extrahiert, durch Ausschütteln von störenden Begleitstoffen abgetrennt und nach Reaktion mit Säurereagenz photometrisch bestimmt.

Durchführung

Geräte und Hilfsmittel: 250 ml Rundkolben, Wasserbad, Rückflußkühler, Zentrifuge, Rotationsverdampfer, 250 ml Schütteltrichter, Filter, Glastrichter, Reagenzglas mit Schliffstopfen, Photometer, Küvetten

Chemikalien: Methanol 50%, Polydimethylsiloxan R, Siedesteine, 0,1 N Salzsäure, Chloroform R, 1-Butanol R, Essigsäure 98% R, Schwefelsäure 96% R

Säure-Reagenz RN: 50,0 ml Essigsäure unter Schütteln und Wasserkühlung vorsichtig mit 50,0 ml Schwefelsäure mischen, erkaltete Mischung schütteln, 2 h stehen lassen (Mischung muß farblos sein!).

Bestimmung

1,00 g pulverisierte Droge (500) wird in einem 250 ml Rundkolben mit 70,0 g Methanol (50%), 0,1 ml Polydimethylsiloxan (Entschäumer) und einigen Siedesteinen versetzt und der Kolben genau gewogen. Die Mischung wird 1 h am Wasserbad unter Rückfluß gekocht, nach dem Abkühlen mit Methanol (50%) auf das ürsprüngliche Gewicht ergänzt und durch Zentrifugation vom Rückstand getrennt. Der abgetrennte Überstand wird genau gewogen und bei max. 60 °C im Vakuum zur Trockne eingeengt. Der Rückstand wird in 20,0 ml Salzsäure gelöst, in einen 250 ml Schütteltrichter überführt, der Kolben zweimal mit je 5,0 ml Salzsäure nachgespühlt und die vereinigten salzsauren Lösungen dreimal mit je 70,0 ml Oberphase der Mischung: Chloroform + Salzsäure + 1-Butanol (30+90+180) ausgeschüttelt. Nach jeder Ausschüttelung muß die Absetzzeit mindestens 15 min betragen! Die salzsauren Unterphasen werden verworfen. Die organische Oberphase wird bei max. 60 °C im Vakuum zur Trockne eingeengt, der Rückstand in 50,0 ml Essigsäure gelöst und die Lösung filtriert. Die ersten 20 ml des Filtrats werden verworfen.

1,0 ml des essigsauren Filtrats wird in ein Reagenzglas mit Schliffstopfen gebracht und mit 4,0 ml Säure-Reagenz versetzt. Als Kompensationsflüssigkeit wird 1,0 ml Essigsäure mit 4,0 ml Säure-Reagenz versetzt. Beide Reagenzgläser werden gut verschlossen geschüttelt und 25 min in einem genau temperierten Wasserbad von 60 °C erwärmt. Nach Abkühlen unter fließendem Wasser auf Raumtemperatur wird sofort die Rotfärbung der Untersuchungslösung bei 520 nm gegen die Kompensationsflüssigkeit gemessen.

Auswertung

Prozentgehalt der Ginsenoside:

$$\% \text{ Ginsenoside} = \frac{301{,}7 \cdot A}{e_1 \cdot e_2}$$

A = gemessene Absorption
e_1 = Masse des Zentrifugats in g
e_2 = Gesamteinwaage pulverisierte Droge in g

Anthrachinonglykoside

Die in der Natur vorkommenden Hydroxyverbindungen des Anthrachinons, des Anthrons und des Anthranols und die durch oxidative Kupplung gebildeten Dimeren liegen in der Mehrzahl als Glykoside oder als Methoxymethyl-, Hydroxymethyl- oder Carboxymethylderivate vor. Die gelb gefärbten tautomeren Anthrone bzw. Anthranole sind nur in glykosidischer Form stabil. Die Glykoside können als Mono- oder Bis-O-glykoside vorliegen. Daneben existieren auch C- Glykoside vom Typ des Aloins. Allgemein sind unter den Zuckerkomponenten Glucose und Rhamnose vorherrschend, die verzweigtkettige Apiose kommt in Frangulinen und Glucofrangulinen vor.

Interessanterweise finden sich in niederen Organismen (Pilzen) fast ausschließlich freie Anthracenderivate. In den Zellen der höheren Pflanzen sind die glykosylierten Verbindungen vorherrschend. Die in lebenden Zellen vermutlich überwiegenden Anthron/Anthranolglykoside gehen bei Trocknungs- und Konservierungsprozessen unter Einfluß des Luftsauerstoffs in die Dianthron- oder Anthrachinonderivate über. Hierbei wird ein Teil der Glykoside gespalten.

Formelbeispiele in alphabetischer Reihenfolge

Aloe-Emodin

Aloesin B

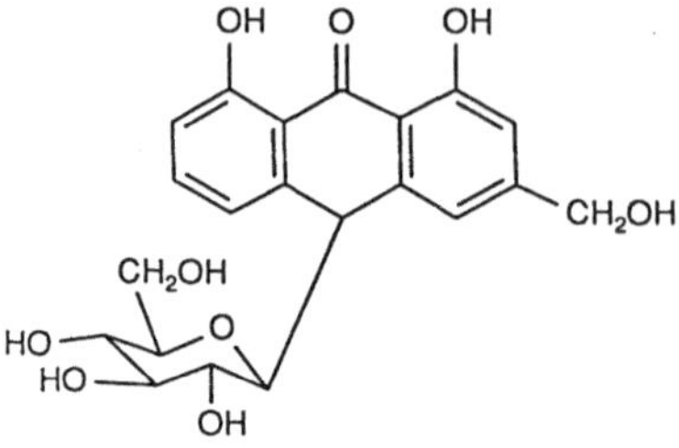

Aloin

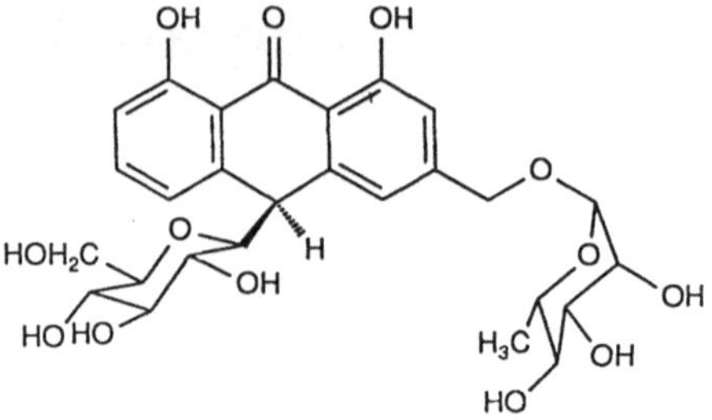

Aloinosid A

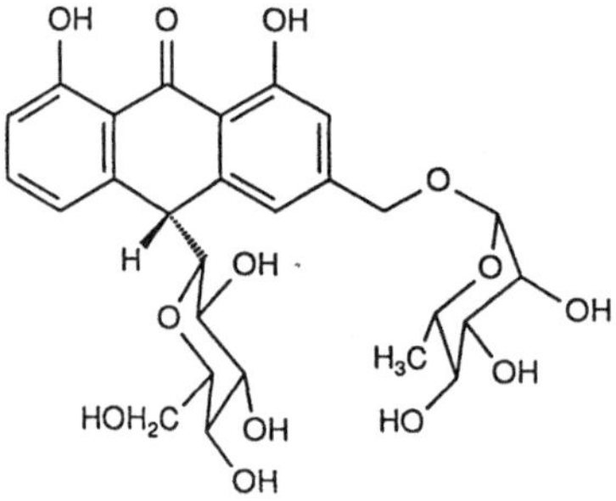

Aloinosid B

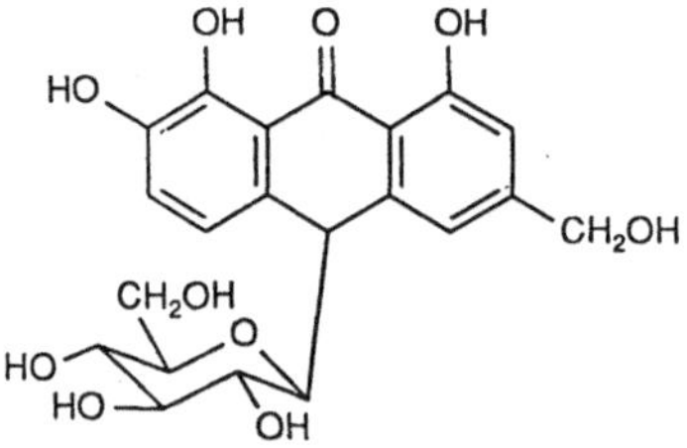

7-Hydroxy-Aloin

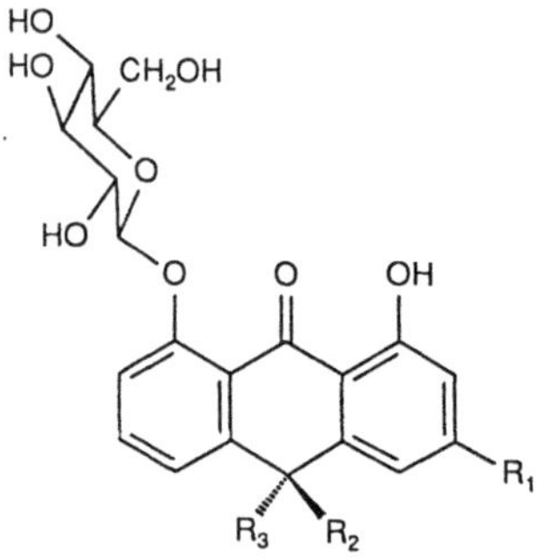

Cascaroside A, B, C, D

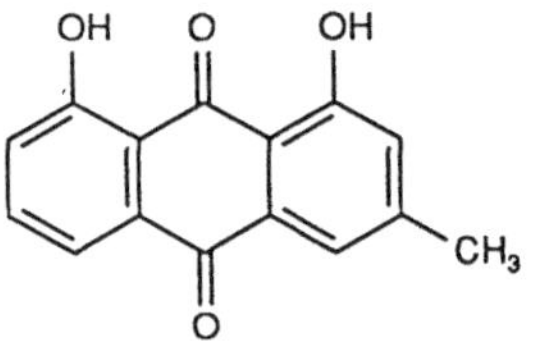

Chrysophanol

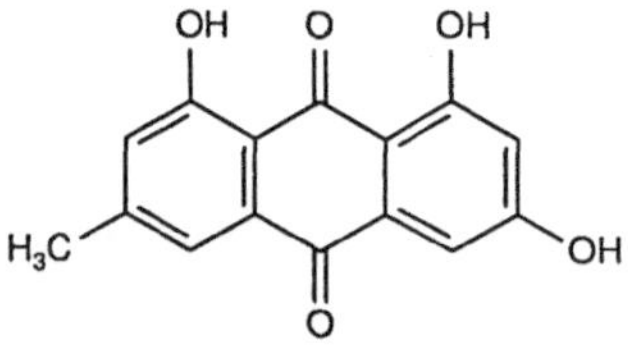

Emodin

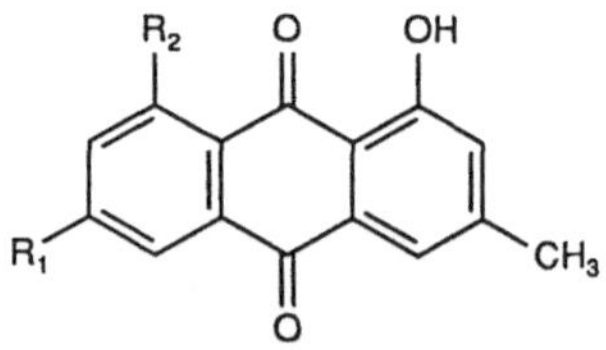

Frangulin A, B
Glucofrangulin A, B

Hypericin

Physcion

Rhein

Rhein-8-glucosid

Sennoside A, C

Sennosid A: R = -COOH
Sennosid C: R = -·CH₂OH

Sennoside B, D

Sennosid B: R = -COOH
Sennosid D: R = -·CH₂OH

Allgemeine Nachweise von Anthrachinonglykosiden in Drogen

Literatur: Wichtl M (1971) Die pharmakognostisch-chemische Analyse, Akademische Verlagsgesellschaft Frankfurt/M.
DAB 9 Kommentar Bd 1

Bornträger-Reaktion

Prinzip

Nach hydrolytischer Spaltung der Anthrachinonglykoside werden die Aglyka mit Ether ausgeschüttelt und durch Rotfärbung auf Zusatz von Alkalien nachgewiesen.

Durchführung

Geräte und Hilfsmittel: Erlenmeyerkolben, Wasserbad, Schütteltrichter

Chemikalien: Salzsäure 7% R, Ether R, Ammoniak-Lösung 10% R

Bestimmung: *Anthrachinone*: Etwa 50 mg pulverisierte Droge wird mit 25 ml Salzsäure 15 min am Wasserbad erhitzt. Nach dem Abkühlen wird die Lösung mit 20 ml Ether ausgeschüttelt und die Etherphase mit 10 ml Ammoniak-Lösung ausgeschüttelt.

Anthrone: Die Ammoniak-Phase wird abgetrennt und 2 min auf dem Wasserbad erhitzt.

Auswertung

Anthrachinone: Die ammoniakalisch-wäßrige Phase färbt sich in Gegenwart von 1,8-Dihydroxyanthrachinonderivaten intensiv rot.

Anthrone und Dianthrone: (z.B. Sennoside) Die ammoniakalisch-wäßrige Phase färbt sich gelborange. Erst nach Erhitzen dieser Lösung werden die Anthrone durch Luftsauerstoff zu Anthrachinonen oxidiert und reagieren ebenfalls zu roten Farbprodukten.

Shouteten-Reaktion

Prinzip

Mit Wasser werden die Anthronderivate aus der Droge extrahiert, mit Talkum von störenden Begleitsubstanzen befreit und nach Reaktion mit Natriumtetraborat durch Fluoreszenz nachgewiesen.

Durchführung

Geräte und Hilfsmittel: Erlenmeyerkolben, Filter, Glastrichter

Chemikalien: Talkum R, Natriumtetraborat R

Bestimmung: 1 g pulverisierte Droge wird mit 100 ml siedendem Wasser versetzt und geschüttelt. Nach dem Abkühlen wird mit 1 g Talkum versetzt und filtriert. 0,25 g Natriumtetraborat wird unter Erwärmen in 20 ml Filtrat gelöst. 2 ml dieser Lösung werden in 20 ml Wasser gegossen.

Auswertung

In Gegenwart von Anthronen färbt sich die wäßrige Lösung gelblich grün und fluoresziert im UV 365 grün.

1. DC-Nachweis der Anthrachinonglykoside in Rhabarberwurzel (Rhei radix)

Literatur: DAB 9 Kommentar Bd 3 S.2969 und Bd 4 S.4335

Prinzip

Nach Hydrolyse der Anthrachinonglykoside werden die Aglyka mit Ether ausgeschüttelt und nach Trennung durch DC mit der Bornträger-Reaktion nachgewiesen.

Durchführung

Geräte und Hilfsmittel: Erlenmeyerkolben, Wasserbad, Schütteltrichter, Filter, Glastrichter, DC-Kammer, UV-Lampe

Chemikalien: Salzsäure 36 % R, Ether R, Natriumsulfat wasserfrei R, Emodin R, Ameisensäure wasserfrei R, Ethylacetat R, Petrolether R, Ammoniak konzentriert

Bestimmung: *Untersuchungslösung*: 50 mg pulverisierte Droge (180) wird 15 min im Wasserbad mit einer Mischung von 1 ml Salzsäure und 30 ml Wasser erhitzt. Nach dem Abkühlen wird mit 25 ml Ether ausgeschüttelt, die Etherphase über Natriumsulfat getrocknet und filtriert. Nach Eindampfen der Etherphase zur Trockne wird der Rückstand in 0,5 ml Ether gelöst.

Chromatographische Bedingungen:
Referenzlösung: 5 mg Emodin in 5 ml Ether lösen.
DC-Fertigplatte: Kieselgel G R

Fließmittel: Ameisensäure + Ethylacetat + Petrolether (1+25+75)
Auftragemenge: je 20 µl bandförmig (20 mm)
Laufhöhe: 10 cm

Nachbehandlung: Nach Trocknen an der Luft wird die Platte im UV 365 ausgewertet. Anschließend wird sie in eine mit Ammoniak-Dämpfen gesättigte Kammer gebracht und erneut ausgewertet.

Auswertung

In den Chromatogrammen von Referenz- und Untersuchungslösung ist bei Rf 0,4 die orange fluoreszierende Zone des Emodins zu erkennen. Weitere orange fluoreszierende Zonen sind im Chromatogramm der Untersuchungslösung bei Rf 0,55 (Chrysophanol), Rf 0,50 (Physcion), Rf 0,25 (Rhein) und Rf 0,15 (Aloe-Emodin) zu sehen. Mit Ammoniak-Dämpfen reagieren alle Zonen unter Rotfärbung (Bornträger-Reaktion).

2. DC-Nachweis von Anthrachinonglykosiden in Cascararinde (Rhamni purshianae cortex) und Faulbaumrinde (Frangulae cortex)

Literatur: DAB 9 Kommentar Bd 2 S.1103 und 1685, Bd 4 S.4058

Prinzip

Mit Ethanol werden die Anthrachinonderivate aus der Droge extrahiert und nach Trennung durch DC mit der Bornträger-Reaktion nachgewiesen werden.

Durchführung

Geräte und Hilfsmittel: Erlenmeyerkolben, Zentrifuge, Zentrifugenbecher, DC-Kammer, UV-Lampe

Chemikalien: Ethanol 70% RN, Aloin R, Nitrosodimethylanilin R, Pyridin R, Kaliumhydroxid R

Bestimmung: 0,5 g pulverisierte Droge (180) wird mit 5 ml Ethanol zum Sieden erhitzt. Nach dem Abkühlen und Abzentrifugieren wird die überstehende Flüssigkeit sofort dekantiert und zur Chromatographie verwendet.

Chromatographische Bedingungen:
Referenzlösung 1: 20 mg Aloin in Ethanol zu 10 ml lösen *(für Cascararinde)*
Referenzlösung 2: je 10 mg Frangulin A und B in 10 ml Ethanol lösen. *(für Faulbaumrinde)*
DC-Fertigplatte: Kieselgel G R
Fließmittel: Wasser + Methanol + Ethylacetat (13+17+100)

Auftragemenge: je 10 µl bandförmig (20 mm)
Laufhöhe: 10 cm
Sprühreagenz 1: Nitrosodimethylanilin in Pyridin 0,1 g/100 ml
Sprühreagenz 2: Kaliumhydroxid-Lösung 5 g/100 ml Ethanol 50%

Nachbehandlung: Das DC wird 5 min an der Luft getrocknet, anschließend mit Sprühreagenz 1 besprüht und ausgewertet.

Danach wird mit Sprühreagenz 2 besprüht, 15 min auf 100–105 °C erhitzt und sofort ausgewertet.

Auswertung

Mit Sprühreagenz 1 reagieren die Anthrone zu graublauen Farbprodukten. In einer einwandfreien Droge darf diese Reaktion nicht positiv ausfallen.

Cascararinde: Nach Reaktion mit Sprühreagenz 2 ist im Chromatogramm der Referenzlösung etwa in der Mitte die rötlichbraune Zone des Aloins zu erkennen, die im UV 365 intensiv gelbbraun fluoresziert.

Das Chromatogramm der Untersuchungslösung weist mehrere Zonen gleicher Fluoreszenz ober- und unterhalb der des Aloins auf, die Zonen der Cascaroside. Weitere im Tageslicht rotbraune Zonen sind im Chromatogramm der Untersuchungslösung zu sehen, die aber noch keinen Substanzen zugeordnet werden können.

Faulbaumrinde: Die Chromatogramme der Referenz- und der Untersuchungslösung zeigen die roten Zonen der Franguline A und B als Doppelzone bei Rf 0,8. Im Chromatogramm der Untersuchungslösung sind die ebenfalls roten Zonen der Glucofranguline A und B bei Rf 0,25 und 0,35 zu erkennen.

Im UV 365 dürfen keine intensiv gelben oder blaue Fluoreszenzen zu sehen sein, die auf Verunreinigung durch Rhamnusarten hinwiesen.

3. DC-Nachweis der Anthrachinonglykoside in Curaçao-Aloe (Aloe barbadensis) und Kap-Aloe (Aloe capensis)

Literatur: DAB 9 Kommentar Bd 2 S.785 und 790
Grün M (1981) Dissertation Universität Regensburg

Prinzip

Mit Methanol werden die Anthrachinonderivate aus der Droge extrahiert und nach Trennung durch DC mit Bornträger-Reaktion nachgewiesen

Durchführung

Geräte und Hilfsmittel: Erlenmeyerkolben, Wasserbad, DC-Kammer, UV-Lampe

Chemikalien: Methanol R, Aloin R, Ethylacetat R, Chloroform R, Kaliumhydroxid R

Bestimmung: 0,5 g pulverisierte Droge wird mit 20 ml Methanol im Wasserbad zum Sieden erhitzt, einige min geschüttelt und nach Absetzen die überstehende Flüssigkeit abdekantiert. (Bei 4 °C max. 24 h haltbar!)

Chromatographische Bedingungen:
Referenzlösung: 50 mg Aloin in Methanol zu 10 ml lösen.
DC-Fertigplatte: Kieselgel G R
Fließmittel 1: Wasser + Methanol + Ethylacetat (13+17+100)
Fließmittel 2: Chloroform + Methanol (1+1)
Auftragemenge: je 5 µl bandförmig (20 mm)
Laufhöhe: 10 cm
Sprühreagenz: methanolische Kaliumhydroxid-Lösung 10 g/100 ml

Nachbehandlung: Nach Trocknen an der Luft wird die Platte mit Sprühreagenz besprüht und bei UV 365 ausgewertet. Anschließend wird 5 min auf 110 °C erhitzt und erneut ausgewertet.

Auswertung

In Fließmittel 2 erreichen die Substanzen höhere Rf-Werte als in Fließmittel 1 und sind i.d.R. etwas besser aufgetrennt.

Die Chromatogramme von Referenz- und Untersuchungslösung zeigen in der Mitte die gelb fluoreszierende Zone des Aloins.

Curaçao-Aloe: Im unteren Teil des Chromatogramms der Untersuchungslösung ist die hellblau fluoreszierende Zone des Aloesins zu erkennen.

Nach dem Erwärmen zeigt das Chromatogramm der Untersuchungslösung direkt unterhalb der Aloinzone die violett fluoreszierende Zone des 7-Hydroxyaloins.

Kap-Aloe: Im unteren Teil des Chromatogramms der Untersuchungslösung sind die gelb fluoreszierenden Zonen der Aloinoside A und B sowie die hellblau fluoreszierende Zone des Aloesins zu erkennen. (Nach dem Erwärmen darf hier keine violett fluoreszierende Zone auftreten!)

4. DC-Nachweis der Anthrachinonglykoside in Sennesblättern (Sennae folium)

Literatur: DAB 9 Kommentar Bd 3 S.3110, USP XXI

Prinzip

Mit Ethanol werden die Anthrachinonglykoside aus der Droge extrahiert, durch DC getrennt und auf der DC-Platte nach Hydrolyse und Oxidation durch Bornträger-Reaktion nachgewiesen

Durchführung

Geräte und Hilfsmittel: Erlenmeyerkolben, Zentrifuge, Zentrifugengläser, DC-Kammer, UV-Lampe

Chemikalien: Ethanol 96% R, Sennosid A und B (Roth), Ethylacetat R, 1-Propanol R, Salpetersäure 65% R, Kaliumhydroxid R

Bestimmung: *Untersuchungslösung*: 0,5 g pulverisierte Droge (180) wird mit 5 ml Ethanol-Wasser-Mischung (1+1) zum Sieden erhitzt. Nach dem Zentrifugieren wird die überstehende Flüssigkeit verwendet.

Chromatographische Bedingungen:
Referenzlösung: je 5 mg Sennosid A und B in 1 ml Ethanol-Wasser-Mischung
   (1+1) lösen.
DC-Fertigplatte: Kieselgel G R
Fließmittel: Wasser + Ethylacetat + 1-Propanol (30+40+40)
Auftragemenge: je 10 μl jeder Lösung bandförmig (20 mm)
Laufhöhe: 10 cm
Sprühreagenz 1: 20%ige Lösung von Salpetersäure
Sprühreagenz 2: Kaliumhydroxid-Lösung 5 g/100 ml Ethanol 50%

Nachbehandlung: Die Platte wird an der Luft getrocknet, mit Sprühreagenz 1 besprüht und 10 min auf 120 °C erhitzt. Nach Abkühlen wird mit Sprühreagenz 2 besprüht bis zum Auftreten farbiger Zonen.

Auswertung

Im Chromatogramm der Referenzlösung und der Untersuchungslösung sind die rotbraunen Zonen von Sennosid A (Rf 0,2–0,3) und Sennosid B (Rf 0,1–0,2) zu sehen. Zusätzlich sind im Chromatogramm der Untersuchungslösung oberhalb der Zone des Sennosids A die beiden rotbraunen Zonen von Sennosid D (Rf 0,3–0,4) und Sennosid C (Rf 0,4–0,5) zu erkennen. Zwischen diesen beiden Zonen kann eine rote von Rhein-8-glucosid auftreten.

5. HPLC-Bestimmung der Anthrachinonglykoside in Faulbaum- und Cascararinde (Frangulae und Rhamni purshianae cortex)

Literatur: van den Berg AJJ (1987) Dissertation Universität Utrecht (Niederlande)

Prinzip

Die Anthrachinonglykoside werden mit Methanol aus der Droge extrahiert, zu ihren Hydrochinonaglyka hydrolysiert (und evtl. oxidiert) und diese durch HPLC bestimmt.

Durchführung

Geräte und Hilfsmittel: 250 ml Rundkolben, Rückflußkühler, Rotationsverdampfer, Schütteltrichter, Filter, Glastrichter, 10 ml Meßkolben

Chemikalien: Methanol R, Eisen(III)-chlorid R, Schwefelsäure 96% R, Chloroform R, Natriumsulfat wasserfrei R, Chrysophanol (Chrysophansäure, Roth), Physcion (Roth), Emodin R, Aloe-Emodin (Roth), Rhein RN

Bestimmung: 0,5 g pulverisierte Droge wird mit 100 ml Methanol unter Rückfluß erschöpfend extrahiert, der Extrakt nach Abkühlen filtriert und das Methanol im Vakuum bei 50 °C abgedampft. Dem Rückstand werden 50 ml Wasser und 1,2 g Eisenchlorid zugesetzt und die Mischung 30 min unter Rückfluß erhitzt. Nach dem Abkühlen wird 5 ml Schwefelsäure zugesetzt und weitere 60 min unter Rückfluß erhitzt. Das Reaktionsgemisch wird nach dem Abkühlen viermal mit je 50 ml Chloroform ausgeschüttelt. Die vereinigten Chloroformphasen werden mit 50 ml Wasser gewaschen und über Natriumsulfat getrocknet. Nach Filtration wird das Chloroform im Vakuum bei 50 °C abgedampft und der Rückstand mit Ethanol-Chloroform-Mischung (1+1) in einen 10 ml Meßkolben gespült und auf 10,0 ml aufgefüllt.

Chromatographische Bedingungen:

Referenzlösung: je 5 mg Chrysophanol, Physcion, Emodin, Aloe-Emodin und Rhein in 100 ml Chloroform-Methanol-Mischung (1+1) lösen.
Säule: Spherisorb 5 ODS (25 cm *L*, 4,6 mm *ID*)
Eluens: Methanol + Wasser (81,5+18,5) mit 2,5% Ameisensäure
Detektion: 430 nm
Flußrate: 1,2 ml/min
Einspritzmenge: 20 µl

Auswertung

Die Anthrachinone werden in der Reihenfolge Aloe-Emodin, Rhein, Emodin, Chrysophanol und Physcion eluiert. Durch Vergleich der Retentionszeiten können die Aglyka qualitativ und durch Vergleich der Peakflächen nach der Methode des externen Standards quantitativ ermittelt werden.

6. HPLC-Bestimmung von Aloin in Kap-Aloe (Aloe capensis)

Literatur: Grün M (1981) Dissertation Universität Regensburg
Grün M, Franz G (1979) Pharmazie 34:669

Prinzip

Mit Methanol werden die Aloine aus der Droge extrahiert, durch Ausschütteln mit Tetrachlorkohlenstoff von lipophilen Begleitstoffen befreit, über RP 18 Säule vorgereinigt und nach Konzentrieren zur HPLC verwendet.

Durchführung

Geräte und Hilfsmittel: Sorvall Omnimixer, Filter, Glastrichter, 50 ml Rundkolben, Rotationsverdampfer, Schütteltrichter, Erlenmeyerkolben, 0,8 g Lichroprep RP 18 Säule 25–40 mm (50 mm L, 10 mm ID), Membranfilter Sartorius Type SM (Porengröße 0,45)

Chemikalien: Methanol R, 1 N Salzsäure, Tetrachlorkohlenstoff R, Ethylacetat R, Natriumsulfat wasserfrei R, Aloin R

Bestimmung: 1 g Droge wird 5 min im Omnimixer (Sorvall) mit 15 ml Methanol extrahiert, der Extrakt filtriert, das Filter mit 5 ml Methanol nachgewaschen. Die vereinigten methanolischen Lösungen werden im Vakuum bei max. 40 °C zur Trockne eingedampft. Der Rückstand wird in 10 ml Wasser und 0,2 ml 1 N Salzsäure aufgenommen und durch dreimaliges Ausschütteln mit je 10 ml Tetrachlorkohlenstoff gewaschen. Durch viermaliges Ausschütteln mit je 12 ml Ethylacetat werden die Aloine aus der Wasserphase extrahiert, die Ethylacetatphasen über Natriumsulfat getrocknet und filtriert. Das Filtrat wird im Vakuum zur Trockne eingedampft, der Rückstand in 0,5 ml Methanol gelöst und über eine Lichroprep RP 18 Säule vorgereinigt. Die Aloine werden mit 2,5 ml Methanol eluiert. Das Eluat wird durch ein Membranfilter filtriert, zur Trockne im Vakuum eingedampft und in 1,0 ml Eluens gelöst.

Chromatographische Bedingungen:
Referenzlösung: 0,2 g Aloin in 1,0 ml Eluens lösen
Säule: Lichrosorb RP 18   7 μm (250 mm L, 4 mm ID)

Eluens: Methanol + Wasser (45+55)
Detektion: 360 nm
Flußrate: 2 ml/min
Einspritzmenge: 20 µl

Auswertung

Durch Vergleich der Retentionszeiten der Peaks in Untersuchungs- und Referenzlösung kann Aloin identifiziert und über die Methode des externen Standards bestimmt werden.

7. HPLC-Bestimmung von Hypericin in Johanniskraut (Hyperici herba)

Literatur: Freytag WE (1984) DAZ 124(46):2383–2386

Prinzip

Durch Soxhlet-Extraktion mit Methanol wird das Hypericin aus der Droge isoliert und durch HPLC mit externem Standard bestimmt.

Durchführung

Geräte und Hilfsmittel: Soxhlet-Apparatur, 250 ml Rundkolben, 100 ml Meßkolben

Chemikalien: Methanol R, Hypericin (Roth), Pyridin R, Ethylacetat R, Natriumdihydrogenphosphat R

Bestimmung: 2,0 g pulverisierte Droge wird in 4 h mit ca. 80 ml Methanol am Soxhlet extrahiert. Der Extrakt wird in einen 100 ml Meßkolben überführt und zur Marke aufgefüllt.

Chromatographische Bedingungen:
Referenzlösung: 2 mg Hypericin in 1 ml Pyridin lösen, mit Methanol ad 100,0 ml auffüllen.
Säule: Lichrosorb RP18, 5 µm (250 mm *L*, 4 mm *ID*)
Eluens: Methanol (317 g) + Ethylacetat (90 g) + 0,1 M Natriumdihydrogen-phosphat-Lösung pH 2,1 (57 g)
Detektion: 590 nm
Flußrate: 0,8 ml/min
Einspritzmenge: 20 µl

Auswertung

Die Identifizierung des Hypericins ist möglich durch Vergleich der Retentionszeiten in Referenz- und Untersuchungslösung, seine Quantifizierung nach der Methode des externen Standards.

8. Photometrische Bestimmung der Anthrachinonglykoside in Rhabarberwurzel (Rhei radix)

Literatur: DAB 9 Kommentar Bd 3 S.2969 und Bd 4 S.4335

(ähnlich Sennesblätter)

Prinzip

Mit heißem Wasser werden die Anthrachinonglykoside aus der Droge extrahiert, die Dianthrone, Anthrone und Glykoside werden mit Eisen(III)-chlorid zu Anthrachinonderivaten oxidiert und mit der modifizierten Bornträger Reaktion photometrisch bestimmt.

Durchführung

Geräte und Hilfsmittel: 100 ml Rundkolben, Wasserbad, Rückflußkühler, Zentrifuge und Zentrifugenbecher, Schütteltrichter, Watte, Glastrichter, 100 ml Meßkolben, Küvetten

Chemikalien: Natriumhydrogencarbonat R, Eisen(III)-chlorid-Lösung 10,5 g/100 ml, Salzsäure 36 %, Ether R, Methanol R, methanolische Magnesiumacetat-Lösung 0,5 g/100 ml

Bestimmung: 0,100 g pulverisierte Droge (180) wird in einem Rundkolben mit 30,0 ml Wasser gemischt. Der Kolben wird gewogen, sein Inhalt 15 min im Wasserbad unter Rückfluß erhitzt und nach dem Abkühlen mit 50 mg Natriumhydrogencarbonat versetzt. Mit Wasser wird auf das ursprüngliche Gewicht aufgefüllt und zentrifugiert. 10,0 ml des Überstandes werden in einem Rundkolben mit 20 ml Eisen(III)-chlorid-Lösung versetzt und 20 min im Wasserbad unter Rückfluß erhitzt. Anschließend wird 1 ml Salzsäure zugesetzt und weitere 20 min unter häufigem Umschütteln erhitzt. Nach dem Abkühlen wird die Mischung in einem Schütteltrichter dreimal mit je 25 ml Ether (zuvor Kolben damit spülen) ausgeschüttelt. Die vereinigten Etherphasen werden zweimal mit je 15 ml Wasser gewaschen. Der Etherextrakt wird durch Watte in einen 100 ml Meßkolben filtriert und mit Ether zur Marke aufgefüllt. 10,0 ml dieser Lösung werden vorsichtig zur Trockne eingedampft. Der Rückstand wird in 10,0 ml methanolischer Magnesiumacetat-Lösung aufgenommen und die Absorption dieser Lösung gegen Methanol bei 515 nm gemessen.

Auswertung

Der Gehalt an Rhein errechnet sich unter Berücksichtigung der spezifischen Absorption A(1%/1cm) von 440 nach der Formel:

$$\% \text{ Rhein} = \frac{A \cdot 300}{440 \cdot e}$$

A = Absorption
e = Einwaage der Droge in g

9. Photometrische Bestimmung der Anthrachinonglykoside in Faulbaumrinde (Frangulae cortex)

Literatur: DAB 9 Kommentar Bd 2 S.1684 und Bd 4 S.4058

Prinzip

Mit Methanol werden die Anthrachinonderivate aus der Droge extrahiert und mit Petrolether eventuell mitextrahierte Aglyka entfernt. Mit Eisen-(III)-chlorid werden Anthrone und Dianthrone zu Anthrachinonen oxidiert und mit Salzsäure die Anthrachinonglykoside hydrolysiert. Die Aglyka werden mit Ether ausgeschüttelt und als Magnesiumchelate (in Analogie zur Bornträger Reaktion) photometrisch bestimmt.

Durchführung

Geräte und Hilfsmittel: 100 ml Rundkolben, Rückflußkühler, Wasserbad, Filter, Glastrichter, Schütteltrichter, 100 ml Meßkolben, 200 ml Rundkolben, Küvetten

Chemikalien: Methanol 70%, Salzsäure 36% R, Petrolether R, Ether R, Natriumcarbonat-Lösung 5 g/100 ml, Eisen(III)-chlorid-Lösung 20 g/100 ml, methanolische Magnesiumacetat-Lösung 0,5 g/100 ml

Bestimmung: 0,250 g pulverisierte Droge (180) werden in einen Rundkolben eingewogen, mit 25,0 ml Methanol gemischt, der Kolben erneut gewogen und 15 min am Wasserbad unter Rückfluß gekocht. Nach dem Abkühlen wird wieder gewogen, mit Methanol auf das ursprüngliche Gewicht aufgefüllt und filtriert. 5,0 ml Filtrat werden in einem Schütteltrichter mit 50 ml Wasser und 0,1 ml Salzsäure versetzt und dreimal mit je 20 ml Petrolether ausgeschüttelt. Die wäßrige Phase wird in einen 100 ml Meßkolben gegeben. Die vereinigten Petroletherphasen werden zweimal mit je 15 ml Wasser nachgewaschen und diese wäßrigen Phasen ebenfalls in den Meßkolben gegeben. Nach Zugabe von 5 ml Natriumcarbonat-Lösung wird auf 100,0 ml aufgefüllt. 40,0 ml dieser Lösung werden in einem Rundkolben mit 20 ml Eisen(III)-chlorid-Lösung 20 min auf dem Wasserbad (Wasserspiegel oberhalb der Flüssigkeit im Kolben!) unter Rückfluß erhitzt. Nach Zugabe von 2 ml Salzsäure wird erneut 20 min unter häufigem Schütteln erhitzt, bis der Niederschlag gelöst ist. Nach dem Abkühlen wird die Mischung in einem Schütteltrichter dreimal mit je 25 ml Ether ausgeschüttelt, zuvor Kolben mit diesem Ether ausspülen! Die vereinigten Etherphasen werden zweimal mit je 15 ml Wasser gewaschen und mit Ether auf 100,0 ml verdünnt. 20,0 ml dieser Lösung werden vorsichtig zur Trockne eingedampft. Der Rückstand wird in 10,0 ml methanolischer Magnesiumacetat-Lösung gelöst.

Die Absorption dieser Lösung wird bei 515 nm gegen Methanol gemessen.

Auswertung

Der Gehalt an Glucofrangulin errechnet sich nach folgender Formel:

$$\% \text{ Glucofrangulin} = \frac{A \cdot 3{,}25}{e}$$

A = gemessene Absorption bei 515 nm
e = Einwaage der Droge in g

10. Photometrische Bestimmung der Anthrachinonderivate in Cascararinde (Rhamni purshianae cortex)

Literatur: DAB 9 Kommentar Bd 2 S.1103; USP XXI

Prinzip

Die Droge wird mit heißem Wasser extrahiert und nach Ansäuern die Aglyka durch Ausschütteln mit Tetrachlorkohlenstoff abgetrennt. Mit Ethylacetat werden die Aloine und O-Glykoside extrahiert, mit Eisen(III)-chlorid oxidiert und die gebildeten Anthrachinone nach Reinigungsschritten mit einer modifizierten Bornträger Reaktion photometrisch bestimmt.

Die Cascaroside (stark polar) bleiben in der wäßrigen Phase zurück und werden in derselben Weise getrennt bestimmt.

Durchführung

Geräte und Hilfsmittel: Erlenmeyerkolben, Rührer, 100 ml und 50 ml Meßkolben, Filter, Glastrichter, Schütteltrichter, 100 ml Rundkolben, Wasserbad, Rückflußkühler, Küvetten

Chemikalien: 1 N Salzsäure, Tetrachlorkohlenstoff R, Ethylacetat R (mit Wasser gesättigt), Methanol R, Eisen(III)-chlorid R, Salzsäure 36% R, 1 N Natriumhydroxid-Lösung, methanolische Magnesiumacetat-Lösung 0,5 g/100 ml

Bestimmung: 1,00 g pulverisierte Droge (180) wird unter Rühren in 100 ml siedendes Wasser gegeben und 5 min weitererhitzt. Nach dem Abkühlen wird mit Wasser zu 100,0 ml ergänzt, gut geschüttelt und filtriert. 10,0 ml Filtrat wird in einem Schütteltrichter mit 0,1 ml 1 N Salzsäure versetzt und zweimal mit je 20 ml Tetrachlorkohlenstoff ausgeschüttelt. Die vereinigten organischen Phasen werden mit 5 ml Wasser gewaschen, das Waschwasser mit der wäßrigen Phase vereinigt und viermal mit je 30 ml Ethylacetat ausgeschüttelt. Nach klarer Phasentrennung wird die *wäßrige Phase A* zur Gehaltsbestimmung der *Cascaroside* und werden die vereinigten *organischen Phasen A* zu der der *Hydroxyanthracen-Glykoside* verwendet.

Hydroxyanthracen-Glykoside (ohne Cascaroside): Die vereinigten *organischen Phasen A* werden bis fast zur Trockne eingeengt. Der Rückstand wird in 0,3–0,5 ml Methanol gelöst und unter Nachspülen mit warmem Wasser in einen 50 ml Meßkolben überführt. Nach dem Abkühlen wird mit Wasser auf 50,0 ml aufgefüllt. 20,0 ml dieser Lösung werden in einem Rundkolben mit 2 g Eisen(III)-chlorid und 12 ml Salzsäure (36%) versetzt und in einem Wasserbad (Wasseroberfläche über Kolbenflüssigkeit) unter Rückfluß 4 h erhitzt. Nach dem Abkühlen wird die Lösung in einen Schütteltrichter gebracht, der Kolben mit 3–4 ml Natriumhydroxid-Lösung und anschließend mit 3–4 ml Wasser gewaschen und das Waschwasser ebenfalls in den Schütteltrichter gegeben. Mit je 30 ml Tetrachlorkohlenstoff wird dreimal ausgeschüttelt, die vereinigten organischen Auszüge zweimal mit je 10 ml Wasser gewaschen, das verworfen wird. Die organische Phase wird mit Tetrachlorkohlenstoff auf 100,0 ml aufgefüllt. 20,0 ml dieser Lösung werden vorsichtig zur Trockne eingeengt. Der Rückstand wird in 10,0 ml methanolischer Magnesiumacetat-Lösung gelöst. Die Absorption wird gegen Methanol bei 515 nm und bei 440 nm (störende mitextrahierte Flavonoide) gemessen.

Auswertung

Der Gehalt, berechnet als Cascarosid A wird unter Zugrundelegung einer spezifischen Absorption von 169 ermittelt nach folgender Formel:

$$\% \text{ Cascarosid} = \frac{A \cdot 1250}{169 \cdot e}$$

A = gemessene Absorption bei 515 nm
e = Einwaage der Droge in g

Das Verhältnis der Absorption bei 515 nm zu der bei 440 nm muß kleiner als 2,6 sein, andernfalls muß die Gehaltsbestimmung wiederholt werden.

Bestimmung: *Cascaroside*: Die *wäßrige Phase A* wird mit Wasser zu: 50,0 ml ergänzt. 20,0 ml dieser Lösung werden wie *Hydroxyanthracen-Glykoside (ohne Cascaroside)* behandelt.

Auswertung

wie oben.: Hier muß das Verhältnis zwischen der Absorption bei 515 nm und der bei 440 nm kleiner als 2,7 sein.

11. Photometrische Bestimmung der Anthrachinonderivate in Curaçao Aloe (Aloe barbadensis) und Kap-Aloe (Aloe capensis)

Literatur: DAB 9 Kommentar Bd 2 S.785 und 790

Prinzip

Mit Methanol und Wasser wird die Droge in Lösung gebracht. Aloin und andere Anthrone werden mit Eisen(III)-chlorid und Salzsäure zu Anthrachinonderivaten oxidiert, mit organischem Lösungsmittel ausgeschüttelt und nach modifizierter Bornträger Reaktion photometrisch bestimmt.

Durchführung

Geräte und Hilfsmittel: 250 ml Erlenmeyerkolben, 1000 ml und 100 ml Meßkolben, Filter, Glastrichter, 100 ml Rundkolben, Wasserbad, Rückflußkühler, Schütteltrichter, Küvetten

Chemikalien: Methanol R, Eisen(III)-chlorid-Lösung 60 g/100 ml, Salzsäure 36% R, 1 N Natriumhydroxid-Lösung, Tetrachlorkohlenstoff R, methanolische Magnesiumacetat-Lösung 0,5 g/100 ml

Bestimmung: 0,300 g pulverisierte Curaçao-Aloe bzw. 0,400 g Kap Aloe (180) wird in einem Erlenmeyerkolben mit 2 ml Methanol befeuchtet und nach Zusatz von 5 ml Wasser von ca. 60 °C gut gemischt. Die Mischung wird mit weiteren 75 ml Wasser von etwa 60 °C versetzt und 30 min geschüttelt. Nach dem Abkühlen wird in einen 1000 ml Meßkolben filtriert, Kolben und Filter werden mit 20 ml Wasser gewaschen und die vereinigten wäßrigen Lösungen auf 1000,0 ml aufgefüllt. 10,0 ml dieser Lösung werden in einem Rundkolben, der 1 ml Eisen(III)-chlorid-Lösung und 6 ml Salzsäure enthält, 4 h am Wasserbad (Wasserspiegel über der Flüssigkeitsoberfläche im Kolben) unter Rückfluß erhitzt. Nach dem Abkühlen wird die Lösung in einen Schütteltrichter gefüllt, der Kolben nacheinander mit je 4 ml Wasser, Natriumhydroxid-Lösung und Wasser gespült und die Spülflüssigkeiten ebenfalls in den Schütteltrichter gegeben. Mit je 20 ml Tetrachlorkohlenstoff wird dreimal ausgeschüttelt. Die vereinigten organischen Phasen werden zweimal mit je 10 ml Wasser gewaschen. Das Waschwasser wird verworfen. Die organische Phase wird mit Tetrachlorkohlenstoff auf 100,0 ml aufgefüllt. 20,0 ml dieser Lösung werden am Wasserbad vorsichtig zur Trockne eingedampft. Der Rückstand wird in 10,0 ml methanolischer Magnesiumacetat-Lösung gelöst und die Absorption dieser Lösung bei 512 nm gegen Methanol gemessen.

Auswertung

Der Gehalt an wasserfreiem Aloin errechnet sich mit einer spezifischen Absorption des Aloins A(1 %/1cm) von 240 nach der Formel:

$$\% \text{ Aloin} = \frac{A \cdot 5000}{240 \cdot e}$$

A = Absorption
e = Einwaage der Droge in g

12. Photometrische Bestimmung der Anthrachinonglykoside in Sennesblättern (Sennae folium)

Literatur: DAB 9 Kommentar Bd 3 S.3110 (ähnlich Rhabarberwurzel); USP XXI

Prinzip

Mit Wasser werden die Anthrachinonglykoside aus der Droge extrahiert, eventuell vorhandene freie Aglyka durch Chloroform abgetrennt, die Dihydroanthrone mit Eisen(III)-chlorid zu den entsprechenden Anthrachinonderivaten oxidiert und mit der modifizierten Bornträger Reaktion die photometrische Bestimmung durchgeführt.

Durchführung

Geräte und Hilfsmittel: 100 ml Rundkolben, Wasserbad, Rückflußkühler, Zentrifuge und Zentrifugenbecher, Schütteltrichter, 100 ml Meßkolben, Küvetten

Chemikalien: Salzsäure 7 % R und 36 % R, Chloroform R, Natriumhydrogencarbonat R, Eisen(III)-chloridlösung 10,5 g/100 ml, Ether R, Methanol R, methanolischer Magnesiumacetat-Lösung 0,5 g/100 ml

Bestimmung: 0,150 g pulverisierte Droge (180) wird in einem Rundkolben mit 30,0 ml Wasser gemischt, der Kolben gewogen und im Wasserbad 15 min unter Rückfluß erhitzt. Nach dem Abkühlen wird gewogen, mit Wasser auf das ursprüngliche Gewicht ergänzt und zentrifugiert. 20,0 ml des Überstandes werden in einem Schütteltrichter mit 0,1 ml Salzsäure 7% versetzt und dreimal mit je 15 ml Chloroform ausgeschüttelt. Nach Phasentrennung werden die Chloroformphasen verworfen. Die wäßrige Phase wird mit 0,10 g Natriumhydrogencarbonat versetzt, 3 min geschüttelt und zentrifugiert. 10,0 ml des Überstandes werden in einem Rundkolben mit 20 ml Eisen(III)-chloridlösung gemischt und 20 min im Wasserbad (Wasserspiegel oberhalb der Flüssigkeit im Kolben) unter Rückfluß erhitzt. Anschließend wird 1 ml Salzsäure 36% zugesetzt und erneut unter Rückfluß und häufigem Schütteln erhitzt, bis der Niederschlag gelöst ist.

Nach dem Abkühlen wird die Mischung dreimal mit 25 ml Ether ausgeschüttelt (zuvor Kolben mit diesem Ether ausspülen). Die vereinigten Etherauszüge werden zweimal mit je 15 ml Wasser gewaschen und in einem 100 ml Meßkolben mit Ether ad 100,0 ml aufgefüllt. 10,0 ml dieser Lösung werden vorsichtig zur Trockne eingedampft. Der Rückstand wird in 10,0 ml methanolischer Magnesiumacetat-Lösung gelöst und die Absorption dieser Lösung gegen Methanol bei 515 nm gemessen.

Auswertung

Der Gehalt an Sennosiden errechnet sich nach folgender Formel:

$$\% \text{ Sennoside} = \frac{A \cdot 1{,}25}{e}$$

A = Absorption
e = Einwaage der Droge in g

Senfölglykoside

Glucosinolate sind C-substituierte Thioglykoside der Methanthiohydroximsäure-O-sulfate mit Alkyl-, Alkaryl-, Thioalkyl- und verschiedenen heterozyklischen Resten als Substituenten.

Die durch saure und enzymatische Hydrolyse leicht abspaltbaren Aglyka sind instabil und zerfallen bei neutralem pH zu den entsprechenden Isothiocyanaten (Senfölen). Einige dieser Senföle sind ebenfalls instabil und zerfallen leicht unter Bildung der entsprechenden Alkohole und Rhodanide.

Bei saurem pH lagern sich die Aglyka unter Freisetzung von Hydrogensulfat zu Nitriten um.

Die genuinen Glucosinolate sind physiologisch wenig aktiv, während ihre Folgeprodukte, die Senföle schleimhautreizende, flüchtige oder schwerflüchtige, intensiv riechende Verbindungen sind.

In unterschiedlichen Konzentrationen kommen die schwefelhaltigen Glucosinolate u.a. bei Brassicaceen, Tropaeolaceen und Capparidaceen vor.

Formelbeispiele

Allicin

Alliin

1. DC-Nachweis von Alliin und –
nach enzymatischer Reaktion –
von Allicin in Knoblauch
(Allii sativi bulbus)

Literatur: Kappenberg FJ, Glasl H (1990) Pharm. Ztg. Wiss. 135(5):189–193
vgl. auch: Müller B (1989) DAZ 129(46):2500–2504

Prinzip

Es werden zwei verschieden Extraktionsmethoden angewandt: In der ersten wird die Alliin-Lyase durch Methanol inaktiviert und natives Alliin extrahiert. In der zweiten wird zunächst durch die Alliin-Lyase Alliin zu Allicin umgesetzt und dieses anschließend extrahiert.

Die nach Zentrifugation überstehenden Lösungen werden zur DC-Trennung verwendet und die einzelnen Substanzzonen durch Reaktion mit Ninhydrin nachgewiesen.

Durchführung

Geräte und Hilfsmittel: Ultraschallbad, Zentrifugengläser, Zentrifuge, DC-Kammer

Chemikalien: Methanol R und 80%, Progesteron (Roth), Butanol R, Essigsäure wasserfrei R, Ninhydrin R

Bestimmung: *Untersuchungslösung I*: 100 mg (nach Gefriertrocknung) pulverisiertes Knoblauch wird mit 10,0 ml Methanol (80%) 5 min im Ultraschallbad extrahiert und anschließend 10 min bei 4000 U/min zentrifugiert. Der Überstand wird zur DC verwendet.

Untersuchungslösung II: 100 mg Knoblauchpulver wird mit 2,0 ml Wasser versetzt und bei Raumtemperatur stehengelassen. Nach genau 20 min werden 8,0 ml Methanol zugesetzt (Endkonzentration 80%), 5 min im Ultraschallbad extrahiert und anschließend bei 4000 U/min zentrifugiert.

Chromatographische Bedingungen:
Referenzlösung: Progesteron in Methanol 10 mg/100 ml
DC-Fertigplatte: Kieselgel 60
Fließmittel: Butanol + Essigsäure + Wasser (30+20+10), Zusatz von Ninhydrin 50 mg/100 ml
Auftragemenge: je 2 µl Untersuchungslösung I und Referenzlösung, 20 µl Untersuchungslösung II
Laufhöhe: 8 cm

Nachbehandlung: Platte 5 min im Kaltluftstrom trocknen, dann 30 min auf 50 °C erhitzen.

Auswertung

Die Methode ist so ausgearbeitet, daß eine quantitative Auswertung mit einem Dünnschichtscanner möglich ist! (siehe Originalliteratur)
Alliin ist im Chromatogramm der Untersuchungslösung I etwa in der Mitte als orangefarbene Zone zu erkennen. Auf der Höhe der Progesteronzone des Chromatogramms der Referenzlösung ist in dem der Untersuchungslösung II die orangefarbene Zone des Allicins zu sehen, die Zone des Alliins jedoch kaum bis gar nicht.

2. HPLC-Bestimmung von Alliin bzw. Allicin in Knoblauch (Allii sativi bulbus)

Literatur: 1) Iberl B, Winkler G, Müller B, Knobloch K (1990) Planta Med. 56:320–326
2) Ziegler SJ, Sticher O (1989) Planta Med. 55:372–378
Ziegler SJ, Sticher O (1989) J. Liq. Chromatogr. 12(1&2):199–220
Ziegler SJ, Meier B, Sticher O (1989) DAZ 129(7):318–322
vgl. auch:
Kappenberg FJ, Glasl H (1990) Pharm. Ztg. Wiss. 135(5):189- 193
Miething H (1985) DAZ 125(41):2049–2050
Müller B (1989) DAZ 129(46):2500–2504

Prinzip

Zwei verschiedene Verfahren, einmal nach Reaktion und einmal nach vorheriger Inhibierung der Alliin-Lyase führen zur Extraktion von einerseits Allicin und andererseits Alliin. Allicin kann direkt aus dem filtrierten Extrakt bestimmt werden, für Alliin ergibt die Bestimmung nach Derivatisierung zum Isoindolderivat bessere Ergebnisse.

Es wird eine Synthese des externen Standards Alliin angegeben.

Durchführung

Geräte und Hilfsmittel: Rührer, Erlenmeyerkolben, Glasfritte, 100 ml Rundkolben, Rotationsverdampfer, Homogenisator, Zentrifugengläser, Zentrifuge

Chemikalien: o-Phthaldialdehyd (Roth), Methanol R, t-Butylmercaptan (Fluka), Natriumphosphat- (Natriumborat-)Puffer (pH 9,5), L-Cystein (Roth), Ethanol R, Natriumhydroxid-Lösung 20 M, Wasserstoffperoxid-Lösung 30 % R, Allylbromid (Fluka), Essigsäure wasserfrei R und 1 %, Aceton R, Ameisensäure R, Allicin (an Kieselgel adsorbiert, Roth), t-Butylmethylether (Roth), 45 mM Phosphatpuffer (pH 7,15), Acetonitril, Dioxan R, Tetrahydrofuran R

OPA/tert.-Butylthiol-Puffer-Reagenz: 140 mg o- Phthaldialdehyd (OPA) in 5 ml Methanol lösen, 100 ml t- Butylmercaptan zufügen, Lösung auf 50 ml mit 0,05 M Natriumphosphat- oder Natriumborat-Puffer (jeweils pH 9,5)

Alliin-Synthese (externer Standard): 0,25 mol L-Cystein wird in 750 ml Ethanol suspendiert. 0,875 mol Natriumhydroxid-Lösung (20 M) und anschließend 0,275 mol Allylbromid werden unter Rühren der Suspension zugesetzt. Nach 2 min wird die Lösung des Roh-Deoxyalliins bei 30 °C mit Essigsäure auf pH 5,0–5,5 angesäuert. Durch Stehen bei 4 °C bilden sich gelbliche Kristalle, die abfiltriert, zweimal mit Ethanol gewaschen, bei 50 °C getrocknet und umkristallisiert werden durch Lösen der Kristalle in der geringst möglichen Menge siedender Essigsäure (1 %), Gießen der Lösung in die 15fache Menge siedenden Ethanols, Abkühlen auf Raumtemperatur und Stehen bei 4 °C. Die Kristalle werden anschließend erneut abfiltriert, mit Ethanol gewaschen und bei 50 °C getrocknet.

0,05 mol des so gewonnenen Deoxyalliins werden in 65 ml Wasser gelöst, 0,1 mol Wasserstoffperoxid-Lösung langsam unter Rühren zugesetzt und weitere 24 h gerührt. Das Lösungsmittel wird im Vakuum bei 60 °C abdestilliert, der trockne, weiße Rückstand in einer siedenden Mischung aus Aceton + Wasser + Essigsäure (65+34+1) gelöst und auf Raumtemperatur abgekühlt. Zur vollständigen Kristallisation wird bei 4 °C stehen gelassen, anschließend filtriert, mit dem Lösungsmittelgemisch gewaschen und zweimal wie oben aus dem Lösungsmittelgemisch umkristallisiert.

Allicin-Bestimmung: *Untersuchungslösung I*: 1 g Knoblauchpulver oder 5 g geschälte, zerkleinerte Knoblauchzehen werden mit Wasser auf 30 ml aufgefüllt, bei 4 °C 5 min hochtourig homogenisiert, und 30 min bei Raumtemperatur inkubiert. Die nun Allicin und geringe Mengen restlichen Alliins enthaltende Suspension wird 20 min bei 15 000 × g bei 4 °C zentrifugiert. 400 ml Überstand wird mit dem Eluens der HPLC auf 1 ml ergänzt, 5 min bei 4 °C mit 8 000 × g zentrifugiert und der dabei resultierende Überstand zur HPLC von *Allicin* verwendet.

Alliin-Bestimmung: *Untersuchungslösung II*: 200–800 mg Knoblauchpulver oder 5 g geschälte, zerkleinerte Knoblauchzehen werden mit 10 ml Methanol und 20 ml Ameisensäure versetzt, bei Raumtemperatur 5 min kräftig geschüttelt oder homogenisiert und anschließend 20 min bei 4 °C mit 15 000 × g zentrifugiert.

Derivatisierung: 100 ml des Überstandes werden mit 400 µl OPA/t-Butylthiol-Puffer-Reagenz versetzt, 1 min bei Raumtemperatur geschüttelt und filtriert. Das Filtrat mit dem resultierenden Isoindolderivat wird zur HPLC-Bestimmung von *Alliin* verwendet

Chromatographische Bedingungen:
Säule: Spherisorb ODS II 3 µm (100 mm *L*, 4 mm *ID*)

Einspritzmenge: je 10 µl

Allicin-Bestimmung: *Referenzlösung*: Allicin wird mit t-Butylmethylether vom Kieselgel extrahiert und über ein 0,45 µ Probenfilter filtriert. Das Filtrat wird sofort zur HPLC verwendet.

Eluens: Methanol + Wasser (60+40), mit 0,1 % Ameisensäure
Detektion: 254 nm
Flußrate: 0,8 ml/min

Alliin-Bestimmung: *Referenzlösung*: 1 mM Alliin (synthetisiert) wie Untersuchungslösung II derivatisieren.

Eluens: 45 mM Phosphatpuffer (pH 7,15) + Acetonitril + Dioxan + Tetrahydrofuran

A: (70+6+22,5+1,5)[1], *Flußrate*: 0,7 ml/min[1] bzw.
B: (69,9+25+2,9+2,2)[2], *Flußrate*: 1,2 ml/min[2]
Detektion: 337 nm

Auswertung

Durch Vergleich der Retentionszeiten der Referenzen können Alliin bzw. Allicin nachgewiesen und mit der Methode des externen Standards quantitativ bestimmt werden.

Retentionszeit von Allicin 7,1 min, von Alliin mit Eluens A 13,6 min, mit Eluens B 3,2 min.

3. GLC-Bestimmung von Alliin in Knoblauch (Allii sativi bulbus)

Literatur: Müller B (1989) DAZ 129(46):2500–2504

Prinzip

Das Alliin des Knoblauchs wird enzymatisch zu Allicin und dieses durch Alkalisieren zu Diallyldisulfid umgesetzt, das gaschromatographisch bestimmt wird.

Durchführung

Geräte und Hilfsmittel: Ultraschallbad, Zentrifugenglas mit Schliffstopfen, Zentrifuge, 10 ml Meßkolben

Chemikalien: Natriumchlorid R, Natriumhydroxid-Lösung 30 g/100 ml, Allicin (an Kieselgel stabilisiert, Roth), t- Butylmethylether und Dipropyldisulfid (Roth)

Bestimmung: 200 mg Knoblauchpulver (genau gewogen) wird in 3 ml Wasser unter kurzer Ultraschallbehandlung (30 s) dispergiert. Zur vollständigen Alliin-Umsetzung wird der Ansatz 10 min bei Raumtemperatur in einem geschlossenen Zentrifugenglas inkubiert. Anschließend werden unter Schütteln nacheinander 1,2 g Natriumchlorid und 150 µl Natriumhydroxid-Lösung zugefügt. Die entstehende Suspension wird dreimal mit je 3 ml Lösung des internen Standards ausgeschüttelt, die organische Phase zentrifugiert, in einem 10 ml Meßkolben gesammelt und mit der Lösung des internen Standards auf 10 ml aufgefüllt.

Chromatographische Bedingungen:

Referenzlösung: 10 mg Allicin mit 3 ml t-Butylmethylether vom Kieselgel extrahieren, den Extrakt mit 3 ml Wasser, 1,2 g Natriumchlorid und 150 ml Natriumhydroxid-Lösung versetzen und schütteln, die organische Phase zentrifugieren, für die GC verwenden.

Lösung des internen Standards: 5 mg Dipropyldisulfid in t- Butylmethylether zu 100,0 ml lösen.

Säule: Methylsilicon (HP-Ultral Kapillarsäule) 0,52 µ Belegung (25 m *L*, 0,32 mm *ID*)

Carriergas: Stickstoff

Fluß: 2 ml/min, *Split*: 1:10

Temperaturprogramm: 80 °C 5 min, 5 °C/min auf 120 °C, 5 min

Detektortemperatur: FID 225 °C, *Injektortemperatur*: 250 °C

Einspritzmenge: 1 µl

Auswertung

Durch Injektion der Referenzlösung und der Lösung des internen Standards werden die Retentionszeiten und mit der Methode des internen Standards die Menge des Allicinderivats in der Untersuchungslösung ermittelt.

Phenolglykoside

Bei Ericaceen, Pyrolaceen und Saxifragaceen relativ weit verbreitet ist das vom Hydrochinon abgeleitete
Beispiel: Arbutin (Hydrochinon-β-D-glucosid)
Während vor allem Benzylalkoholester (in ätherischen Ölen) relativ häufig zu finden sind, sind die entsprechenden **Benzylalkoholglykoside** auf einige wenige Spezies beschränkt.
Beispiel: Salicin (Saligenin-2-β-D-glucosid in Populusarten), Virgaureosid A (Diglucosid des Salicoylsaligenins), Laiocarposid (Diglucosid des 2- Methoxy-3-hydroxy-salicoylsaligenins)

Chemisch verwandt sind vom Benzaldehyd abgeleitete Glykoside
Beispiel: Vanillosid (Vanillin-4-β-glucosid), Vanillylalkohol (Vanillylalkohol-4-β-glucosid)

Formelbeispiele in alphabetischer Reihenfolge

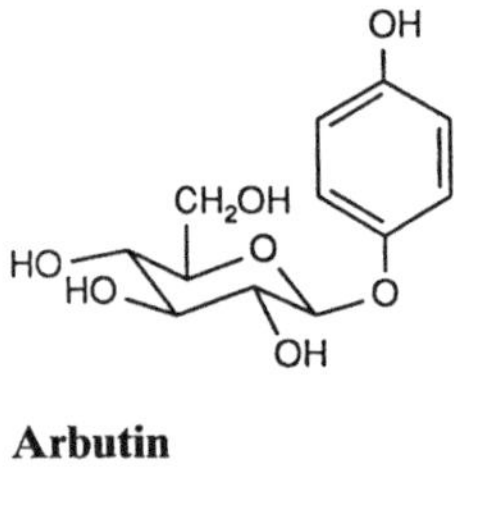

Arbutin

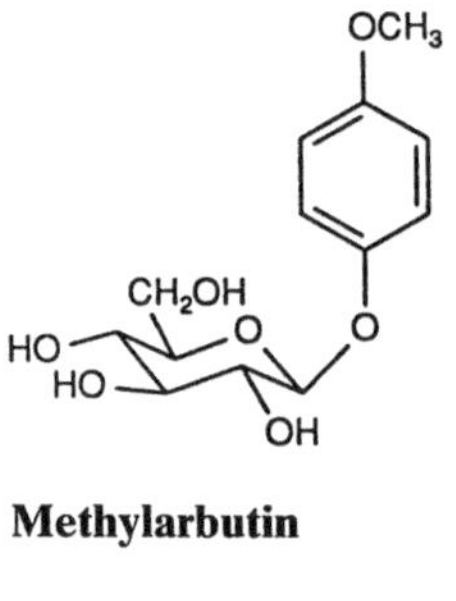

Methylarbutin

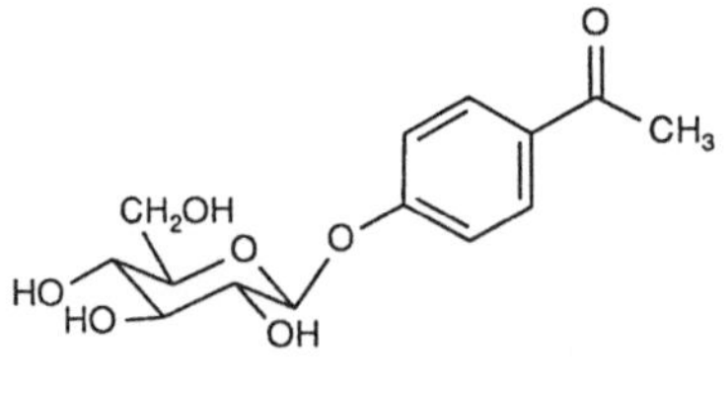

Picein

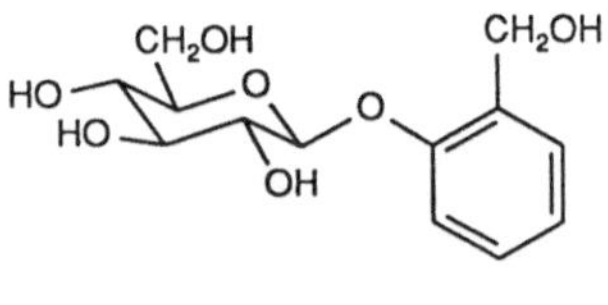

Salicin

Allgemeiner DC-Nachweis phenolischer Verbindungen in Drogen

Literatur: Mitteilung der Fa. B&K München 1991

Prinzip

Nach wäßrig-methanolischer Extraktion der Phenole aus der Droge werden sie durch DC getrennt und mit Molybdatophosphorsäure als typisch gefärbte Substanzzonen nachgewiesen.

Durchführung

Geräte und Hilfsmittel: 10 ml Rundkolben, Rückflußkühler, Wasserbad, Filter, Glastrichter, DC-Kammer, UV-Lampe

Chemikalien: Methanol R, Quercetindihydrat (Roth), Arbutin RN, Toluol R, Ethylacetat R, Ethanol R, Molybdatophosphorsäure R

Bestimmung: 0,5 g pulverisierte Droge wird 10 min mit 5 ml Methanol-Wasser-Mischung (1+1) unter Rückfluß zum Sieden erhitzt und noch heiß filtriert.

Chromatographische Bedingungen:
Referenzlösung: je 25 mg Quercetindihydrat und Arbutin in 10 ml Methanol lösen.
DC-Fertigplatte: Kieselgel GF_{254}
Fließmittel: Toluol + Ethylacetat + Ethanol (40+40+20)
Auftragemenge: 30 µl Untersuchungs- und 10 µl Referenzlösung
Laufhöhe: 15 cm
Sprühreagenz: ethanolische Molybdatophosphorsäure-Lösung 20 g/100 ml

Nachbehandlung: Nach dem Verdunsten des Fließmittels wird die DC-Platte mit Sprühreagenz besprüht und bei 105–110 °C bis zur deutlichen Farbentwicklung der Zonen erhitzt. Es wird bei 254 nm, bei 365 nm und bei Tageslicht ausgewertet.

Auswertung

Im Chromatogramm der Referenzlösung erscheint Quercetin als grüne Zone am Übergang vom oberen zum mittleren Drittel des Rf-Bereichs und Arbutin als blaue Zone am Übergang vom mittleren zum unteren Drittel.

1. DC-Nachweis der Phenolderivate in Bärentraubenblättern (Uvae ursi folium)

Literatur: DAB 9 Kommentar Bd 2 S.911; Ph. Helv. VII

Prinzip

Mit Methanol/Wasser wird die Droge extrahiert, der filtrierte, konzentrierte Extrakt durch DC getrennt und die Inhaltsstoffe mit Dichlorchinonchlorimid nachgewiesen.

Durchführung

Geräte und Hilfsmittel: 50 ml Rundkolben, Rückflußkühler, Wasserbad, Filter, Glastrichter, DC-Kammer

Chemikalien: Methanol R, Arbutin RN, Gallussäure RN, Hydrochinon R, Ameisensäure wasserfrei R, Chloroform R, Ethylacetat R

Bestimmung: 0,5 g pulverisierte Droge (355) wird 10 min mit 5 ml Methanol-Wasser-Mischung (1+1) unter Rückfluß am Wasserbad erhitzt. Anschließend wird heiß filtriert und unter Nachwaschen des Filters und des Kolbens mit der Methanol-Wasser-Mischung zu 5 ml ergänzt.

Änderungen nach Ph. Helv: Nach der Heißfiltration abkühlen, mit 0,2 ml Bleiacetat-Lösung versetzen, erneut filtrieren und mit Methanol-Wasser-Mischung auf 10 ml auffüllen.

Chromatographische Bedingungen:
Referenzlösung: je 25 mg Arbutin, Gallussäure und Hydrochinon in 10 ml Methanol lösen
DC-Fertigplatte: Kieselgel G R
Fließmittel (DAB): Wasser + Ameisensäure + Chloroform + Ethylacetat (9+12+19+60)
Fließmittel (Ph. Helv.): Ameisensäure + Wasser + Ethylacetat (6+6+88)
Auftragemenge: 20 µl Untersuchungslösung und 10 µl Referenzlösung bandförmig (20 mm), vor dem Entwickeln Startzonen im Kaltluftstrom 5 min trocknen!
Laufhöhe: im selben Fließmittel zweimal je 10 cm mit Zwischentrocknung
Sprühreagenz: Dichlorchinonchlorimid in Methanol (1 g/100 ml), anschließend Ammoniakdämpfe

Nachbehandlung: Bis zum Verschwinden des Ameisensäuregeruchs wird die Platte bei 100–105 °C getrocknet und anschließend mit Sprühreagenz besprüht und ganz kurz mit Ammoniakdämpfen bedampft.

Auswertung

In den Chromatogrammen der Referenz- und der Untersuchungslösung sieht man im unteren Drittel die kräftig violette Zone des Arbutins, im oberen Rf-Bereich die braune Zone der Gallussäure und darüber die braune des Hydrochinons (im DC der Untersuchungslösung nur schwach!). Das Chromatogramm der Untersuchungslösung zeigt weitere graue bis blaugraue Zonen von den Gallussäure- und Kaffeesäureestern des Arbutins sowie die graue bis graugrüne Zone des Hyperosids direkt über der des Arbutins. Auch eine schwache braune Zone des Methylhydrochinons zwischen Hydrochinon und Gallussäure kann auftreten.

2. HPLC-Bestimmung der Phenolderivate in Bärentraubenblättern (Uvae ursi folium)

Literatur: Soldati F (1979) Dissertation Zürich
Sticher O, Soldati F, Lehmann D (1979) Planta medica 35:253–261
siehe auch: Kenndler E, Schwer Ch, Fritsche B, Pöhm M (1990) J. Chromatogr. 514:383–388, Bestimmung von Arbutin durch Kapillarzonen-Elektrophorese

Prinzip

Die Phenolderivate werden mit Wasser aus der Droge extrahiert und nach Filtration direkt zur HPLC verwendet.

Durchführung

Geräte und Hilfsmittel: Erlenmeyerkolben, Wasserbad, Filterwatte, Glastrichter, 2, 10 und 50 ml Meßkolben

Chemikalien: Arbutin RN, Hydrochinon R, Methylarbutin, Methanol R

Bestimmung: 0,80 g pulverisierte Droge wird mit 20 ml Wasser 30 min am Wasserbad (80 °C) extrahiert. Der Extrakt wird noch warm durch Watte in einen Meßkolben filtriert. Rückstand und Watte werden mit 20 ml Wasser weitere 30 min wie oben extrahiert und wieder durch Watte in denselben Meßkolben filtriert. Nach Waschen der Filterwatte mit Wasser wird ad 50,0 ml mit Wasser aufgefüllt.

Chromatographische Bedingungen:
Eichlösung: 1. 20,27 mg Arbutin in einen 10 ml Meßkolben einwiegen, mit Methanol ad 10,0 ml lösen.
2. 20,07 mg Hydrochinon mit Methanol ad 10,0 ml lösen.
3. 5,78 mg Methylarbutin mit Methanol ad 2 ml lösen.
für Eichgeraden jeweils 1–15 μl injizieren

Säule: µ-Bondapak C-18 (30 cm *L*, 4 mm *ID*)
Eluens: Methanol + Wasser (10+90)
Detektion: UV 280 nm (oder RI-Detektor)
Flußrate: 1,5 ml/min
Einspritzmenge: 10–25 µl

Auswertung

Die Inhaltsstoffe eluieren in folgender Reihenfolge: Arbutin (3,5 min), Hydrochinon (4,8 min), Methylarbutin (14,6 min) und Hydrochinonmono-methylether (21,6 min).

Die quantitative Bestimmung erfolgt über die Methode des externen Standards.

3. HPLC-Bestimmung von Salicin in Weidenrinde (Salicis cortex)

Literatur: Meier B, Sticher O, Bettschart A (1985) DAZ 125(7):341–247

Prinzip

Mit Methanol werden die Salicinester aus der Droge extrahiert und zu Salicin verseift. Dieses wird durch HPLC qualitativ und quantitativ bestimmt.

Durchführung

Geräte und Hilfsmittel: Polytron PT 2000, G4-Glasfritte, 100 und 200 ml Rundkolben, Rückflußkühler, Rotationsverdampfer, Rührer, Wasserbad, 20 ml Meßkolben, Probenaufbereitungsfilter Bond Elut (gefüllt mit C-18 oberflächenmodifiziertem Kieselgel, mit 2 ml Methanol vorbehandelt)

Chemikalien: Methanol R und 75 %, 0,1 N Natriumhydroxid-Lösung, 1 N Salzsäure, Salicin, Picein und Resorcin (Roth, Fluka), Tetrahydrofuran R

Bestimmung: *Rohextrakt*: 500 mg grob pulverisierte Droge (genau gewogen) wird zweimal mit je 50 ml Methanol je 5 min mit dem Polytron PT 2000 (Stufe 2) extrahiert und durch eine G4-Glasfritte filtriert und die Filtrate aufbewahrt. Das Pflanzenmaterial wird mit weiteren 50 ml Methanol am Rückflußkühler einige min extrahiert, nach dem Abkühlen filtriert und nachgewaschen. Die vereinigten Filtrate werden im Vakuum bei 50 °C zur Trockne eingeengt.

Untersuchungslösung 1 (mit Verseifung): Der Rohextrakt wird mit 5 ml Methanol und 5 ml 0,1 N Natriumhydroxid-Lösung versetzt und 1 h bei 60 °C unter Rühren verseift. Durch Zugabe von 0,5 ml 1 N Salzsäure wird die Verseifung beendet, die Reaktionslösung in einen 20 ml Meßkolben überführt und mit Methanol zur Marke aufgefüllt. 10,0 ml dieser Lösung wird mit 1 ml Standard-Lösung versetzt und gut durchmischt.

Für die HPLC wird 3 ml Untersuchungslösung durch ein Probenaufbereitungsfilter Bond Elut (gefüllt mit C 18 oberflächenmodifiziertem Kieselgel) gereinigt.

Untersuchungslösung 2 (ohne Verseifung): Der Rohextrakt (von 1 g Droge!) wird in 20,00 ml Methanol (75 %) aufgenommen.

Chromatographische Bedingungen:

Standard-Lösung: 500 mg Resorcin in 100 ml Methanol lösen.
Eichlösung: 18,5 mg Salicin in einer Mischung von 9,0 ml Methanol und 1,0 ml Standard-Lösung lösen.
Testmischung: Salicin, Picein und Resorcin, je 10 mg/10 ml Methanol
Säule: Spherisorb ODS II, 3 µm Knauer Patronensäule 10 cm (oder andere RP-Säule < 10 µm)
Eluens: 1,5–2 % Tetrahydrofuran in Wasser (optimale Menge mit Testgemisch ermitteln)
Detektion: 270 nm oder 213 nm
Flußrate: 1,0 ml/min
Einspritzmenge: 10 µl

Anmerkung: nach jeder Extraktinjektion muß das System mit Methanol gespült werden!

Auswertung

Untersuchungslösung 2 zeigt den Gehalt nativen Salicins, *Untersuchungslösung 1* den Salicin-Gesamtgehalt nach Freisetzung nativ veresterten Salicins durch Verseifung. Die Substanzen eluieren in der Reihenfolge Salicin (ca. 4,5 min), Picein (ca. 5 min) und Standard Resorcin (ca. 6,5 min). Die Detektion bei 213 nm liefert die gleichen Ergebnisse wie bei 270 nm. Quantitative Auswertung nach der Methode des internen und externen Standards.

4. Photometrische Bestimmung von Hydrochinonderivaten in Bärentraubenblättern (Uvae ursi folium)

Literatur: DAB 9 Kommentar Bd 2 S.911, Ph. Helv. VII

Prinzip

Nach Extraktion mit Wasser wird die Emerson-Reaktion durchgeführt, die Phenole reagieren dabei mit Aminopyrazolon in Gegenwart von Hexacyanoferrat(III) als Oxidationsmittel zu p-Chinoniminen, die photometrisch vermessen werden können.

Durchführung

Geräte und Hilfsmittel: Erlenmeyerkolben, 250 und 100 ml Meßkolben, Schütteltrichter, Filterwatte, Glastrichter, Küvetten

Chemikalien: Aminopyrazolon R-Lösung 2 g/100 ml, Ammoniak-Lösung 3,5% R, Kaliumhexacyanoferrat(III) R-Lösung 8 g/100 ml, Chloroform R

Bestimmung: 0,400 g pulverisierte Droge (250) wird mit 50 ml Wasser 30 min zum Sieden erhitzt, der Extrakt nach dem Abkühlen in einen Meßkolben überführt und mit Wasser auf 250,0 ml ergänzt. Nach dem Absetzen werden 5,0 ml des Überstandes in einem Schütteltrichter mit 45 ml Wasser, 1 ml Aminopyrazolon-Lösung, 0,5 ml Ammoniak-Lösung und 1 ml Kaliumhexacyanoferrat(III)-Lösung versetzt und nach jeder Reagenzzugabe kräftig gemischt. Nach 5 min Ruhen wird mit 25 ml Chloroform ausgeschüttelt und die Chloroformphase durch einen mit Chloroform befeuchteten Wattebausch in einen 100 ml Meßkolben filtriert. Die wäßrige Phase wird noch dreimal mit je 25 ml Chloroform ausgeschüttelt, die Chloroformphasen ebenfalls in den Meßkolben überführt und mit Chloroform auf 100,0 ml ergänzt. Die Absorption dieser Lösung wird gegen Wasser bei 455 nm gemessen.

Auswertung

Der Gehalt an Hydrochinonderivaten wird berechnet als Arbutin mit einer spezifischen Absorption A(1%/1cm) von 648.

$$\% \text{ Arbutin} = \frac{A \cdot 5000}{648 \cdot e}$$

A = Absorption
e = Drogeneinwaage in g

Kapitel 5 **Gerbstoffe**

Als Gerbstoffe bezeichnet man organische Verbindungen pflanzlicher Herkunft, die in der Lage sind, tierische Haut in Leder umzuwandeln, zu gerben. Sie finden Anwendung wegen ihrer adstringierenden, antiseptischen und antidiarrhöischen Wirkung.

Chemisch lassen sich die Gerbstoffe in drei Hauptgruppen unterteilen:

1. **Hydrolysierbare Gerbstoffe**: *Ellagtannine* und *Gallotannine*
Ihre Bausteine sind Gallussäure und Zucker in unterschiedlichen Mengenverhältnissen. In diese Verbindungen lassen sich die Gerbstoffe durch Säurehydrolyse auch zerlegen.

Beispiele: 1-Galloylglucose (Glucose:Gallussäure = 1:1), β-Hamamelitannin (Hamamelose:Gallussäure = 1:2), Gallotannine der chinesischen Gallae (Glucose:Gallussäure = 1:7)

Als Verknüpfungsmöglichkeiten der Gallussäuren untereinander kommen vor:

depsidische: m-Digallussäure
über C-C-Bindung: Hexahydroxydiphensäure
depsidische und über C-C-Bindung: Ellagsäure

2. **Kondensierte Gerbstoffe**: *Catechingerbstoffe*
Ihre Bausteine sind Catechin (Flavan-3-ol) und seine Isomeren neben Leucoanthocyanidin (Flavan-3,4-diol), Kaffeesäure und Phloroglucin. Die Muttersubstanzen, die keine Gerbstoffwirkung zeigen, kondensieren im Sauren (Zellsaft) bzw. durch Oxidaseneinwirkung zu wirksamen, wasserlöslichen Oligomeren.

Beispiele: Catechin, Leucocyanidin

Längere Oxidaseneinwirkung, Behandlung mit stärkeren Säuren, Trocknung oder Lagerung führen zur Bildung hochpolymerer, unwirksamer, wasserunlöslicher Phlobaphene (Gerbstoffrot).

3. Gerbstoffe im weiteren Sinn, die geringe Gerbwirkung zeigen, sind:

Depsidone
Beispiele: Chlorogensäure, Rosmarinsäure

Polyhydroxypolyphenylether und *Algengerbstoffe* (nur die höhermolekularen zeigen Gerbstoffwirkung)

Formelbeispiele in alphabetischer Reihenfolge

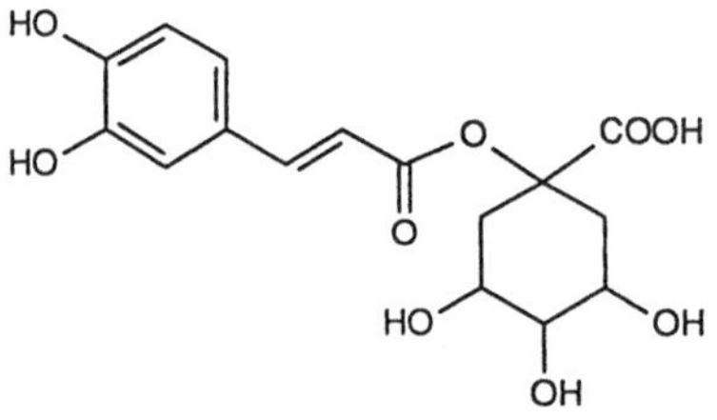

1-Caffeeoylchinasäure

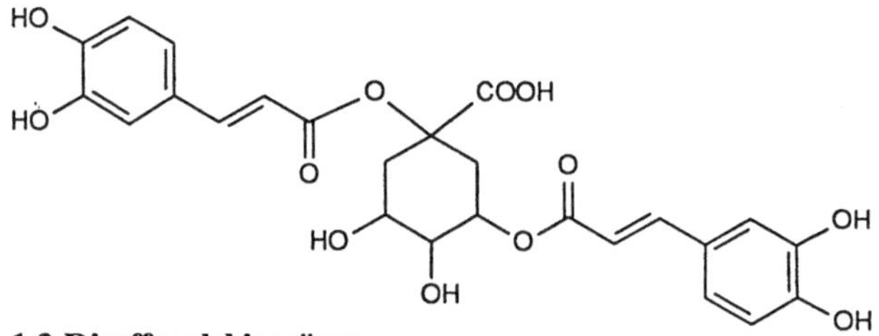

1,3-Dicaffeoylchinasäure

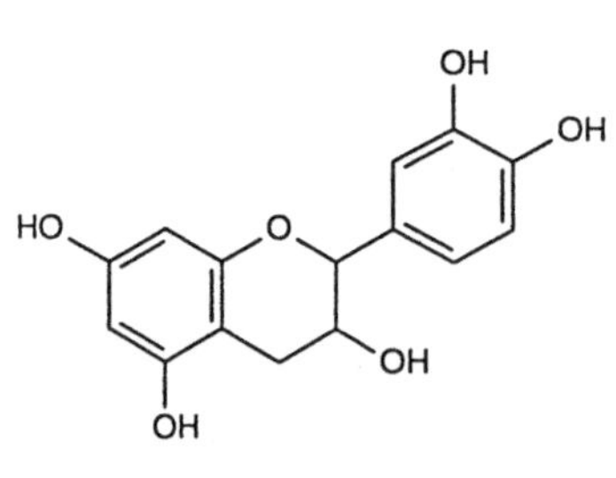

Catecin

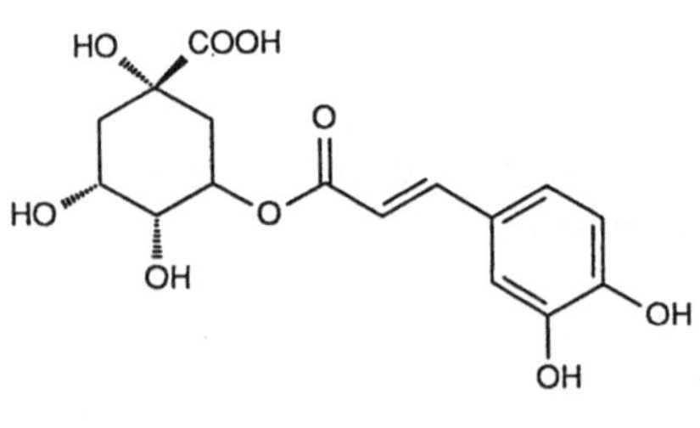

Chlorogensäure

Gallussäure

β-Hamamelitannin

Ratanhiaphenol I, II, III

	R_1	R_2	R_3
Ratanhiaphenol I	–OH	–OCH$_3$	–H
Ratanhiaphenol II	–H	–OH	–CH$_3$
Ratanhiaphenol III	–OCH$_1$	–OH	–H

Allgemeine Nachweise von Gerbstoffen in Drogen

Literatur: Wichtl M (1971) Die pharmakognostisch-chemische Analyse, Akademische Verlagsgesellschaft Frankfurt/M.
DAB 9 Kommentar Bd 1

Allein spezifisch ist keine der folgenden Reaktionen, bei positivem Verlauf aller Reaktionen kann man aber von nachgewiesenen Gerbstoffen sprechen.

Farbreaktion mit Eisen(III)-chlorid

Prinzip

In alkoholischer Lösung bilden Polyphenole mit Eisen(III)-salzen farbige Chelate.

Durchführung

Geräte und Hilfsmittel: Erlenmeyerkolben, Filter, Glastrichter
Chemikalien: Ethanol R, ethanolische Eisen(III)-chlorid R-Lösung
5 g/100 ml

Bestimmung: 0,5 g pulverisierte Droge wird mit 5 ml Ethanol einige min kräftig geschüttelt und anschließend filtriert. Das braune Filtrat wird mit Ethanol so verdünnt, daß es hellbraun bis hellgelb gefärbt ist (ca. 1:100). 10 ml der erhaltenen Verdünnung werden mit 2 Tropfen ethanolischer Eisen(III)-chlorid-Lösung versetzt und geschüttelt.

Auswertung

Tritt keine Färbung auf, sind keine Gerbstoffe vorhanden! Auftretende Blau- oder Grünfärbung weist auf Gegenwart von Gerbstoffen hin.

Fällungsreaktion mit Bleiacetat-, Strychnin-Natriumchlorid- oder Gelatine-Lösung

Prinzip

Gerbstoffe bilden mit Bleiacetat voluminöse Niederschläge, mit Strychnin in Gegenwart von Natriumchlorid (evtl. Sol- in Gel-Zustand überführt) ebenfalls unlösliche Komplexe und mit Gelatine eine Fällung oder zumindest Trübung.

Durchführung

Geräte und Hilfsmittel: Erlenmeyerkolben, Filter, Glastrichter, pH-Papier

Chemikalien: Natriumcarbonat R, Essigsäure 12% R, Bleiacetat-Lösung R 9,5 g/100 ml, Strychninnitrat (Roth), Natriumchlorid R, Gelatine R-Lösung 0,5 g/100 ml

Strychnin-Natriumchlorid-Lösung: 1,2 g Strychninnitrat und 1 g Natriumchlorid in 100 ml Wasser lösen.

Bestimmung: 0,5 g pulverisierte Droge wird mit 50 ml Wasser zum Sieden erhitzt und nach dem Abkühlen filtriert. Das Filtrat soll pH 6,0–8,0 haben, andernfalls muß mit Natriumhydrogencarbonat bzw. verdünnter Essigsäure neutralisiert werden. 5 ml Filtrat wird mit 2–3 Tropfen Bleiacetat-Lösung bzw. Strychnin-Natriumchlorid-Lösung oder mit dem gleichen Volumen Gelatine-Lösung versetzt.

Auswertung

Eine weiße bis braune Fällung mit Bleiacetat oder Strychnin bzw. eine Trübung oder Fällung mit Gelatine weisen auf Anwesenheit von Gerbstoffen hin.

1. DC-Nachweis von Gerbstoffen in Ratanhiawurzel (Ratanhiae radix)

Literatur: Stahl E, Jahn H (1984) Arch. Pharm. 317:573
DAB 9 Kommentar Bd 3 S.2943

Prinzip

Die für Ratanhiawurzel typischen lipophilen Ratanhiaphenole I-III (Benzofuranderivate) werden mit DC getrennt und mit Echtblausalz nachgewiesen.

Durchführung

Geräte und Hilfsmittel: Erlenmeyerkolben, Filter, Glastrichter, Schütteltrichter, DC-Kammer

Chemikalien: Ethanol 70% RN, Petrolether R, Natriumsulfat wasserfrei R, Dichlormethan R, Dimethylgelb R, Indophenolblau R, Sudanrot G R, Echtblausalz B RN, Natriumhydroxid R

Bestimmung: 0,5 g pulverisierte Droge (355) wird mit 10 ml Ethanol 2 h mazeriert und anschließend filtriert. Das Filtrat wird mit 10 ml Petrolether ausgeschüttelt und die Petroletherphase über Natriumsulfat getrocknet. Nach Filtration wird das Filtrat zur Trockne eingeengt und der Rückstand in 0,5 ml Dichlormethan aufgenommen.

Chromatographische Bedingungen:
Referenzlösung: je 5 mg Dimethylgelb, Indophenolblau und Sudanrot G in
   10 ml Dichlormethan lösen.
DC-Fertigplatte: Kieselgel G R
Fließmittel: Dichlormethan
Auftragemenge: je 10 µl jeder Lösung bandförmig (20 mm)
Laufhöhe: 10 cm
Sprüh-Reagenz 1: 50 mg Echtblausalz B in 10 ml Wasser lösen
Sprüh-Reagenz 2: 0,1 N ethanolische Natriumhydroxid-Lösung

Nachbehandlung: Nach vollständigem Verdunsten des Fließmittels wird mit Sprüh-Reagenz 1 besprüht und nach dem Abtrocknen der Schicht mit Sprüh-Reagenz 2.

Auswertung

Zwischen Dimethylgelb (Rf 0,66) und Sudanrot G (Rf 0,36) ist im DC der Untersuchungslösung die violette Zone von Ratanhiaphenol I (Rf 0,51). Zwischen Sudanrot G und Indophenolblau (Rf 0,11) liegt die braungelbe Zone des Ratanhiaphenols II (Rf 0,27) und unmittelbar darunter die grau-

blaue von Ratanhiaphenol III (Rf 0,21). Etwa auf Höhe des Indophenolblaus ist noch eine gelbbraune und direkt oberhalb der Startzone eine violette Zone zu erkennen.

2. DC-Nachweis der Gerbstoffe
in Tormentillwurzelstock (Tormentillae rhizoma)

Literatur: DAB 9 Kommentar Bd 3 S.3372

Prinzip

Mit Wasser werden die Gerbstoffe aus der Droge extrahiert, mit Ethylacetat
ausgeschüttelt und nach Trennung durch DC mit Echtblausalz B nachgewiesen.

Durchführung

Geräte und Hilfsmittel: Erlenmeyerkolben, Schütteltrichter, Filter, Glastrichter, Rotationsverdampfer, 50 ml Rundkolben, DC-Kammer

Chemikalien: Ethylacetat R, Natriumsulfat wasserfrei R, Catechin (= Cianidanol R), Methanol R, Essigsäure 98% R, Dichlormethan R, Echtblausalz B RN, Ammoniak-Lösung 26% R

Bestimmung: *Untersuchungslösung*: 0,5 g pulverisierte Droge (355) wird
10 min mit 10 ml Wasser geschüttelt und filtriert. Das Filtrat wird zweimal
mit je 10 ml Ethylacetat ausgeschüttelt. Die vereinigten organischen Phasen
werden über ca. 6 g Natriumsulfat filtriert. Das Filtrat wird im Vakuum zur
Trockne eingeengt und der Rückstand in 1,0 ml Ethylacetat aufgenommen.

Chromatographische Bedingungen:
Referenzlösung: 1,0 mg Cianidanol RN in 1,0 ml Methanol
DC-Fertigplatte: Kieselgel G R
Fließmittel: Essigsäure + Dichlormethan + Ethylacetat (20+40+40)
Auftragemenge: je 10 µl bandförmig (20 mm)
Laufhöhe: 10 cm
Sprüh-Reagenz: 50 mg Echtblausalz B in 10 ml Wasser lösen
Bedampfungs-Reagenz: Ammoniak-Lösung 26%

Nachbehandlung: Nach 10–15 min Verdunsten des Fließmittels wird mit
Sprüh-Reagenz besprüht und zur Farbintensivierung mit Bedampfungs-
Reagenz bedampft.

Auswertung

Alle Zonen sind nach Detektion rot bis rotbraun gefärbt. In den Chromatogrammen der Referenz- und Untersuchungslösung ist in der oberen Hälfte

die deutliche Zone des Cianidanols (Catechin) zu sehen. Das DC der Untersuchungslösung zeigt unter dieser Zone eine etwas schwächere, in der unteren Hälfte eine weitere intensive Zone.

3. DC-Nachweis der Gerbstoffe in Johannisbrot (Ceratoniae fructus)

Literatur: AB-DDR 89

Prinzip

Mit Methanol werden die Gerbstoffe aus der Droge extrahiert und nach Trennung durch DC mit Eisen(III)-chlorid nachgewiesen.

Durchführung

Geräte und Hilfsmittel: 10 ml Rundkolben, Rückflußkühler, Filter, Glastrichter, DC-Kammer

Chemikalien: Methanol R, Gallussäure RN, Ameisensäure-Ethylester (Roth), Ameisensäure wasserfreie R, Eisen(III)-chlorid R

Bestimmung: *Untersuchungslösung*: 1 g pulverisierte Droge wird mit 5 ml Methanol 30 min unter Rückfluß am Sieden gehalten und der Extrakt nach dem Abkühlen filtriert.

Chromatographische Bedingungen:
Referenzlösung: 10 mg Gallussäure in 10 ml Methanol lösen
DC-Fertigplatte: Kieselgel G R
Fließmittel: Ameisensäure-Ethylester + Ameisensäure + Wasser
  (80+10+10)
Auftragemenge: je 20 µl bandförmig (20 mm)
Laufhöhe: 10 cm
Sprüh-Reagenz: 0,5 ml Eisen(III)-chlorid-Lösung 10 g/100 ml mit Methanol
  zu 20,0 ml auffüllen.

Nachbehandlung: Die Platte im Heißluftstrom trocknen, bis kein Geruch nach Ameisensäure mehr wahrnehmbar ist, anschließend besprühen.

Auswertung

In den Chromatogrammen von Referenz- und Untersuchungslösung ist bei Rf 0,80–0,95 die graublaue Zone der Gallussäure zu sehen.

4. DC-Nachweis in Hamamelisblättern oder -rinde (Hamamelidis folium oder cortex)

Literatur: Pachaly P (1984) DAZ 124(43):2153–2161

Prinzip

Mit Ethanol werden die Gerbstoffe aus der Droge extrahiert und nach Filtration und Konzentrierung durch DC getrennt und mit Eisen(III)-chlorid nachgewiesen.

Durchführung

Geräte und Hilfsmittel: Erlenmeyerkolben, Wasserbad, Filter, Glastrichter, DC-Kammer

Chemikalien: Ethanol 45%, Methanol R, Catechin (=Cianidanol RN), Hamamelitannin (Roth), Ethylacetat R, Toluol R, Ameisensäure wasserfrei R, Eisen(III)-chlorid R

Bestimmung: 0,5 g pulverisierte Droge wird mit 5 ml Ethanol 10 min auf 50–60 °C erwärmt, anschließend filtriert, das Filtrat zur Trockne eingedampft, der Rückstand in 3 ml Methanol gelöst und filtriert.

Chromatographische Bedingungen:
Referenzlösung: Je 10 mg Catechin und Hamamelitannin in 10 ml Methanol lösen.
DC-Fertigplatte: Kieselgel 60
Fließmittel: Ethylacetat + Toluol + Ameisensäure + Wasser (60+20+15+5)
Auftragemenge: je 20 µl bandförmig (20 mm), nach dem Auftragen der Lösungen DC-Platte vor dem Entwickeln 15 min an der Luft liegen lassen!
Laufhöhe: 10 cm
Sprühreagenz: 3 ml wäßrige Eisen(III)-chloridlösung (5g/100 ml) mit 20 ml Methanol mischen.

Nachbehandlung: Nach vollständigem Abdampfen des Fließmittels wird mit Sprühreagenz besprüht und bei Tageslicht ausgewertet.

Auswertung

Die Gerbstoffe färben sich mit Eisen(III)-chlorid grauviolett. In Blättern wie in der Rinde ist die intensive Zone des Hamamelitannins bei Rf 0,27 besonders auffallend (sie liegt im DC der Blätter etwas niedriger (Rf 0,24) als in dem der Rinde oder der Referenzen!) Auf der Höhe des Catechins der Referenzlösung (oliv-violett Rf 0,54) ist in der Untersuchungslösung eine grauviolette Zone zu erkennen, sowie etwas darunter eine schwächer gefärbte Zone bei Rf 0,46 und eine bei Rf 0,15.

5. HPLC-Bestimmung der Caffeoylchinasäuren und Flavonoide in der Artischocke (Cynara scolymus L.)

Literatur: Brand N (1990) Z. Phytotherapie 11:169–175
Brand N, Wechta H (1991) Z. Phytotherapie 12:15–21

Prinzip

Mit Methanol werden die Drogeninhaltsstoffe extrahiert, der Extrakt über eine Sep-Pak-C-18 Kartusche gereinigt und durch HPLC bestimmt.

Durchführung

Geräte und Hilfsmittel: 50 ml Rundkolben, Rückflußkühler, Filterwatte, Glastrichter, Rotationsverdampfer, Ultraschallbad, Membranfilter (0,2 mm), Sep-Pak-C-18 Kartusche (mit 3 ml Methanol und 3 ml Wasser vorkonditioniert), 10 ml Meßkolben

Chemikalien: Methanol R und 85 %, Rosmarinsäure (Roth), Acetonitril R, Essigsäure wasserfrei R

Bestimmung: 1,0 g pulverisierte Droge wird mit 1,0 ml Standard-Lösung und 30 ml Methanol versetzt und 10 min unter Rückfluß zum Sieden erhitzt. Nach dem Abkühlen wird durch etwas Watte filtriert und der Rückstand mit Watte in gleicher Weise noch zweimal extrahiert und filtriert. Die vereinigten Filtrate werden im Vakuum bis fast zur Trockne eingedampft. Der Rückstand wird im Ultraschallbad in 3 ml Methanol (85 %) aufgenommen, die Lösung durch ein Membranfilter (0,2 mm) auf eine vorkonditionierte Sep-Pak-C-18 Kartusche gegeben und in einen 10 ml Meßkolben gedrückt. Anschließend wird die Kartusche mit 3 ml Methanol (85 %) eluiert und die vereinigten Eluate mit Methanol (85 %) zu 10,0 ml ergänzt.

Chromatographische Bedingungen:
Standard-Lösung: methanolische Rosmarinsäure-Lösung 0,80 mg/ml
Säule: Lichrospher RP 18 5 µm (250 mm L, 4 mm ID)
Eluens: A: Acetonitril, B: Wasser, jeweils mit 2 % Essigsäure
Gradient: von 5 % A nach 36 % A in 20 min, isokratisch bis 25 min
Detektion: 330 nm
Flußrate: 1,0 ml/min
Einspritzmenge: 20 µl

Auswertung

Die Inhaltsstoffe ergeben ein für die Droge typisches Fingerprint-DC, in dem der interne Standard bei 20,5 min eluiert. Sie erscheinen in der Reihenfolge: Mono-Caffeoylchinasäuren (7,5 und 9 min), Chlorogensäure (12 min), 1,3-Di-O-Caffeoylchinasäure (19 min), di-Caffeoylchinasäuren (19,5 min) und Luteolin (25 min), (die Flavonoide Scolomosid bei 17 min und Cynarosid bei 17,5 min).

Die Caffeoylchinasäuren werden über ihre Flächen als Chlorogensäure berechnet mit einem Korrekturfaktor k = 0,991 und die Gesamtflavonoide als Cynarosid mit k = 1,414 nach der Formel:

$$A = \frac{F_D \cdot k \cdot 100 \cdot e_S}{F_S \cdot e_D}$$

A = mg Drogeninhaltsstoff/100 g Droge
F_D = Fläche des Drogeninhaltsstoffes
F_S = Fläche des Standards
e_D = Einwaage der Droge in g
e_S = Einwaage des Standards in mg
k = Korrekturfaktor

6. Photometrische Bestimmung der Gerbstoffe in Drogen mit der Hautpulvermethode

Literatur: DAB 9 Kommentar Bd 3 S.2944; DAC 1986, 2. Lieferung 87; Ph. Helv. VII

Zur Bestimmung der Gerbstoffe in:

- **Ratanhiawurzel (Ratanhiae radix)**
- **Eichenrinde (Quercus cortex)**
- **Gänsefingerkraut (Anserinae herba)**
- **Johannisbrot (Ceratoniae fructus)**
- **Hamamelisblättern (Hamamelidis folium)**
- **Odermennigkraut (Agrimoniae herba)**

Prinzip

Dies ist eine Konventionsmethode, bei der alle Mengen- und Zeitangaben genau einzuhalten sind, um reproduzierbare Ergebnisse zu erhalten!

Mit Wasser werden die Gerbstoffe neben anderen wasserlöslichen Substanzen aus der Droge extrahiert.

Mit Wolframatophsphorsäure reagieren die Gesamtpolyphenole zu photometrisch auswertbaren Farbprodukten.

In einem zweiten Schritt werden die Gerbstoffe an Hautpulver gebunden, die Restpolyphenole ebenfalls mit Heteropolysäure zur Reaktion gebracht und photometrisch vermessen. Aus der Differenz der Messungen läßt sich der Gerbstoffgehalt berechnen.

Durchführung

Geräte und Hilfsmittel: Erlenmeyerkolben, Wasserbad, 250 ml und 25 ml Meßkolben, 12 cm Papierfilter, Glastrichter, 100 ml Rundkolben, Rückflußkühler, Küvetten

Chemikalien: Hautpulver CRS, Natriumwolframat R, Phosphorsäure 85% R, Natriumcarbonat-Lösung 15% (m/V), Pyrogallol R
Wolframatophosphorsäure-Lösung: 10 g Natriumwolframat mit 8 ml Phosphorsäure und 75 ml Wasser 3 h unter Rückfluß erhitzen. Nach dem Erkalten mit Wasser ad 100,0 ml.

Bestimmung: *Prüflösung*: 0,750 g pulverisierte Droge (180) wird in einem Erlenmeyerkolben mit 150 ml Wasser versetzt, zum Sieden erhitzt und 30 min auf dem Wasserbad belassen. Die unter fließendem Wasser abgekühlte Mischung wird in einen 250 ml Meßkolben überführt und mit Wasser zur Marke ergänzt. Nach dem Absetzen (2 h!) wird die Flüssigkeit filtriert. Die ersten 50 ml Filtrat werden verworfen, der Rest für die Gehaltsbestimmung verwendet.

Gesamtpolyphenole: 5,0 ml *Prüflösung* wird mit Wasser auf 25,0 ml verdünnt.

Untersuchungslösung: 5 ml dieser Lösung werden mit 1,0 ml Wolframatophosphorsäure-Lösung versetzt und mit Natriumcarbonat-Lösung zu 50,0 ml verdünnt. Die Absorption dieser Lösung wird genau 2 min nach der letzten Reagenzzugabe bei 715 nm gegen Wasser gemessen (A_1).

Durch Hautpulver nicht adsorbierte Polyphenole: 10,0 ml *Prüflösung* wird mit 0,10 g Hautpulver versetzt und 60 min kräftig geschüttelt. Nach dem Filtrieren wird 5,0 ml Filtrat mit Wasser zu 25,0 ml verdünnt.

Weiterverfahren wie unter *Untersuchungslösung* (A_2).

Referenzlösung: Unter Ausschluß direkter Lichteinwirkung arbeiten!!

50,0 mg Pyrogallol wird in Wasser zu 100,0 ml gelöst. 5,0 ml dieser Lösung werden mit Wasser zu 100,0 ml verdünnt.

Weiterverfahren wie unter *Untersuchungslösung* (A_3).

Auswertung

Der Prozentgehalt an Gerbstoffen wird errechnet nach der Formel:

$$\frac{13,12 \cdot (A_1 - A_2)}{A_3 \cdot m}$$

A_1 = Absorption der Gesamtpolyphenole
A_2 = Absorption der durch Hautpulver nicht adsorbierten Polyphenole
A_3 = Absorption der Referenzlösung
m = Einwaage der Droge in g

7. Gravimetrische Bestimmung der Gerbstoffe in Drogen mit der Hautpulvermethode

Literatur: DAB 9 Kommentar Bd 3 S.3374

Zur Bestimmung der Gerbstoffe in:

– Tormentillwurzelstock (Tormentillae rhizoma)

Prinzip

Nach wäßriger Extraktion und Filtration werden die Gesamtpolyphenole als Trockenrückstand gravimetrisch bestimmt.

In einem zweiten Schritt werden die Gerbstoffe durch Bindung an Hautpulver aus der Lösung entfernt und die Restpolyphenole ebenfalls als Trockenrückstand gravimetrisch bestimmt. Aus der Differenz der Wägungen ergibt sich der Gerbstoffgehalt.

Durchführung

Geräte und Hilfsmittel: 50 ml Becherglas, Filter, Glastrichter

Chemikalien: Hautpulver CRS

Bestimmung des Gesamtrückstands: 25,0 ml *Prüflösung* (siehe photometrische Bestimmung) wird in einem auf 1 mg genau gewogenen Becherglas bei 90 °C zur Trockne eingedampft und gewogen, nachdem das Becherglas 1 h unter gleichen Bedingungen wie vor der ersten Wägung (Temperatur, Luftfeuchtigkeit) gelagert wurde (R_1 in g).

Bestimmung des Rückstands nach Hautpulverbehandlung: 100,0 ml *Prüflösung* wird mit 1,000 g Hautpulver 60 min kräftig geschüttelt. Nach Filtrieren werden 25,0 ml des Filtrats weiterbehandelt wie unter **Gesamtrückstand** (R_2 in g).

Bestimmung des Hautpulverrückstands (Blindwert): 1,000 g Hautpulver wird in 100,0 ml Wasser 60 min kräftig geschüttelt. Nach Filtrieren werden 25,0 ml des Filtrats weiterbehandelt wie unter Gesamtrückstand (R_0 in g)

Auswertung

Doppelbestimmungen sichern das Ergebnis!
Aus den Mittelwerten wird der Gesamtgehalt an Gerbstoffen errechnet nach der Formel:

$$\frac{R_1 - R_2 + R_0 \cdot 1000}{e}$$

R_1 = Gesamtrückstand in g
R_2 = Rückstand nach Hautpulverbehandlung in g
R_0 = Blindwert in g
e = Einwaage an Droge in g

Kapitel 6 **Bitterstoffe**

Bitterstoffe sind in der Regel sauerstoffhaltige, stickstofffreie Verbindungen pflanzlicher Herkunft, die außer ihrem bitteren Geschmack keine anderen auffallenden physiologischen Eigenschaften in therapeutischen Dosen aufweisen sollen (Abgrenzung gegen bitter schmeckende Herzglykoside oder Alkaloide).

Chemisch gehören die Bitterstoffe sehr unterschiedlichen Stoffklassen an. Auffallend viele Vertreter findet man in der Gruppe der Terpenoide und der Verbindungen mit Lactongruppierung. Eine Unterteilung in terpenoide und nichtterpenoide Bitterstoffe ist möglich.

Terpenoide Bitterstoffe sind sowohl in der Gruppe der *Monoterpene*
Beispiel: Gentiopikrin,

als auch der *Sesquiterpene*
Beispiel: Absinthin

und *Diterpene*
Beispiel: Carnosol = Pikrosalvin

sowie *Triterpene*
Beispiel: Cucurbitacin I
zu finden.

Nichtterpenoiden Bitterstoffen werden

Flavanderivate
Beispiel: Naringin und Neohesperidin
Phloroglucinderivate

Beispiel: Humulon und Lupulon
und *Oligosaccharide*

Beispiel: Gentianose

zugerechnet.

Formelbeispiele in alphabetischer Reihenfolge

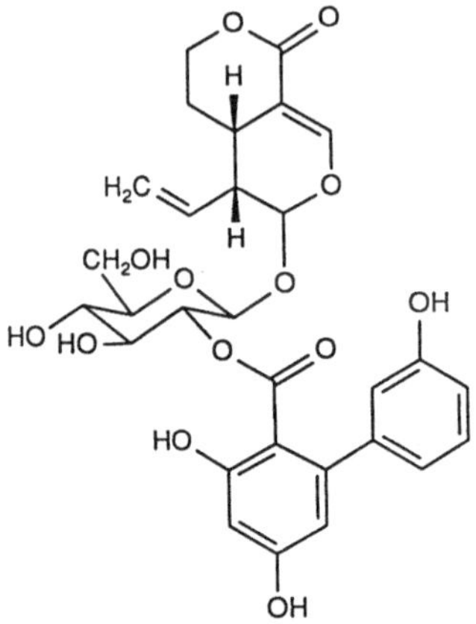

Amarogentin

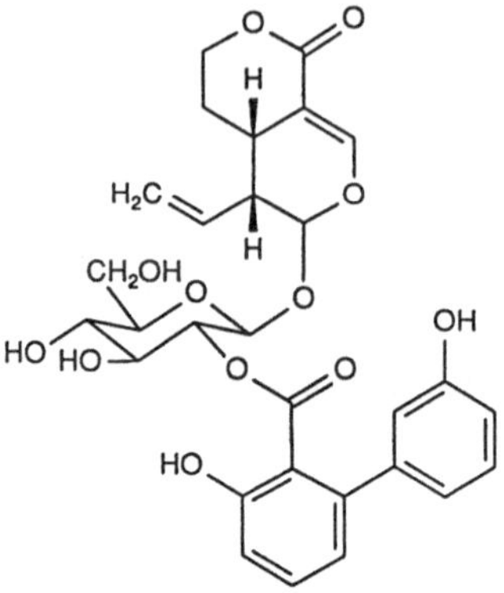

Amaropanin

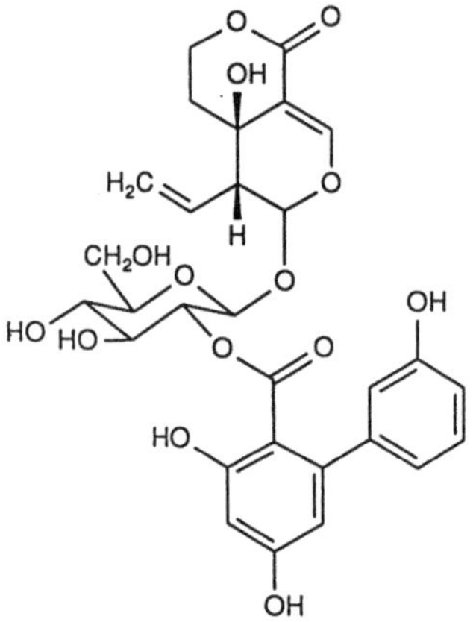

Amaroswerin

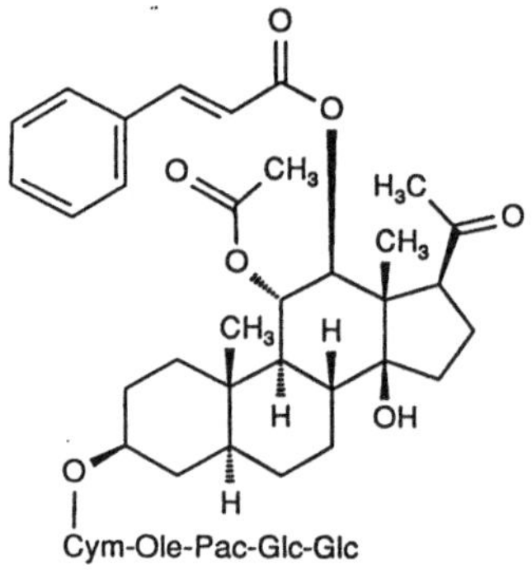

Condurangoglykosid A1

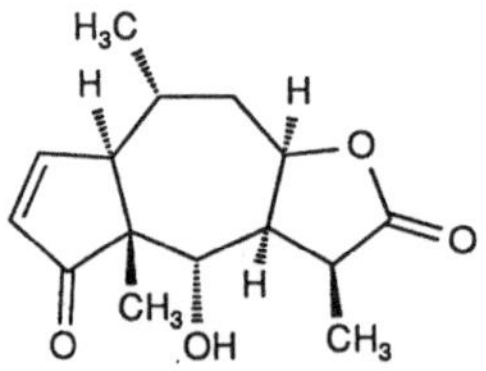

Cym-Ole-Pac-Glc-Glc

11,13-Dihydrohelenalin

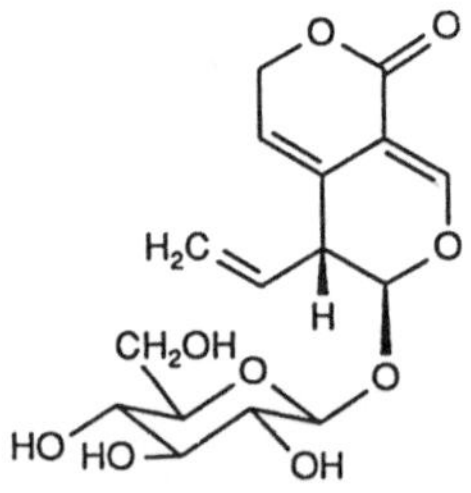

Gentiopikrosid

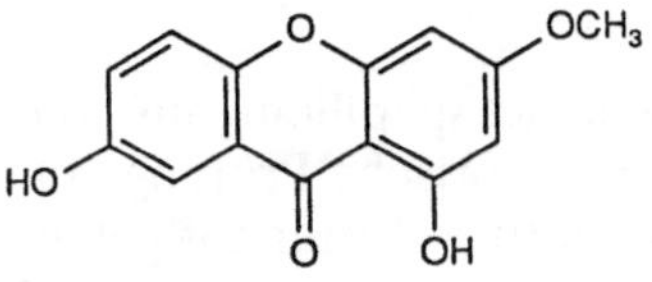

Gentisin

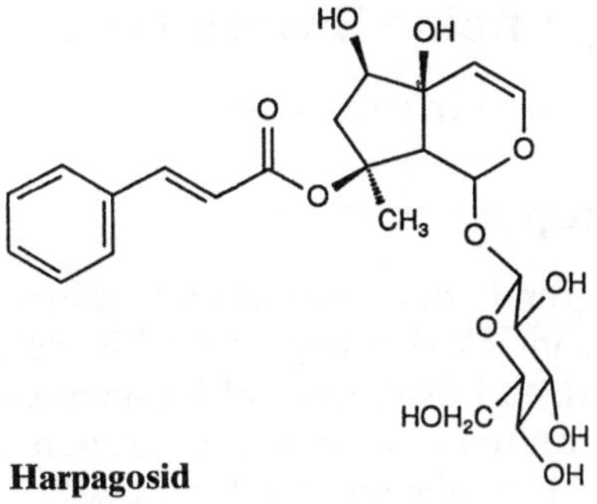

Harpagosid

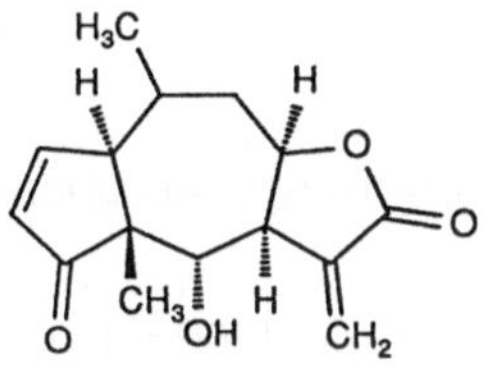

Helenalin

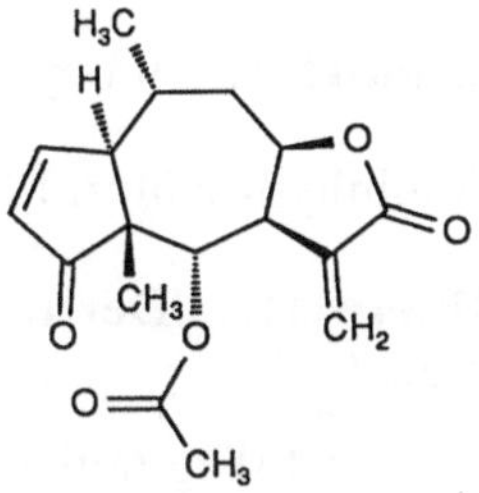

Helenalinacetat

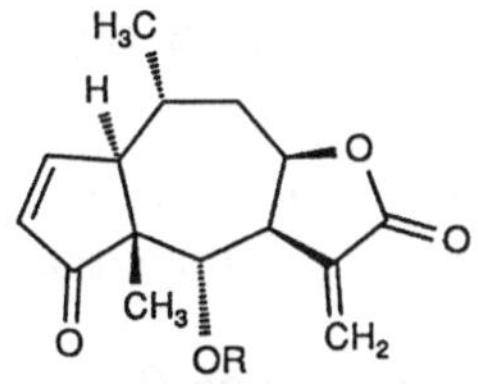

Helenalinester

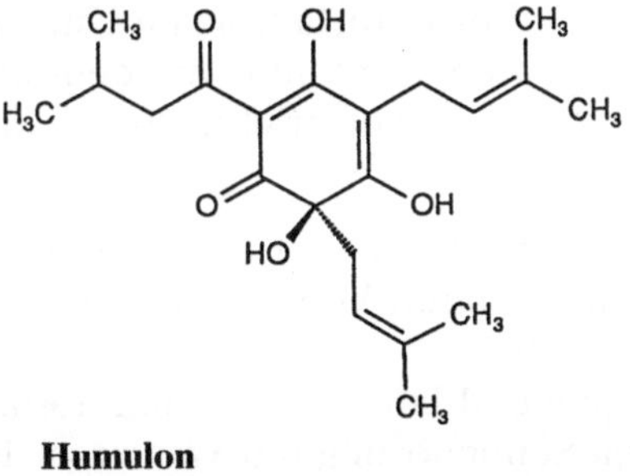

Humulon

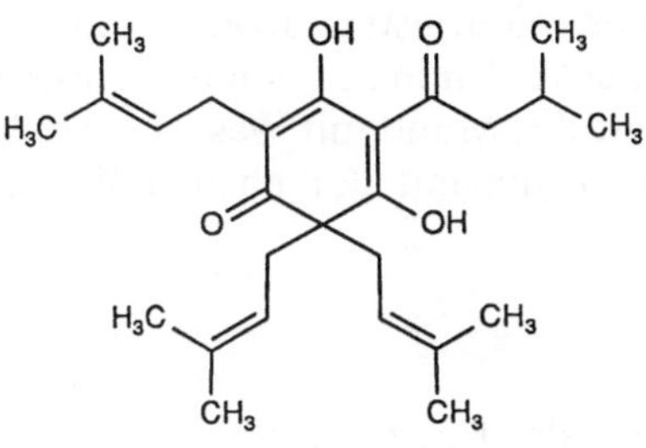

Lupulon

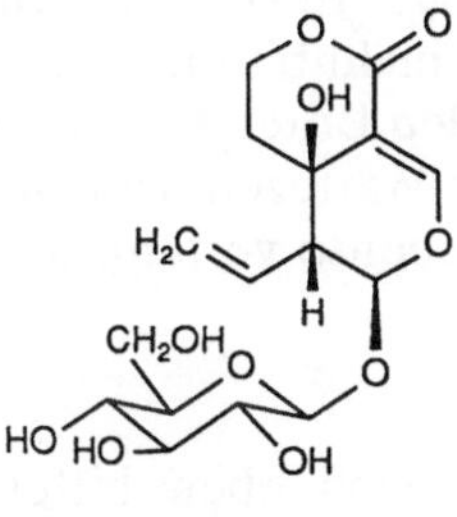

Swertiamarin

Allgemeine Bitterwert-Bestimmung in Drogen

Literatur: DAB 9 Kommentar Bd 1 S.181; Ph. Helv. VII

Prinzip

Aufgrund der Sensibilität menschlicher Geschmackspapillen auf die Geschmacksrichtung 'Bitter' ist es möglich, durch sensorische Prüfung von wäßrigen Lösungen und Drogenextrakten, deren relativen Bitterstoffgehalt zu ermitteln, jedoch mit großen individuellen Fehlermöglichkeiten und einer Fehlerbreite von bis zu 20%.

Durchführung

Geräte und Hilfsmittel: Erlenmeyerkolben, Wasserbad, Filter, Glastrichter

Chemikalien: Chininhydrochlorid R-Lösung 0,1 g/100 ml

Bestimmung: Bitterwert = Der reziproke Wert der Verdünnung, die eben noch bitter schmeckt.

Untersuchungslösung: 1,00 g pulverisierte Droge (710) wird mit 1000 ml siedendem Wasser übergossen und 30 min unter häufigem Schütteln auf dem Wasserbad extrahiert. Nach dem Erkalten wird auf 1000 ml aufgefüllt und nach kräftigem Schütteln filtriert. Die ersten 20 ml Filtrat werden verworfen.

10/k (=Korrekturfaktor) ml Untersuchungslösung wird mit Wasser auf die Konzentration verdünnt, die dem als Mindestanforderung jeweils genannten Bitterwert entspricht. 10 ml dieser Verdünnung müssen noch bitter schmecken.

Korrekturfaktor k: 1,0 ml Chininhydrochlorid-Lösung wird mit Wasser zu 100 ml verdünnt. Von dieser Stammlösung wird folgende Verdünnungsreihe hergestellt:

Beginnend bei 4,2 ml Stammlösung werden in Abstufungen von 0,2 bis 5,8 ml Stammlösung mit Wasser zu 10 ml verdünnt.

Zur Geschmacksprüfung werden jeweils 10 ml der einzelnen Verdünnungen im Mund – besonders am seitlichen und oberen Zungengrund – 30 s hin und her bewegt. Begonnen wird mit der niedrigsten Konzentration. Schmeckt diese nicht bitter, wird sie ausgespuckt, 1 min auf einen eventuell noch auftretenden Bittergeschmack gewartet, der Mund mit Wasser gespült und nach einer Wartezeit von mindestens 10 min mit der nächsthöheren Konzentration ebenso verfahren.

Auswertung

Die niedrigste noch eben bitter schmeckende Konzentration wird zur Berechnung des Korrekturfaktors k verwendet:

$$k = \frac{5,00}{n}$$

n = ml Stammlösung in der als bitter empfundenen Verdünnung

Bitterwerte einzelner Drogen

Pomeranzenschale (Aurantii pericarpium)*	> 600
Benediktenkraut (Cardui benedicti herba)	> 800
Chinarinde (Cinchonae cortex)*	> 1 000
Tausendgüldenkraut (Centaurii herba)*	> 2 000
Andornkraut (Marrubii herba)	> 3 000
Fieberklee (Menyanthidis folium)	> 4 000
Enzianwurzel (Gentianae radix)*	>10 000
Condurangorinde (Condurango cortex)	>15 000
Wermutkraut (Absinthii herba)*	>15 000
Bitterholz (Quassiae lignum)	>40 000

* DAB 9

Allgemeine DC-Nachweise von Bitterstoffen in Drogen

Literatur: Mitteilung der Fa. B&K, München 1991
Wagner H, Bladt S, Zgainski EM (1983) Drogenanalyse:125 ff Springer-Verlag Berlin Heidelberg New York

Prinzip

Die Bitterstoffe werden mit geeigneten Lösungsmitteln aus der Droge extrahiert. Der Extrakt wird filtriert, konzentriert, durch DC getrennt und mit Naturstoffreagenz bzw. Vanillin-Schwefelsäure-Reagenz nachgewiesen.

Durchführung

Geräte und Hilfsmittel: Rotationsverdampfer, 50 ml Rundkolben, DC-Kammer, UV-Lampe

Chemikalien: Cineol R, Arbutin RN, Methanol R, Ethylacetat R, Diphenylboryloxyethylamin R, Macrogol 400 R, Schwefelsäure 96% R, Ethanol 96% R, Vanillin R

Bestimmung: *Untersuchungslösung*: 1 g pulverisierte Droge wird mit 10 ml Methanol 10 min bei 60 °C auf dem Wasserbad extrahiert, anschließend filtriert und das Filtrat auf ca. 3 ml eingeengt.

Ausnahmen:

Hopfen: 1 g pulverisierte Droge wird mit 10 ml Dichlormethan 3 h mazeriert, anschließend filtriert und das Filtrat auf ca 3 ml eingeengt.

Salbei-, Rosmarinblätter: 3 g grob pulverisierte Droge wird mit 100 ml Ether auf dem Wasserbad 1 h unter Rückfluß erhitzt, anschließend filtriert und das Filtrat auf ca. 3 ml eingeengt.

Chromatographische Bedingungen:
Referenzlösung: 10 mg Cineol und 20 mg Arbutin in 10 ml Methanol gelöst.
Drogentypische Referenzlösungen: 0,1 g Substanz in 10 ml Methanol lösen.
DC-Fertigplatte: Kieselgel GF$_{254}$
Fließmittel: Ethylacetat + Methanol + Wasser (100,0+13,5+10,0)
Auftragemenge: Je 30 µl der Untersuchungslösungen 20 µl Referenzlösung
Laufhöhe: 15 cm
1.) NST/PEG-Reagenz: Diphenylboryloxyethylamin 1 g/100 ml Methanol
   Zum Nachsprühen: Macrogol 400 5 g/100 ml Methanol
2.) VS-Reagenz: 5%ige ethanolische Schwefelsäure
Zum sofortigen Nachsprühen: ethanolische Vanillin-Lösung 1 g/100 ml

Nachbehandlung: Nach vollständigem Verdunsten des Fließmittels wird zunächst im UV 254 ausgewertet. Nach Besprühen mit Sprühreagenz und Erhitzen der DC-Platte bei 100–105 °C bis zur deutlichen Farbentwicklung der Zonen wird bei Verwendung von NST/PGE-Reagenz im UV-Licht bei 365 nm ausgewertet und von VS-Reagenz im Tageslicht.

Auswertung

Vanillin-Schwefelsäure-Reagenz: Im Chromatogramm der Referenzlösung erscheint Cineol als blaue bis violette Zone im oberen Drittel des Rf-Bereiches und Arbutin als braune Zone am Übergang vom mittleren zum unteren Drittel des Rf-Bereiches.

NST/PGE-Reagenz: blau-blaugrüne Fluoreszenzen sind im UV 365 zu sehen.

1. DC-Nachweis der Bitterstoffe in Arnikablüten (Arnicae flos) Unterscheidung von Arnica montana und A. chamissonis

Literatur: Willuhn G, Kresken J, Merfort I (1983) DAZ 123(49):2431–2433
Leven W, Willuhn G (1990), persönliche Mitteilung

Prinzip

Aus wäßrigem Drogenextrakt werden die Sesquiterpenlactone mit organischem Lösungsmittel ausgeschüttelt, nach Konzentrierung durch DC getrennt und mit Zimmermann-Reagenz nachgewiesen.

Durchführung

Geräte und Hilfsmittel: Erlenmeyerkolben, Filter, Glastrichter, Schütteltrichter, DC-Kammer, UV-Lampe

Chemikalien: Chloroform R, Ninhydrin R, Pentan R, Ether R, 1,3-Dinitro-
benzol R, Toluol R, Natriumhydroxid R, Methanol R, neutrales Aluminiumoxid (Fluka), Dichlormethan R, Natriumsulfat wasserfrei R, Santonin
(Roth), Ethylacetat R, Kaliumhydroxid R

Bestimmung: *Untersuchungslösung 1*: 2,5 g pulverisierte Droge (710) wird
mit 30 ml heißem Wasser übergossen, nach 5 min durch ein angefeuchtetes
Filter filtriert, das Filter mit 3 ml heißem Wasser nachgespült und evtl.
durch vorsichtiges Auspressen des Filters das Filtrat zu 10 ml ergänzt. Mit
15 ml Chloroform wird ausgeschüttelt, die Chloroformphase zur Trockne
eingeengt und der Rückstand in 0,3 ml Chloroform aufgenommen.

Untersuchungslösung 2: 0,5 g pulverisierte Droge wird mit 20 ml heißem
Wasser 15 min unter Rühren bei ca. 60 °C extrahiert. In den erkalteten
Extrakt werden 4,0 g neutrales Aluminiumoxid eingerührt. Anschließend
wird die Lösung dekantiert, filtriert und zweimal mit je 30 ml Dichlormethan ausgeschüttelt. Die vereinigten organischen Phasen werden über Natriumsulfat getrocknet, filtriert und zur Trockne eingeengt. Der Rückstand
wird in 0,1 ml Methanol aufgenommen.

Chromatographische Bedingungen:
Referenzlösung 1: Ninhydrin 5 mg/0,5 ml Wasser
Referenzlösung 2: 10 mg Santonin in 10,0 ml Methanol
DC-Fertigplatte: Kieselgel 60 F_{254}
Fließmittel 1: Pentan + Ether (25+75) Kammer o h n e Filterpapier
Fließmittel 2: Toluol + Ethylacetat (60+40)
Auftragemenge 1: 70 µl Untersuchungs- und 10 µl Referenzlösung bandför-
    mig (15 mm)
Auftragemenge 2: 20 µl Untersuchungs- und 4 µl Referenzlösung bandför-
    mig (10 mm)
Laufhöhe 1: 12,5 cm
Laufhöhe 2: 10 cm
Zimmermann-Reagenz 1: Lösung A: 10 g 1,3-Dinitrobenzol in 90 ml Toluol
    lösen. Lösung B: 6 g Natriumhydroxid in 25 ml Wasser und 45 ml Metha-
    nol lösen.
Zimmermann-Reagenz 2: Ethanolische 1,3-Dinitrobenzol-Lösung 2 g/100 ml
    und methanolische Kaliumhydroxid-Lösung 10 g/100 ml zu gleichen Tei-
    len mischen.

Nachbehandlung: Nach dem Abdampfen des Fließmittels werden die fluoreszenzmindernden Zonen bei UV 254 markiert.

für Zimmermann-Reagenz 1: Mit Lösung A besprühen, anschließend mit Lösung B.

für Zimmermann-Reagenz 2: Platte mit dieser Lösung gut durchfeuchten und im Warmluftstrom bis zur maximalen Farbentwicklung trocknen. Gegebenenfalls mehrfach wiederholen.

Auswertung

Im UV 254 tritt die Santonin-Zone der Referenzlösung bei Rf 0,45 auf. Die Helenalinderivate in der Untersuchungslösung sind oberhalb (2–4) und unterhalb (2–3) der Santonin-Zone zu erkennen.

Zimmermann-Reagenz: Im Chromatogramm der Untersuchungslösung sind sieben violette Zonen zu erkennen, unterhalb der Ninhydrinzone der Referenzlösung vier (11,13-Dihydrohelenalin, Helenalin, 11,13-Dihydrohelenalinacetat und Helenalinacetat) und darüber drei, die 11,13- Dihydrohelenalinester, die Helenalinester (jeweils Isobutyrat, Methacrylat und Tiglinat) und Helenalinisovaleriat mit -2-methylbutyrat.

Zur Unterscheidung der Arnika-Arten geeignete Prüfung: Die Helenalinderivat-Zonen sind in A. chamissonis viel weniger deutlich (bis gar nicht) zu sehen als in A. montana.

2. DC-Nachweis der Bitterstoffe in Enzianwurzel (Gentianae radix)

Literatur: DAB 9 Kommentar Bd 2 S.1546

Prinzip

Nach Extraktion mit Methanol und Konzentrierung werden die Bitterstoffe durch DC getrennt und mit Echtrotsalz nachgewiesen.

Durchführung

Geräte und Hilfsmittel: Erlenmeyerkolben, Rührer, Faltenfilter, Glastrichter, 50 ml Rundkolben, Rotationsverdampfer, DC-Kammer, UV-Lampe

Chemikalien: Methanol R, Phenazon R, Chloroform R, Aceton R, Echtrotsalz B R

Bestimmung: 2,00 g pulverisierte Droge (250) wird mit 50,0 ml Methanol 20 min gerührt und anschließend rasch filtriert. 25,0 ml Filtrat werden bei max. 50 °C im Vakuum zur Trockne eingeengt. Der Rückstand wird in kleinen Mengen Methanol aufgenommen, so daß insgesamt 5,0 ml Lösung erhalten werden (es kann ein ungelöster Bodensatz bleiben).

Chromatographische Bedingungen:
Referenzlösung: 50 mg Phenazon in 10,0 ml Methanol lösen
DC-Fertigplatte: Kieselgel GF_{254}
Fließmittel: Wasser + Chloroform + Aceton (2+30+70)
Auftragemenge: 50 µl Untersuchungs- und 10 µl Referenzlösung bandförmig
  (30 mm)
Laufhöhe: 15 cm
Sprühreagenz: Echtrotsalz B-Lösung 0,2 g/100 ml

Nachbehandlung: Nach vollständigem Verdunsten des Fließmittels wird im UV 254 ausgewertet. Anschließend wird die Platte mit Echtrotsalz B-Lösung besprüht, 10 min Stehen gelassen und im Tageslicht erneut ausgewertet.

Auswertung

UV 254: In der Mittè der Laufstrecke ist im DC der Referenzlösung die fluoreszenzmindernde Zone des Phenazons zu erkennen (markieren!) und in dem der Untersuchungslösung auf gleicher Höhe die des Amarogentins neben weiteren fluoreszenzmindernden Zonen auf der gesamten Laufstrecke.

Nach Besprühen: Die Zone des Amarogentins färbt sich orange, nach Bedampfen mit Ammoniak rot. Im oberen und unteren Bereich des Chromatogramms färben sich weitere Zonen an, insbesondere die intensiv rote des Gentisins (hoher Rf-Wert), die orangefarbene des Isogentisinglykosids etwas oberhalb der Startlinie und darüber die rotorangefarbene des Gentiopikrosids.

3. DC-Nachweis der Bitterstoffe in Tausendgüldenkraut (Centaurii herba)

Literatur: DAB 9 Kommentar Bd 3 S.3261; Ph. Helv. VII
Wagner H, Bladt S, Zgainski EM (1983) Drogenanalyse, Springer-Verlag Berlin Heidelberg New York

Prinzip

Mit Methanol werden die Bitterstoffe aus der Droge extrahiert, durch DC aufgetrennt und mit Anisaldehyd-Schwefelsäure nachgewiesen.

Durchführung

Geräte und Hilfsmittel: 50 ml Rundkolben, Rückflußkühler, Filter, Glastrichter; DC-Kammer, UV-Lampe.

Chemikalien: Methanol R, Rutosid R, pulverisierte Enzianwurzel, Essigsäure wasserfrei R, Ethylacetat R, Chloroform R, Aceton R, Anisaldehyd R, Ethanol 96% R, Schwefelsäure 96% R

Bestimmung: *DAB 9*: 1,0 g pulverisierte Droge (500) wird 10 min mit 20 ml Methanol unter Rückfluß zum Sieden erhitzt und nach dem Erkalten abfiltriert.

Ph. Helv. VII: 0,5 g pulverisierte Droge wird 10 min mit 10 ml Methanol geschüttelt und anschließend filtriert.

Chromatographische Bedingungen:
Referenzlösung DAB 9: 10 mg Rutosid in 10 ml Methanol lösen
Referenzlösung Ph. Helv. VII: 0,5 g pulverisierte Enzianwurzel wird 10 min
  mit 10 ml Methanol geschüttelt und filtriert.
DC-Fertigplatte: Kieselgel GF_{254}
Fließmittel DAB 9: Wasser + Essigsäure + Ethylacetat (16+16+69)
Fließmittel Ph. Helv. VII: Wasser + Chloroform + Aceton (2+30+70)
Fließmittel 3: Ethylacetat + Methanol + Wasser (77+15+8)
Auftragemenge: DAB: 30 µl ; Ph. Helv. 10 µl Untersuchungslösung, beide
  10 µl Referenzlösung bandförmig (20 mm)
Laufhöhe DAB 9: 2 × 12 cm mit 5 min Zwischentrocknung
Laufhöhe Ph. Helv. VII: 15 cm
Sprühreagenz: 0,5 ml Anisaldehyd mit 90 ml Ethanol mischen, 10 ml Schwefelsäure zusetzen und erneut mischen.

Nachbehandlung: Nach vollständigem Verdunsten des Fließmittels wird im UV 254 ausgewertet. Anschließend wird mit Sprühreagenz besprüht, 5–10 min auf 100–105 °C erhitzt und bei Tageslicht und im UV 365 ausgewertet.

Auswertung

UV 254: In der unteren Hälfte der Chromatogramme sind die Zonen von Rutosid (Referenzlösung DAB 9), von Gentiopikrosid (Referenzlösung Ph. Helv. VII) bzw. von Swertiamarin (Untersuchungslösung) als stärkste Zonen zu erkennen.

Nach Besprühen: Die Rutosidzone färbt sich gelbbraun, die Gentiopikrosidzone braunviolett und die Swertiamarinzone orangebraun. Gentiopikrosid liegt bei etwas höherem Rf-Wert als Swertiamarin und ist als schwache Zone auch im Chromatogramm der Untersuchungslösung zu erkennen.

4. DC-Nachweis der Bitterstoffe in Hopfenzapfen (Lupuli strobulus)

Literatur: Hänsel R, Schulz J (1986) DAZ 126(43):2347–2348
DAB 10

Prinzip

Mit Methanol werden die Bitterstoffe aus dem Hopfen extrahiert, durch DC getrennt, im sichtbaren sowie im UV-Licht bei 254 und 365 nm und nach Reaktion mit Vanillin-Schwefelsäure nachgewiesen.

Durchführung

Geräte und Hilfsmittel: Erlenmeyerkolben, Ultraschallbad, Filter, Glastrichter, DC-Kammer, UV-Lampe, 2000 ml Rundkolben, Rückflußkühler, 1000 ml Meßkolben

Chemikalien: Methanol R, Curcumin R, Aminoazobenzol R, Sudan I RN, Cyclohexan R, Ethylacetat R, Essigsäure wasserfrei R, Ethanol R, Vanillin R, Schwefelsäure 96% R, Natriumwolframat R, Natriummolybdat R, Phosphorsäure 85% R, Salzsäure 36% R, Lithiumsulfat R, Brom R

Bestimmung: 1,0 g frisch pulverisierte Droge (355) wird mit 10 ml Methanol-Wasser-Mischung (7+3) 10 min bei Raumtemperatur im Ultraschallbad extrahiert bzw. 15 min bei Raumtemperatur geschüttelt und filtriert.

Chromatographische Bedingungen:

! Unter Lichtausschluß arbeiten !

Referenzlösung: 2,0 mg Curcumin, 2,0 mg Aminoazobenzol und 1,0 mg
   Sudan I in 20 ml Methanol lösen
DC-Fertigplatte: Kieselgel HF$_{254}$
Fließmittel: Cyclohexan + Ethylacetat + Essigsäure (60+38+2)
Auftragemenge: 20 µl Untersuchungs- und 10 µl Referenzlösung bandförmig
   (20 mm)
Laufhöhe: 15 cm
Sprühreagenz: *Lösung 1*: ethanolische Schwefelsäure-Lösung 5%,
   Lösung 2: ethanolische Vanillin-Lösung 1 g/100 ml
Sprühreagenz DAB 10: Folins Reagenz: 100 mg Natriumwolframat und
   25 mg Natriummolybdat in einem 2000 ml Rundkolben mit 700 ml Wasser,
   50 ml Phosphorsäure und 100 ml Salzsäure versetzen, die Mischung 10 h
   unter Rückflußkühlung in schwachem Sieden halten, anschließend 175 g
   Lithiumsulfat, 50 ml Wasser und 1 ml Brom zugeben, ohne Rückflußkühlung im Abzug 15 min weiterkochen (Entfernung des Bromüberschusses),
   kühlen, in 1000 ml Meßkolben überführen, mit Wasser zur Marke auffül-

len und filtrieren. Kurz vor dem Sprühen Reagenz und Wasser (1+3) mischen.

Nachbehandlung: Nach Entfernen des Fließmittels im kalten Luftstrom wird im Tageslicht , bei UV 254 und 365 ausgewertet. Anschließend wird mit Sprühreagenz besprüht (zunächst mit Lösung 1 und sofort mit Lösung 2), 5–10 min auf 110 °C erhitzt oder mit Sprühreagenz DAB 10 und Ammoniakdämpfen behandelt und bei Tageslicht erneut ausgewertet.

Auswertung

Vor dem Besprühen:

Bei Tageslicht: Die gelbe Curcuminzone des Chromatogramms der Referenzlösung erscheint bei Rf 0,22. Auf gleicher Höhe liegt im Chromatogramm der Untersuchungslösung die hellgelbe Zone des Xanthohumols. Auf Höhe der gelben Zone des Aminoazobenzols der Referenzlösung (Rf 0,42) ist in der Untersuchungslösung die hellgelbe Zone der Humulone zu erkennen.

Bei UV 254: Bei Rf 0,71 erscheint in der Referenzlösung die bei Tageslicht rote Zone des Sudans I, in der Untersuchungslösung liegt auf gleicher Höhe die fluoreszenzmindernde Zone der Lupulone. Auch die Humulone sind durch Fluoreszenzminderung zu erkennen, das Xanthohumol aber kaum.

Bei UV 365: Die Humulone fluoreszieren hellbraun bis braun, die Lupulone hellblau, das Xanthohumol erscheint als dunkelbraune Zone.

Nach dem Besprühen:

Sprühreagenz: Xanthohumol färbt sich orangegelb, Humulone und Lupulone grau, Sudangelb violett, Aminoazobenzol orangerot und Curcumin gelb.

Sprühreagenz: Die Lupulon- und Humulon-Zonen färben sich graublau, die Xanthohumol-Zone graugrün. Die Zonen der Referenzlösung erscheinen graublau bis graubraun.

5. DC-Nachweis der Bitterstoffe in Teufelskrallenwurzel (Harpagophyti radix)

Literatur: Jaspersen-Schib R (1990) DAZ 130(2):71–73

Prinzip

Mit Methanol werden die Iridoide aus der Droge extrahiert, nach Filtration und Konzentrierung dünnschichtchromatographisch getrennt und mit Dimethylaminobenzaldehyd nachgewiesen.

Durchführung

Geräte und Hilfsmittel: 25 ml Rundkolben, Rückflußkühler, Wasserbad, Filter, Glastrichter, DC-Kammer, UV-Lampe

Chemikalien: Methanol R, Harpagosid (Roth), Dimethylaminobenzaldehyd R, 1 N Salzsäure

Bestimmung: *Untersuchungslösung*: 0,1 g pulverisierte Droge wird mit 10 ml Methanol am Wasserbad 10 min unter Rückfluß erhitzt und filtriert. Vom Filtrat werden 5,0 ml zur Trockne eingeengt. Der Rückstand wird in 1 ml Methanol gelöst.

Chromatographische Bedingungen:
Referenzlösung: 1 mg Harpagosid in 1 ml Methanol
DC-Fertigplatte: Kieselgel F_{254}
Fließmittel: Chloroform + Methanol (90+30)
Auftragemenge: 20 µl bandförmig (20 mm)
Laufhöhe: 15 cm
Sprühreagenz: Dimethylaminobenzaldehyd-Lösung 1 g/100 ml 1 n Salzsäure

Nachbehandlung: Nach dem Verdunsten des Fließmittels wird bei UV 254 ausgewertet, anschließend mit Sprühreagenz besprüht, 15 min auf 105 °C erhitzt und bei Tageslicht erneut ausgewertet.

Auswertung

Bei 254 nm sind die Iridoide als fluoreszenzmindernde Zonen zu erkennen. Nach dem Besprühen erscheinen die Iridoide als blaugraue Zonen. Harpagosid ist in den Chromatogrammen der Referenz- und der Untersuchungslösung in der Mitte der Laufstrecke zu erkennen.

6. HPLC-Bestimmung der Sesquiterpenlactone (Bitterstoffe) in Arnikablüten (Arnicae flos)

Literatur: Leven W, Willuhn G (1990) persönliche Mitteilung

Prinzip

Mit Methanol/Wasser werden die Sesquiterpenlactone aus der Droge extrahiert, mit organischen Lösungsmitteln abgetrennt, mit Aluminiumoxid gereinigt und durch HPLC mit Santonin als internem Standard bestimmt.

Durchführung

Geräte und Hilfsmittel: Erlenmeyerkolben, Rotationsverdampfer, 100 ml Rundkolben, Schütteltrichter, Filter, Glastrichter, Extrelut-20-Säule (Merck), Zentrifuge und Zentrifugenbecher, Mikrofilter

Chemikalien: Methanol R, methanolische Santonin (Roth)-Lösung 1 g/100 ml, Ethylacetat R, Natriumsulfat wasserfrei R, Dichlormethan R, neutrales Aluminiumoxid (Fluka)

Bestimmung: 1,0 g pulverisierte Droge wird zweimal mit je 50 ml Methanol-Wasser-Mischung (1+1) 30 min bei 50–60 °C unter Rühren extrahiert. Die vereinigten Rohextrakte werden mit 1,50 ml einer frisch bereiteten methanolischen Santonin-Lösung versetzt.

Anschließend wird

entweder im Vakuum auf 50 ml eingeengt und dreimal mit je 100 ml Ethylacetat ausgeschüttelt. Die vereinigten organischen Phasen werden über Natriumsulfat getrocknet und zur Trockne eingedampft. Der Rückstand wird in 20 ml Dichlormethan aufgenommen und filtriert. Gefäß und Filter werden mit Dichlormethan nachgespült. Die klare Lösung wird zur Trockne eingedampft.

oder im Vakuum auf 20 ml eingeengt und auf eine Extrelut-20-Säule aufgegeben. Nach 15 min wird mit 100 ml einer Mischung von Ethylacetat und Dichlormethan (1+1) eluiert und das Eluat zur Trockne eingedampft.

Der Rückstand wird in 10,0 ml Methanol gelöst und mit 10,0 ml Wasser verdünnt. Nach Zugabe von 7,0 g neutralem Aluminiumoxid wird kräftig geschüttelt, zentrifugiert und filtriert. 10,0 ml klares Filtrat wird zur Trockne eingedampft, in 0,5 ml Methanol gelöst und mit 0,5 ml Wasser verdünnt. Die Lösung wird zur Abtrennung nicht gelöster Bestandteile durch ein Mikrofilter filtriert.

Chromatographische Bedingungen:
Säule: RP-18 (z.B. Hypersil-ODS) 5 µm (125 mm *L*, 4,6 mm *ID*)
Eluens: A: Methanol + B: Wasser, Gradient: 0–4 min 45 % A, 4–6 min linear auf 50 % A, anschließend bis 20 min 50 % A
Detektion: UV 225 nm
Flußrate: 1,8 ml/min
Probenvolumen: 20 µl

Auswertung

Der Sesquiterpenlacton-Gehalt (c_{SL}) wird als Helenalintiglinat berechnet nach der Formel:

$$C_{SL} = \frac{F_{SL} \cdot c_S \cdot 200}{F_S \cdot 1,15}$$

F_{SL} = Peakfläche der Sesquiterpenlactone
F_S = Peakfläche von Santonin
c_S = Menge von Santonin in mg (15 mg)
1,15 = Korrekturfaktor für Helenalintiglinat

Retentionszeiten der Sesquiterpenlactone in A. montana Blüten:

11α, 13-Dihydrohelenalin (DH)	1,4 min
Helenalin (H)	1,7 min
6-O-Acetyl-DH	2,2 min
6-O-Acetyl-H	2,5 min
Santonin (Standard)	2,9 min
6-O-Methacryloyl-DH	5,7 min
6-O-Methacryloyl-H und	
6-O-Isobutyryl-DH	6,4 min
6-O-Isobutyryl-H	7,4 min
6-O-Tigloyl-DH	8,2 min
6-O-Tigloyl-H	9,3 min
6-O-(2-Methyl-)butyryl-DH	9,9 min
6-O-Isovaleryl-DH	10,5 min
6-O-(2-Methyl-)butyryl-H	11,1 min
6-O-Isovaleryl-H	11,7 min

7. HPLC-Bestimmung der Bitterstoffe in Enzianwurzel (Gentianae radix)

Literatur: Sticher O, Meier B (1978) Pharm. Acta Helv. 53(2):40–45
Sticher O, Meier B (1980) Planta medica 40:55–67

Prinzip

Mit Methanol werden die Bitterstoffe aus der Droge extrahiert und nach Filtration und Konzentrierung mittels HPLC getrennt. Die phenolischen Sekoiridoide werden unabhängig von Gentiopikrosid bestimmt.

Durchführung

Geräte und Hilfsmittel: 200 ml Rundkolben, Rückflußkühler, Wasserbad, Filter, Glastrichter, Schütteltrichter, Rotationsverdampfer, G4-Glasfritte

Chemikalien: Methanol R, Ethylacetat R, Hydrochinondimethylether und Hydrochinonmonomethylether (beide Fluka)

Bestimmung: *Untersuchungslösung für phenolische Sekoiridoide:* 5 g pulverisierte Droge (250) wird je 1 h bei 40 °C und zweimal bei 100 °C unter Rückfluß mit je 100 ml Methanol extrahiert (nach jeder Extraktion wird filtriert). Die vereinigten Filtrate werden zur Trockne eingeengt. Der Rückstand wird in 50 ml Wasser gelöst und einmal mit 100 ml, zweimal mit je 50 ml Ethylacetat ausgeschüttelt. Die vereinigten Ethylacetatphasen werden im Vakuum bei 40 °C zur Trockne eingedampft und in 10,00 ml Methanol aufgenommen. Nach Zusatz von 3 mg Standard (siehe Chrom. Bedgg.) und gutem Durchmischen wird die Lösung zur HPLC verwendet.

Untersuchungslösung für Gentiopikrosid: 500 mg pulverisierte Droge wird 1 h mit 100 ml bei 40 °C und nach Filtration der Rückstand erneut 1 h mit 100 ml Methanol bei 70 °C extrahiert. Die vereinigten Filtrate werden zur Trockne eingeengt. Der Rückstand wird in 5,0 ml Methanol aufgenommen und die Lösung über eine G4-Glasfritte filtriert. Nach Zusatz von 5 mg Standard (siehe Chrom. Bedgg.) und gutem Durchmischen wird die Lösung zur HPLC verwendet.

Chromatographische Bedingungen:
Standards: Hydrochinondimethylether (für phenolische Sekoiridoide)
Hydrochinonmonomethylether (für Gentiopikrosid)
Säule: μ-Bonapak C-18, 10 μm (30 cm L, 4 mm ID)
Eluens: Methanol + Wasser (45+55) für die phenolischen Sekoiridoide, (30+70) für Gentiopikrosid
Detektion: 233 nm für phenolische Sekoiridoide, 275 nm für Gentiopikrosid
Flußrate: 1 ml/min
Einspritzmenge: 5 μl für phenolische Sekoiridoide und 20 μl für Gentiopikrosid

Auswertung

phenolische Sekoiridoide: Die Substanzen eluieren in der Reihenfolge: Amaroswerin (ca. 11,0 min), Amarogentin (ca. 13,3 min), Standard (ca. 15,4 min) und Amaropanin (ca 23,7 min).

Gentiopikrosid: Bei etwa 8,4 min erscheint Gentiopikrosid, der Standard bei 10,1 min.

Eine quantitative Bestimmung der Bitterstoffe ist nach der Methode des internen Standards möglich. Bessere Ergebnisse sind durch eine aufwendigere Bestimmung nach Sticher et al. (1980) zu erhalten.

8. HPLC-Bestimmung der Bitterstoffe in Hopfenzapfen (Lupuli strobulus)

Literatur: Hänsel R, Schulz J (1986) DAZ 126(38):2033–2037

Prinzip

Wegen ihrer Lichtempfindlichkeit werden die Bitterstoffe des Hopfens unter Lichtausschluß mit Methanol in Gegenwart des internen Standards extrahiert und aus dem Filtrat durch HPLC bestimmt.

Durchführung

Geräte und Hilfsmittel: Erlenmeyerkolben, Ultraschallbad

Chemikalien: Methanolische Benzalacetophenon (Fluka)-Lösung 0,1 g/100 ml, Phosphorsäure 85 % R

! Unter Lichtausschluß arbeiten !

Bestimmung: *Untersuchungslösung*: 0,5 g pulverisierte Droge wird mit 20,0 ml methanolischer Benzalacetophenon-Lösung im Ultraschallbad 10 min extrahiert und filtriert.

Chromatographische Bedingungen:
Säule: RP 18 7 µm (250 mm *L*, 4,6 mm *ID*)
Eluens: Methanol + Wasser (0,5 % Phosphorsäure, pH 2)
Gradient: 65+35, +2 % Methanol/min
Detektion: 370 nm
Flußrate: 2 ml/min
Einspritzmenge: 20 µl

Auswertung

Die Hopfeninhaltsstoffe eluieren bei Einhaltung der gegebenen Bedingungen in der Reihenfolge:

Benzalacetophenon (Standard, 8 min), Xanthohumol (10 min), Cohumulon (13,5 min), Humulon/Adhumulon (14,5 min), Colupulon (16 min) und Lupulon/Adlupulon (17 min)

Der Prozentgehalt der nativen Hopfeninhaltsstoffe wird errechnet nach der Formel:

$$A = \frac{F_D \cdot k \cdot 100 \cdot e_S}{F_S \cdot e_D}$$

A = mg Drogeninhaltsstoff/100 g Droge
F_D = Fläche des Drogeninhaltsstoffes
F_S = Fläche des Standards
e_D = Einwaage der Droge in g
e_S = Einwaage des Standards in mg
k = Eichfaktor

Werte für k:
Humulone   0,39
Lupulone   0,51
Xanthohumol   0,053

9. HPLC-Bestimmung von Harpagosid in Teufelskrallenwurzel (Harpagophyti radix)

Literatur: Sticher O, Meier B (1980) DAZ 120(34):1592–1594

Prinzip

Mit Methanol wird zunächst im Kalten, in einem zweiten Schritt bei höheren Temperaturen das Harpagosid aus der Droge extrahiert, filtriert und das Filtrat zur HPLC verwendet.

Durchführung

Geräte und Hilfsmittel: 100 ml Rundkolben, Rührer, G4-Glasfritte, Wasserbad, Rückflußkühler, 10 ml Meßkolben

Chemikalien: Methanol R, Harpagosid (Roth)

Bestimmung: 500 mg pulverisierte Droge wird mit 50 ml Methanol 1 h unter Rühren kalt extrahiert. Der Extrakt wird durch eine Glasfritte filtriert. Der Rückstand wird erneut mit 50 ml Methanol 1 h bei 70 °C am Rückflußkühler extrahiert und filtriert. Die vereinigten Filtrate werden bei max. 40 °C auf 2–3 ml eingeengt. Von den ausgefallenen Begleitstoffen wird in einen Meßkolben abfiltriert und das Filtrat unter Nachwaschen auf 10,0 ml aufgefüllt.

Chromatographische Bedingungen:
Referenzlösung: 15 mg Harpagosid in 25,0 ml Methanol lösen
Säule: μ-Bondapak C18
Eluens: Methanol + Wasser 50+50
Detektion: 278 nm
Flußrate: 2 ml/min
Einspritzmenge: 10 μl

Auswertung

Die Retentionszeit des Harpagosids liegt zwischen 5 und 6 min.
Die Auswertung erfolgt nach der Methode des externen Standards nach abwechselnder Chromatographie von Drogenextrakt und Referenzlösung.
Die Injektionsmenge der Referenzlösung sollte so angelegt sein, daß die

Peakhöhe etwa der des Harpagosid-Peaks im Extrakt entspricht. Der %-Gehalt wird errechnet nach der Formel:

$$\%\text{-Gehalt} = \frac{F_D \cdot E_{St} \cdot I \cdot 10^5}{F_{St} \cdot V \cdot E_D}$$

F_D = Peakfläche des Harpagosids der Droge
F_{St} = Peakfläche des Standards
E_D = Einwaage an Droge in mg
E_{St} = Eingespritzte Menge Standard in mg
I = ml eingespritzter Drogenextrakt
V = Volumen an Drogenextrakt in ml

10. GLC-Bestimmung der Sesquiterpenlactone (Bitterstoffe) in Arnikablüten (Arnicae flos)

Literatur: Leven W, Willuhn G (1990) persönliche Mitteilung

Prinzip und Durchführung

wie HPLC-Bestimmung der Sesquiterpenlactone in ‚Arnikablüten' (S. 231) mit folgenden Änderungen:

Bestimmung: Im letzten Schritt werden ebenfalls 10,0 ml des klaren Filtrats zur Trockne eingeengt, jedoch nur in 0,5 ml Methanol gelöst.

Chromatographische Bedingungen::
Säule: Kapillarsäule OV-01-CB-0.25 (25 m *L*)
Säulentemperatur: 225 °C isotherm
Injektortemperatur: 300 °C
Detektortemperatur: 300 °C
Carriergas: Stickstoff
Detektion: FID
Probenvolumen: 1 µl

Auswertung

Der Sesquiterpenlacton-Gesamtgehalt (c_{ST}) wird berechnet als Helenalintiglinat nach der Formel:

$$C_{ST} = \frac{F_{ST} \cdot c_S}{F_2 \cdot e_1}$$

F_{ST} = Peakfläche der Sesquiterpenlactone
F_S = Peakfläche von Santonin (Interner Standard)
c_S = Menge an Santonin in mg (15 mg)
1.35 = Korrekturfaktor für Helenalintiglinat

Retentionszeiten der Sesquiterpenlactone in A. montana Blüten:

Santonin	3,9 min
11a,13-Dihydrohelenanin (DH)	4,1 min
Helenalin (H)	4,2 min
6-O-Acetyl-H	4,8 min
6-O-Acetyl-DH	5,1 min
6-O-Isobutryl-H	6,1 min
6-O-Isobutryl-DH	6,4 min
6-O-Methacryloyl-H	6,8 min
6-O-Methacryloyl-DH	7,1 min
6-O-(2-Methyl-)butyryl-H	7,4 min
6-O-Isovaleryl-H	7,6 min
6-O-(2-Methyl-)butyryl-DH	7,8 min
6-O-Isovaleryl-DH	8,0 min
6-O-Tigloyl-H	10,1 min
6-O-Tigloyl-DH	10,5 min

11. Photometrische Bestimmung der Sesquiterpenlactone in Arnikablüten (Arnicae flos)

Literatur: Leven W, Willuhn G (1990) Arch. Pharm.
Leven W, Willuhn G (1987) J. Chromatogr. 410:329

Prinzip

Mit Methanol und Wasser werden die Sesquiterpenlactone aus der Droge extrahiert. Der Extrakt wird gereinigt und konzentriert. Nach Umsetzung mit 1,3-Dinitrobenzol wird die farbige Lösung photometrisch vermessen.

Durchführung

Geräte und Hilfsmittel: Erlenmeyerkolben, Schütteltrichter, 200 ml Rundkolben, Rotationsverdampfer, Filter, Glastrichter, Zentrifuge mit Zentrifugenbecher, 10 ml Reaktionskolben, Küvetten

Chemikalien: Methanol wasserfrei R, Ethylacetat R, Natriumsulfat wasserfrei R, Dichlormethan R, neutrales Aluminiumoxid (Fluka), 1,3-Dinitrobenzol R, Kaliumhydroxid R, Ethanol wasserfrei R

alkalische 1,3-Dinitrobenzol-Lösung: 5,00 ml kaltgesättigte methanolische Kaliumhydroxid-Lösung (ca. 10 g/100 ml) wird unmittelbar vor der Umsetzung mit 5,00 ml ethanolischer 1,3-Dinitrobenzol-Lösung (2,0 g/100 ml) gemischt.

Bestimmung: 1,0 g pulverisierte Droge wird zweimal mit je 50 ml Methanol-Wasser-Mischung (1+1) 30 min bei 50–60 °C unter Rühren extrahiert. Die vereinigten Rohextrakte werden im Vakuum auf 50 ml eingeengt und anschließend dreimal mit je 100 ml Ethylacetat ausgeschüttelt. Die vereinigten, über Natriumsulfat getrockneten organischen Phasen werden zur Trockne eingedampft. Der Rückstand wird in 20 ml Dichlormethan aufgenommen und filtriert. Gefäß und Filter werden mit wenig Dichlormethan nachgespült. Das klare Filtrat wird zur Trockne eingedampft, der Rückstand in 10,0 ml Methanol gelöst und mit 10,0 ml Wasser verdünnt. Nach Zugabe von 7,0 g neutralem Aluminiumoxid wird kräftig geschüttelt, zentrifugiert und filtriert. 2,0 ml des klaren Filtrats werden in einem kleinen Reaktionskolben im Vakuum zur Trockne eingeengt und 30 min bei ca. 40 °C getrocknet.

Zum Rückstand im Reaktionskolben wird bei Raumtemperatur unter Lichtausschluß 6,00 ml alkalische 1,3-Dinitrobenzol-Lösung pipettiert und die Reaktions-Lösung nach genau 30 min bei 535 nm gegen einen Blindwert aus der alkalischen 1,3-Dinitrobenzol-Lösung photometrisch gemessen.

Auswertung

Der Gesamtgehalt der Sesquiterpenlactone wird berechnet als Helenalintiglinat mir der spezifischen Absorption A(1 %/1cm) von 74 nach der Formel:

$$\% \text{ Helenalintiglinat} = \frac{A \cdot 60}{74 \cdot e}$$

A = Absorption
e = Drogeneinwaage in g

12. Photometrische Bestimmung der Bitterstoffe in Condurangorinde (Condurango cortex) nach DC-Trennung

Literatur: DAC 1986; Ph. Helv. VII
Steinegger E, Brunner P (1978) Pharm. Acta Helv. 52(6/7):139–142

Prinzip

Mit Ethanol werden die Bitterstoffe aus der Droge und mit Dichlormethan aus dem Trockenrückstand dieses Extraktes extrahiert. Durch DC werden sie von störenden Begleitstoffen getrennt und nach Elution vom Adsorbens photometrisch bestimmt.

Durchführung

Geräte und Hilfsmittel: 100 ml Rundkolben, Rückflußkühler, 10, 25 und 50 ml Meßkolben, Filter, Glasrichter, Erlenmeyerkolben, Rotationsverdampfer, DC-Kammer, UV-Lampe, Quarzküvetten

Chemikalien: Ethanol R, Dichlormethan R, Toluol R, Heptan R, Methanol R

Bestimmung: *Untersuchungslösung*: 1,00 g pulverisierte Droge (710) wird mit 45 ml Ethanol 1 h unter Rückfluß zum Sieden erhitzt. Nach dem Abkühlen wird die Mischung in einem Meßkolben unter Nachwaschen des Rundkolbens mit Ethanol zu 50,0 ml ergänzt und anschließend filtriert. Die ersten 5 ml des Filtrats werden verworfen und 25,0 ml zur Trockne eingedampft. Der Rückstand wird dreimal mit je 15 ml Dichlormethan unter leichtem Erwärmen extrahiert. Nach Filtration der vereinigten Dichlormethanauszüge wird das Filtrat auf ca. 3 ml eingeengt und in einem Meßkolben mit Dichlormethan unter Nachwaschen auf 10,0 ml aufgefüllt.

Chromatographische Bedingungen:

DC-Fertigplatte: Kieselgel 60 F_{254}
Fließmittel: Toluol + Heptan (1+1)
Auftragemenge: 0,5 ml bandförmig (5 cm)
Laufhöhe: 15 cm
Nachbehandlung: Die auf der Startlinie im UV 254 sichtbare dunkle Zone wird markiert und sorgfältig ausgeschabt.

Bestimmung (Fortsetzung): *Probenlösung*: Das gesammelte Adsorbens wird gewogen, in einem Erlenmeyerkolben durch 2 min Schütteln mit 20 ml Methanol extrahiert und filtriert. Das Filter wird in kleinen Anteilen mit insgesamt 10 ml Methanol gewaschen. Filtrat und Waschflüssigkeit werden im Vakuum bei max. 50 °C zur Trockne eingedampft. Der Rückstand wird viermal mit je 5 ml Dichlormethan extrahiert, die Extraktlösungen werden in einem Meßkolben auf 25,0 ml ergänzt

Blindlösung: An einer substanzfreien Zone der DC-Platte wird in Höhe der Startlinie eine gleich große Masse Sorptionsmittel wie zur Herstellung der Probelösung abgeschabt und unter gleichen Bedingungen extrahiert.

Die Absorption der Probelösung wird bei 280 nm gegen die Blindlösung gemessen.

Auswertung

Die Berechnung des Gehalts an Bitterstoffen erfolgt mit der spezifischen Absorption des Condurango-Glykosids A: A(1%/1cm) = 207 nach folgender Formel

$$\% \text{ Gehalt} = \frac{A \cdot 1000}{207 \cdot e}$$

A = gemessene Absorption
e = Drogeneinwaage in g

Kapitel 7 **Scharfstoffe**

Die Scharfwirkung von Naturstoffen beruht auf der Erregung von Thermo- und/oder Schmerzrezeptoren.

Die Zusammenfassung dieser Verbindungsklasse beruht ausschließlich auf physiologischen Gemeinsamkeiten. Sie läßt sich unter chemischen Gesichtspunkten in vier Hauptgruppen unterteilen:

Methoxy- bzw. Methylphenol-Verbindungen
Beispiele: Gingerole (Ingwer), Myristicin (Muskat)

Säureamid-Verbindungen
Beispiele: Capsaicin (Paprika), Piperin (Pfeffer)

Senföle
Beispiel: Allylsenföl (schwarzer Senf)

Sulfidverbindungen
Beispiel: Allicin (Knoblauch) (Formel siehe Senfölglykoside)

Formelbeispiele in alphabetischer Reihenfolge

Dihydrocapsaicin

Capsaicin

Homodihydrocapsaicin

Nordihydrocapsaicin

1. DC-Nachweis der Scharfstoffe in Cayennepfeffer (Capsici fructus acer)

Literatur: DAB 9 Kommentar Bd 2 S.1116; Ph. Helv. VII

Prinzip

Durch Extraktion mit Dichlormethan werden die Scharfstoffe aus der Droge gewonnen und/oder direkt mit TAS auf die DC-Platte sublimiert, dünnschichtchromatographisch aufgetrennt und mit Dichlorchinonchlorimid nachgewiesen.

Durchführung

Geräte und Hilfsmittel: Erlenmeyerkolben, automatischer Schüttler, Filter, Glastrichter, DC-Kammer, UV-Lampe

Chemikalien: Dichlormethan R, Capsaicin R, Ether R, Methanol R, Dichlorchinonchlorimid R

Bestimmung: *Untersuchungslösung*: 1 g pulverisierte Droge (500) wird 30 min mit 10 ml Dichlormethan geschüttelt und filtriert.

Chromatographische Bedingungen:
Referenzlösung: 5 mg Capsaicin in 10 ml Dichlormethan lösen
DC-Fertigplatte: Kieselgel HF$_{254}$
Fließmittel: Ether
Auftragemenge: 20 µl bandförmig (20 mm)
Laufhöhe: 12 cm
Sprühreagenz: methanolische Dichlorchinonchlorimid-Lösung 0,5 g/100 ml

Nachbehandlung: Nach vollständigem Verdunsten des Fließmittels bei Raumtemperatur wird zunächst im UV 254 ausgewertet, anschließend mit Sprühreagenz besprüht, getrocknet, mit Ammoniakdämpfen bedampft und bei Tageslicht erneut ausgewertet.

Auswertung

Etwa in der Mitte der Laufstrecke ist im UV 254 sowohl im Chromatogramm der Untersuchungs- als auch in dem der Referenzlösung die fluoreszenzmindernde Zone des Capsaicins zu erkennen, die sich nach Besprühen und Bedampfen blau anfärbt. Im oberen Bereich des Chromatogramms der Untersuchungslösung sind bei Tageslicht 1–3 rote Zonen von Carotinoiden nachweisbar.

2. HPLC-Bestimmung der Capsaicinoide in Cayennepfeffer (Capsici fructus acer)

Literatur: Soldati F (1979) Dissertation Zürich
Sticher O, Soldati F, Joshi RK (1978) J. Chromatogr. 166:221–231

Prinzip

Mit Methanol werden die Capsaicinoide aus der Droge extrahiert und mit Petrolether lipophile Begleitsubstanzen abgetrennt. Die Capsaicinoide werden durch HPLC getrennt und nach der Methode des externen Standards bestimmt.

Durchführung

Geräte und Hilfsmittel: 200 ml und 500 ml Rundkolben, Soxhlet-Apparatur, Wasserbad, Faltenfilter, Glastrichter, Rotationsverdampfer, Schütteltrichter, 1, 2 und 5 ml Meßkolben

Chemikalien: Methanol R, Essigsäure 70 %, Petrolether R, Dichlormethan R, Natriumsulfat wasserfrei R, Capsaicin RN

Bestimmung: 7,50 g pulverisierte Droge werden mit 100 ml Methanol 2 h am Wasserbad (75 °C) Soxhlet-extrahiert. Nach dem Abkühlen wird durch ein Faltenfilter in einen Rundkolben filtriert und Filter sowie Kolben mit Methanol nachgespült. Das Filtrat wird im Vakuum zur Trockne eingeengt, der Rückstand mit 40 ml Essigsäure quantitativ in einen Schütteltrichter überführt und dreimal mit je 50 ml Petrolether extrahiert. Die vereinigten organischen Phasen werden mit 10 ml Essigsäure gewaschen, die vereinigten Essigsäurephasen mit 100 ml Wasser verdünnt und viermal mit je 50 ml Dichlormethan ausgeschüttelt. Nach zweimaligem Waschen der vereinigten Dichlormethanphasen mit je 50 ml Wasser wird die organische Phase über

1 g Natriumsulfat 15 min getrocknet. Anschließend wird filtriert, das Filter zweimal mit je 10 ml Dichlormethan nachgewaschen und das Filtrat im Vakuum zur Trockne eingedampft. Der Rückstand wird in 2 ml Methanol aufgenommen, mit einer Pipette sorgfältig in einen Meßkolben überführt und mit Methanol auf 5,0 ml aufgefüllt.

Chromatographische Bedingungen:
Eichlösung: 4,33 mg Capsaicin in einen 2 ml Meßkolben einwiegen und mit
  Methanol auf 2,0 ml ergänzen.
  1–7 µl injizieren für Eichgerade
Säule: µ-Bondapak C-18, (30 cm *L*, 4 mm *ID*)
Eluens: Methanol + Wasser (53+47)
Detektion: 279 nm
Flußrate: 1,5 ml/min
Einspritzmenge: 4 µl

Auswertung

Die Capsaicinoide eluieren in der Reihenfolge: Nordihydrocapsaicin (17,5 min), Capsaicin (19,3 min), Dihydrocapsaicin (31,2 min) und Homodihydrocapsaicin (35,4 min).

Die quantitative Bestimmung erfolgt nach der Methode des externen Standards.

3. Photometrische Bestimmung der Capsaicinoide in Cayennepfeffer (Capsici fructus acer)

Literatur: DAB 9 Kommentar Bd 2 S.1116; Ph. Helv. VII

Prinzip

Mit Dichlormethan wird das Capsaicin aus der Droge extrahiert, dünnschichtchromatographisch von störenden Begleitstoffen abgetrennt, vom Adsorbens eluiert und nach Reaktion mit Dichlorchinonchlorimid photometrisch bestimmt.

Durchführung

Geräte und Hilfsmittel: Erlenmeyerkolben, Filter, Glastrichter, DC-Kammer, UV-Lampe, 25 ml Zentrifugengläser mit Schliff, Zentrifuge, Küvetten

Chemikalien: Dichlormethan R, Capsaicin RN, Borsäure R, Kaliumchlorid R, Natriumhydroxid R, Dichlorchinonchlorimid R, Methanol R

Dichlorchinonchlorimid-Lösung RN1: Pufferlösung: 1,55 g Borsäure, 185 mg Kaliumchlorid und 64 mg Natriumhydroxid zu 50,0 ml lösen.) 1,0 ml methanolische Dichlorchinonchlorimid-Lösung (0,2 g/100 ml) mit der Pufferlösung auf 50,0 ml verdünnen.

Bei Bedarf frisch herstellen und innerhalb 5 min verwenden!

Bestimmung: 1,00 g pulverisierte Droge (500) wird mit 10,0 ml Dichlormethan während 30 min geschüttelt und anschließend filtriert.

Chromatographische Bedingungen:
Referenzlösung: 5,0 mg Capsaicin in Dichlormethan zu 10,0 ml lösen.
DC-Fertigplatte: Kieselgel HF$_{254}$
Fließmittel: Ether
Auftragemenge: dreimal in Abständen von je 2 cm je 100 µl Untersuchungs-
    lösung bandförmig (20 mm) abwechselnd mit zweimal je 50 µl Referenz-
    lösung (10 mm)
Laufhöhe: 15 cm

Bestimmung (Fortsetzung)*: Untersuchungslösungen*: Nach Verdunsten des Fließmittels werden im UV 254 in den Chromatogrammen der Untersuchungslösung die fluoreszenzmindernden Zonen des Capsaicins angezeichnet, anschließend sorgfältig abgeschabt und jede Zone in einem Reagenzglas mit Schliff mit 5,0 ml Dichlorchinonchlorimid-Lösung versetzt und kräftig geschüttelt. Nach 20 min wird das Kieselgel durch Zentrifugieren abgetrennt.

Blindlösung: Mit einer etwa ebenso großen substanzfreien Zone der DC-Platte wird entsprechend verfahren.

Nach insgesamt 25 min wird die Absorption jeder der drei Untersuchungslösungen bei 590 nm gegen die Blindlösung gemessen.

Auswertung

Der Gehalt an Capsaicinoiden (als Capsaicin) errechnet sich mit der spezifischen Absorption von A (1%/1cm) = 470 nach folgender Formel:

$$\% \text{ Capsaicinoide} = \frac{A \cdot 500}{470 \cdot e}$$

A = Mittelwert der 3 gemessenen Absorptionen
e = Einwaage an Droge in g

Kapitel 8 **Cumarine**

Diese taxonomisch weitverbreitete Gruppe von Pflanzeninhaltsstoffen umfaßt Benzo-α-Pyrone (α-Chromone) oder davon abgeleitete Verbindungen.
Nach ihrer chemischen Struktur unterscheidet man
einfache Cumarine: Das unsubstituierte Cumarin ist das Lacton der o-Hydroxy-cis-Zimtsäure, eine Verbindung die in der Ordnung der Fabales, bei den Rubiaceen und Poaceen zu finden ist.
Beispiel: Herniarin

Hydroxycumarine: Sie werden aus p-Cumarsäure, Kaffeesäure oder Ferulasäure durch Hydroxylierung des Benzenrings und spontane Lactonisierung gebildet. C-Methylierung oder C-Prenylierung sind weitere mögliche Modifizierungen. Die nicht im Lactonring vorkommenden Hydroxylgruppen können methyliert, verestert oder glykosidisch verknüpft sein.
Beispiele: Äsculetin, Umbelliferon

Furanocumarine: Sie sind Hydroxycumarinderivate mit am Benzenring linear (Psoralene) oder angular anneliertem Furanring. Diese Furanocumarine (auch Furocumarine) kommen meist frei, seltener als Glykoside vor.
Beispiele: Psoralen, Bergapten, Xanthotoxin, Imperatorin, Angelicin, Pimpinellin

Pyranocumarine: Sie sind Cumarin- oder Hydroxycumarinderivate mit am Benzenring linear oder angular anelliertem Pyranring.
Beispiele: Visnadin, Samidin, Dihydrosamidin

Formelbeispiele in alphabetischer Reihenfolge

Angelicin

Bergapten

Columbianidin

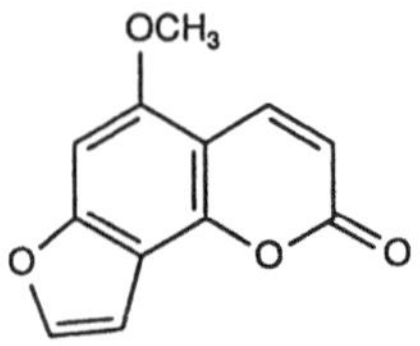

Isobergapten

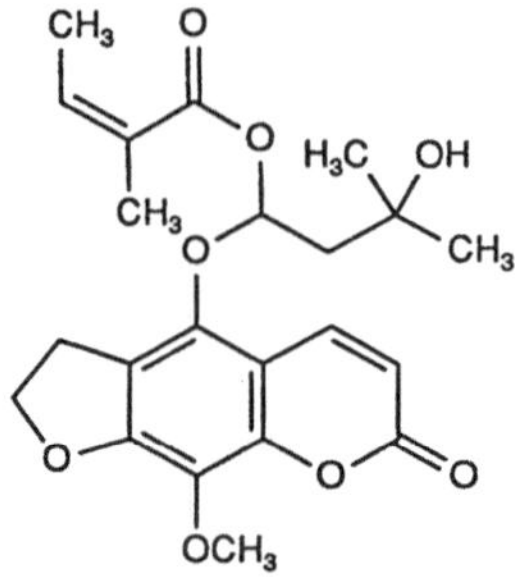

Isobyakangelicinangelat

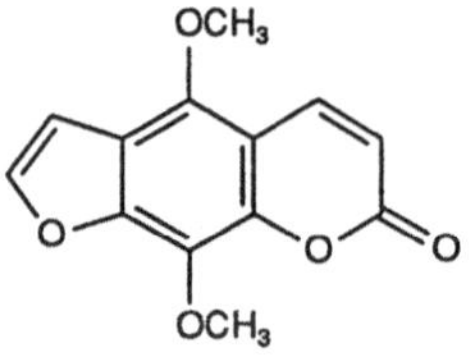

Isopimpinellin

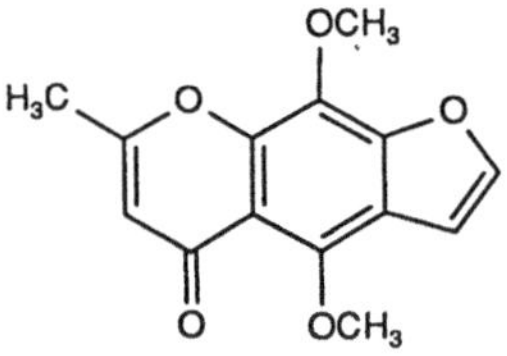

Khellin

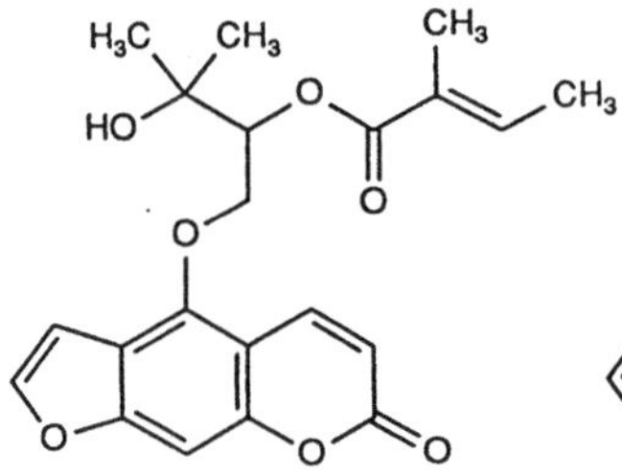

Ostruthol

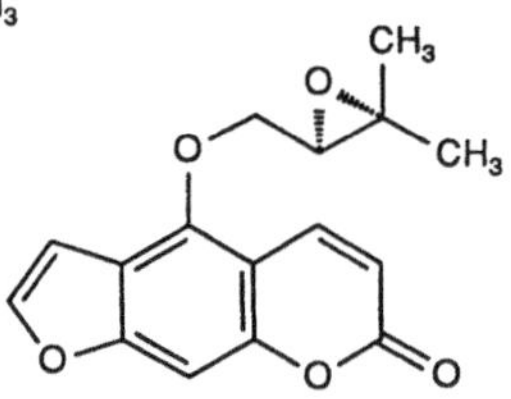

Oxipeucedanin

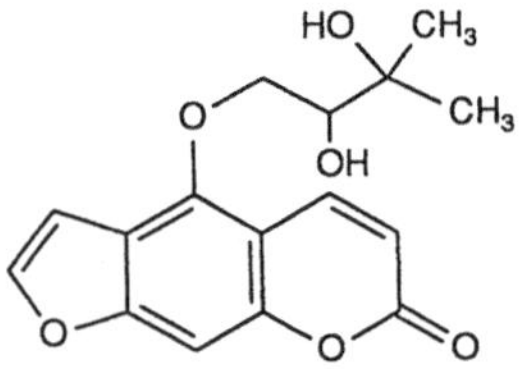

Oxipeucedaninhydrat

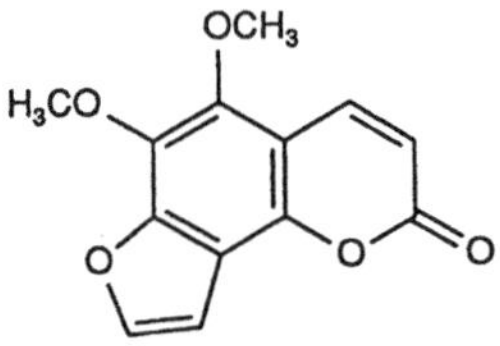

Pimpinellin

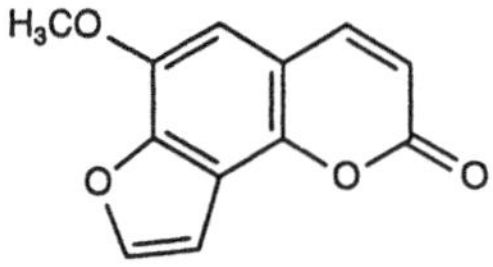

Sphondin

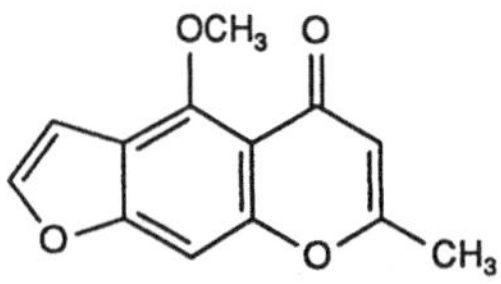

Visnagin

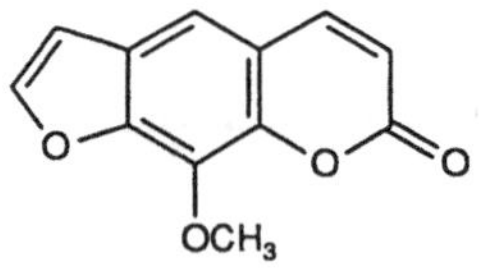

Xanthotoxin

Allgemeiner DC-Nachweis von Cumarinen in Drogenextrakten

Literatur: Mitteilung der Fa. B&K, München 1991

Prinzip

Die konzentrierte Lösung der Cumarine wird durch DC getrennt und mit Kaliumhydroxid-Lösung nachgewiesen.

Durchführung

Geräte und Hilfsmittel: Rotationsverdampfer, 50 ml Rundkolben, Schütteltrichter, DC-Kammer, UV-Lampe

Chemikalien: Ethylacetat R, Cumarin (Roth), Scopoletin RN, Methanol R, Toluol R, Ether R, Essigsäure 12%, Ethanol R, Kaliumhydroxid R

Bestimmung: *Untersuchungslösung*: 30 ml ethanolischer Extrakt (wie unter 1 Ammi visnaga-Früchte gewonnen) wird im Vakuum bei höchstens 35 °C auf 5 ml eingeengt und mit 2 ml Ethylacetat ausgeschüttelt. Die obere organische Phase wird abgetrennt und im Vakuum (höchstens 27 mbar) bei Raumtemperatur auf etwa 0,1 ml eingedampft.

Chromatographische Bedingungen:
Referenzlösung: Je 10 mg Cumarin und Scopoletin in 10 ml Methanol lösen.
DC-Fertigplatte: Kieselgel GF$_{254}$
Fließmittel: Toluol + Ether (1+1) mit Essigsäure 12% R gesättigt
Auftragemenge: Je 30 µl Untersuchungs- und 10 µl Referenzlösung.
Laufhöhe: 15 cm
Sprühreagenz: 2 N ethanolische Kaliumhydroxid-Lösung

Nachbehandlung: Nach vollständigem Verdunsten des Fließmittels wird zunächst im UV 254 ausgewertet, danach mit Sprühreagenz besprüht, bei 100–110 °C bis zur deutlichen Farbentwicklung der Zonen erhitzt und im UV 365 erneut ausgewertet.

Auswertung

Im Chromatogramm des Referenzgemisches erscheint Cumarin als grünlich fluoreszierende Zone am Übergang vom oberen zum mittleren Drittel des Rf-Bereiches und Scopoletin als blau fluoreszierende Zone im unteren Drittel des Rf-Bereiches.

1. DC-Nachweis der Cumarine in Ammi visnaga Früchten (Ammeos visnagae fructus)

Literatur: DAB 9 Kommentar Bd 2 S.824

Prinzip

Mit Ethanol werden die Cumarine aus der Droge extrahiert, aus dem Filtrat dünnschichtchromatographisch getrennt und anhand ihrer Fluoreszenz identifiziert.

Durchführung

Geräte und Hilfsmittel: Erlenmeyerkolben, Filter, Glastrichter, Wasserbad, DC-Kammer, UV-Lampe

Chemikalien: Ethanol 60% RN, Khellin RN, Ethylacetat R

Bestimmung: *Untersuchungslösung*: 0,5 g pulverisierte Droge (500) wird 30 min mit 10 ml Ethanol unter Schütteln extrahiert, filtriert und das Filtrat auf dem Wasserbad auf 5 ml eingeengt.

Chromatographische Bedingungen:
Referenzlösung: 5 mg Khellin in 1,0 ml Ethanol lösen
DC-Fertigplatte: Kieselgel GF$_{254}$
Fließmittel: Ethylacetat
Auftragemenge: 20 µl Untersuchungs- und 10 µl Referenzlösung
Laufhöhe: 10 cm

Nachbehandlung: Nach Verdunsten des Fließmittels bei Raumtemperatur wird die Platte bei 254 nm und 365 nm im UV-Licht ausgewertet.

Auswertung

In den Chromatogrammen der Referenz- und der Untersuchungslösung ist jeweils in der Mitte der Laufstrecke die bei 254 nm fluoreszenzmindernde Zone des Khellins zu erkennen. Das Chromatogramm der Untersuchungslösung weist außerdem unmittelbar unterhalb der Khellin-Zone die ebenfalls fluoreszenzmindernde Zone des Visnagins auf. Bei 365 nm fluoresziert die Zone des Khellins deutlich grauorange, die des Visnagins stark hellblau. Die Untersuchungslösung zeigt weitere fluoreszierende Zonen, eine stark blaue im oberen Streckenbereich neben weiteren blauen und grünlichen Zonen.

Sind bei höheren Rf-Werten drei eng beieinanderliegende stark fluoreszenzmindernde Zonen (Xanthotoxin, Imperatorin und Bergapten) zu erkennen, weist dies auf Verfälschung mit Ammi majus Früchten hin.

2. HPLC-Bestimmung der Cumarine in Bibernellwurzel (Pimpinella radix)

Literatur: Zogg GC, Nyiredy S, Sticher O (1989) DAZ 129(15):717–722

Prinzip

Mit Chloroform werden die Cumarine aus der Droge erschöpfend extrahiert und aus dem über Bond-Elut-Si filtrierten, konzentrierten Extrakt durch HPLC bestimmt.

Durchführung

Geräte und Hilfsmittel: Soxhlet-Apparatur, 250 ml Rundkolben, Bond-Elut-Si-Säule, Rotationsverdampfer, 5 ml Meßkolben

Chemikalien: Chloroform R, Ethylacetat R, Ether R, n- Hexan R, Angelicin, Bergapten, Isopimpinellin (alle Roth)

Bestimmung: 2 g pulverisierte Droge (500) (genau gewogen) wird mit 100 ml Chloroform in einer Soxhlet-Apparatur erschöpfend extrahiert. Der Extrakt wird zur Trockne eingeengt, der Rückstand in 2 ml Chloroform gelöst, über Bond-Elut-Si-Säule in einen 5 ml Meßkolben filtriert und mit Chloroform zur Marke aufgefüllt.

Chromatographische Bedingungen:
Referenzlösung: Isopimpinellin, Bergapten und Angelicin je 0,5 mg in 1 ml
  Chloroform
Säule: Lichrosorb Si, 60,5 µm (250 mm *L*, 4 mm *ID*)
Eluens: Ethylacetat + Chloroform + Ether + n-Hexan + Wasser
  (0,6+58,5+0,9+40+0,04)
Detektion: 320 nm
Flußrate: 2,0 ml/min
Einspritzmenge: 20 µl

Auswertung

Die Inhaltsstoffe eluieren in der Reihenfolge Isobergapten (4,5 min), Angelicin (4,8 min), Bergapten (6 min), Pimpinellin (6,9 min), Sphondin (9 min), Xanthotoxin (10 min) und Isopimpinellin (11,9 min). Der qualitative Nachweis erfolgt durch Vergleich der Retentionszeiten in Referenz- und Untersuchungslösung. Die quantitative Bestimmung wird nach der Methode des externen Standards durchgeführt.

3. HPLC-Bestimmung der Furanocumarine in den Wurzeln von Sumpfhaarstrang (Peucedanum palustre)

Literatur: Vuorela H, Dallenbach-Tölke K, Nyeredy S, Hiltunen R, Sticher O (1989) Planta Med. 55:181 184

Prinzip

Mit Heptan werden die Furanocumarine aus der Droge extrahiert und nach Filtration und Reinigung über Bond-Elut-C-18 durch HPLC bestimmt.

Durchführung

Geräte und Hilfsmittel: Polytron (Kinematica, Littau, Schweiz), Filterpapier, Glastrichter, 10 ml Rundkolben, Rotationsverdampfer, Bond-Elut-C-18 Kartusche, 5 ml Meßkolben

Chemikalien: n-Heptan R, Methanol R, Bergapten (Roth)

Bestimmung: 1,00 g pulverisierte Droge wird mit 50 ml n-Heptan mittels eines Polytrons extrahiert, filtriert und 5,00 ml des Filtrats zur Trockne eingeengt. Der Rückstand wird in 3 ml Ethanol gelöst, durch eine Bond-Elut-C-18 Kartusche filtriert und die Lösung in einem Meßkolben mit Methanol auf 5,00 ml aufgefüllt.

Chromatographische Bedingungen:
Referenzlösung: Bergapten 10 µg/ml Methanol
Säule: Spherisorb ODS II, 3 µm (100 mm L, 4 mm ID)
Eluens: Tetrahydrofuran + Acetonitril + Methanol + Wasser (2,9+32,5+5,0+59,6)
Detektion: 320 nm
Flußrate: 1 ml/min
Einspritzmenge: 20 µl

Auswertung

Die Inhaltsstoffe eluieren in der Reihenfolge Oxipeucedaninhydrat (1,9 min), Bergapten (4,3 min), Oxipeucedanin (6,2 min), Isobyak-angelicin-angelat (11,7 min), Ostruthol (12,8 min) und Columbianadin (27 min).

Die quantitative Bestimmung kann nach der Methode des externen Standards durchgeführt werden.

4. Photometrische Bestimmung der γ-Pyrone in Ammi visnaga Früchten (Ammeos visnagae fructus)

Literatur: DAB 9 Kommentar Bd 2 S.824

Prinzip

Mit heißem Wasser werden die Inhaltsstoffe aus der Droge extrahiert und mit Chloroform ausgeschüttelt. Im Rückstand werden nach Entfernen des Lösungsmittels mit Salzsäure gelb gefärbte Oxoniumsalze gebildet, die photometrisch bestimmt werden.

Durchführung

Geräte und Hilfsmittel: 100 ml Rundkolben, Rückflußkühler, Papierfilter, Nutsche, 250 ml Schütteltrichter, Rotationsverdampfer, Wasserbad, 100 ml Meßkolben, Zentrifugenbecher, Zentrifuge, Küvetten

Chemikalien: Chloroform R, Natriumsulfat wasserfrei R, Salzsäure 36 % R

Bestimmung: 0,250 g pulverisierte Droge (180) wird in einem Rundkolben mit 50 ml Wasser versetzt und 30 min unter Rückflußkühlung erhitzt. Der Extrakt wird noch heiß über ein Papierfilter abgesaugt und der Rückstand zweimal mit je 5 ml heißem Wasser gewaschen. Die vereinigten Filtrate werden nach dem Abkühlen auf Raumtemperatur viermal mit je 40 ml Chloroform ausgeschüttelt, die Chloroformphasen über Natriumsulfat getrocknet, filtriert und im Vakuum (1,5- 2,5 kPa) zur Trockne eingeengt. Der Rückstand wird unter leichtem Erwärmen auf dem Wasserbad dreimal mit je 30 ml Salzsäure-Wasser-Mischung (1+1) gelöst und nach dem Abkühlen mit derselben Mischung auf 100,0 ml aufgefüllt. Die Lösung wird, falls erforderlich, zentrifugiert und die Absorption des Überstands bei 400 nm gegen die Salzsäure-Wasser-Mischung gemessen.

Auswertung

Die Berechnung des Gehalts an γ-Pyronen erfolgt mit der spezifischen Absorption des Khellins A (1 %/1cm) = 112.

$$\% \text{ Khellin A} = \frac{A \cdot 100}{112 \cdot e}$$

A = Absorption
e = Drogeneinwaage in g

Kapitel 9 **Kohlenhydrate**

Kohlenhydrate gehören zu einer ubiquitär verbreiteten Stoffklasse mit vielfältigen Funktionen in allen biologischen Systemen. Mengenmäßig stellen die Kohlenhydrate den größten Anteil der auf der Erde vorkommenden organischen Substanzen dar.

Man gliedert sie nach der Anzahl der am Molekülaufbau beteiligten Zuckereinheiten in drei Gruppen, die **Monosaccharide** und ihre Derivate, die **Oligosaccharide** und die **Polysaccharide**.

Monosaccharide bilden die kleinste Einheit der Kohlenhydrate, die durch Hydrolyse nicht in kleinere Einheiten zerlegt werden können und Polyhydroxy-Aldehyde oder -Ketone darstellen. Nach der Anzahl der Kohlenstoffatome im Molekül unterscheidet man Triosen, Tetrosen, Pentosen, Hexosen und Heptosen. Die C-Atome der Monosaccharide können linear oder verzweigt verknüpft sein. Derivate der Monosaccharide sind durch Oxidation oder Reduktion entstandene Uron- und Zuckersäuren, Zuckeralkohole, Cyclite und Desoxyzucker sowie die N-substituierten Aminozucker. Als Polyhydroxyverbindungen zeichnen sich die Monosaccharide und ihre Derivate durch gute Wasserlöslichkeit aus. Aufgrund ihrer α-Ketolgruppierung wirken sie reduzierend.

Oligosaccharide sind Kohlenhydrate, in denen 2–8 Monosaccharid-Einheiten glykosidisch verknüpft sind. Nach der Anzahl der Zuckereinheiten unterscheidet man Di-, Tri-, Tetra- etc. bis Octasaccharide. Im Disaccharid können Zuckerbausteine über das glykosidische C-Atom des einen und eine der alkoholischen Hydroxylgruppen des anderen Monosaccharids oder über beide glykosidischen Hydroxylgruppen verbunden sein. Nur im ersten Fall bleiben die reduzierenden Eigenschaften der Monosaccharide erhalten. Diese Disaccharide rechnet man dem Maltose-Typ zu, während die nicht reduzierenden Disaccharide zum Trehalose-Typ gezählt werden.

Sind mehr als 8 Monosaccharide zu Makromolekülen verbunden, spricht man von **Polysacchariden**, die Polymerisationsgrade (DP) von einigen Tausend erreichen können. Die Makromoleküle können linear oder mehr oder weniger verzweigt gebaut sein, aus gleichen Monosacchariden (= Homopolysaccharide) oder verschiedenen (= Heteropolysaccharide) bestehen. Nach ihrer biologischen Funktion kann man die Polysaccharide in Struktur- und Reservepolysaccharide einteilen.

1. Nachweis reduzierender Zucker mittels Fehlingscher Reaktion z.B. in Honig

Prinzip

Reduzierende Zucker sind in der Lage, in alkalischem Milieu Kupfer(II)-Ionen im Kupfertartrat-Komplex zu Kupfer(I)-Ionen zu reduzieren. Es entsteht ein roter Niederschlag von Kupfer(I)oxid.

Durchführung

Geräte und Hilfsmittel: Reagenzgläser, Wasserbad

Chemikalien: Kupfersulfat · 5 H_2O, Kalium-Natriumtartrat · 4 H_2O, Natriumhydroxid

Fehling I: 7 g Kupfersulfat in 100 ml Wasser lösen.

Fehling II: 35 g Kalium-Natriumtatrtrat und 25 g Natriumhydroxid in 100 ml Wasser lösen.

Bestimmung: *Untersuchungslösung*: 0,5 g Honig wird unter Erwärmen in 10 ml Wasser gelöst.

Je 1 ml Fehling I und II werden im Reagenzglas gemischt, mit 2 ml Untersuchungslösung versetzt und die Mischung einige min im siedenden Wasserbad erhitzt.

Auswertung

Bei Anwesenheit reduzierender Zucker tritt ein roter Niederschlag auf.

2. Nachweis von Ketosen mittels Selivanow- oder Zerewitinow-Reaktion z.B. in Honig

Prinzip

Ketosen bilden rasch 5-Hydroxymethylfurfurol, das mit Resorcin (Selivanow) oder mit Diphenylamin (Zerewitinow) zu farbigen Verbindungen reagiert.

Durchführung

Geräte und Hilfsmittel: Reagenzgläser, Wasserbad

Chemikalien: Resorcin, Salzsäure 25 %, Diphenylamin, Ethanol R

Selivanow-Reagenz: 5 g Resorcin in 100 ml Salzsäure lösen.

Zerewitinow-Reagenz: 10 g Diphenylamin in 100 ml Ethanol lösen.

Bestimmung (Selivanow): Ca. 1 ml Untersuchungslösung wird mit 2 ml Selivanow-Reagenz versetzt und 1 min im siedenden Wasserbad erhitzt

Auswertung

Bei Anwesenheit von Ketosen färbt sich die Lösung orange.

Bestimmung (Zerewitinow): Ca. 1 ml Untersuchungslösung wird mit 1 ml Salzsäure und 1 ml Zerewitinow-Reagenz versetzt und 10 min im siedenden Wasserbad erhitzt.

Auswertung

Bei Gegenwart von Ketosen färbt sich die Lösung tiefblau.

3. Nachweis reduzierender Zucker mittels p-Hydroxybenzoesäure-Hydrazid (PAHBAH)-Test

Literatur: Lever M (1972)Anal. Biochem. 47:273–279, modifiziert in: Wozniewski T
   (1990) Dissertation, Universität Regensburg S. 121
siehe auch: Green III F, Clausen CA, Highley TL (1989) Analytical Biochem. 182:197–199

Prinzip

Reduzierende Zucker reagieren mit p-Hydroxybenzoesäurehydrazid (PAHBAH) unter Bildung intensiv gelb gefärbter Anionen, die photometrisch bestimmt werden können.

Durchführung

Geräte und Hilfsmittel: 15 ml Schliffreagenzgläser, Wasserbad, Küvetten

Chemikalien: 4-Hydroxy-benzhydrazid (=p- Hydroxybenzoesäurehydrazid, Fluka), 0,5 M Salzsäure, Natriumhydroxid R, Calciumchlorid R, Natriumcitrat R

PAHBAH-Reagenz: *Lösung 1*: 7,61 g (0,5 M) p-Hydroxybenzoesäurehydrazid in 100 ml Salzsäure lösen.

Lösung 2: 2 g (0,5 M) Natriumhydroxid, 0,11 g (0,01 M) Calciumchlorid und 1,29 g (0,05 M) Natriumcitrat in 100 ml Wasser lösen. Kurz vor Bedarf werden die Lösungen 1 und 2 (1+9) gemischt.

Bestimmung: 200 µl Zuckerlösung (1 mg/ml) wird mit 4,8 ml PAHBAH-Reagenz 6 min im siedenden Wasserbad erhitzt. Nach dem Abkühlen wird die Absorption bei 410 nm gegen Wasser bestimmt.

Für eine Eichgerade werden Standardlösungen aus den entsprechenden Zuckern mit 1–100 µg Zucker hergestellt.

Wegen seiner Empfindlichkeit eignet sich diese Reaktion zum Nachweis der Aktivität zuckerabbauender Enzyme. Hierbei wird die Zunahme der Reduktionskraft der Zuckerlösung (Freisetzung reduzierender Endgruppen beim Abbau) gemessen.

Auswertung

Reduzierende Zucker reagieren mit PAHBAH-Reagenz unter Gelbfärbung. Durch Ablesen der erhaltenen Absorption in der Eichkurve lassen sich die Mengen ermitteln.

Glucose, Mannose und Fructose ergeben nahezu identische Eichkurven, ebenso Galactose, Glucuronsäure und Xylose (aber nur ca. 60% der Intensitäten der ersteren).

4. Nachweis freier und glykosidisch gebundener Pentosen mittels Orcin-Test

Literatur: Mejbaum W (1939) Z. physiol. Chem. 258:117
Dische Z (1962) in Whistler RL, Wolfrom ML (eds) Methods in Carbohydrate Chemistry, Vol. 1 Academic Press, New York, pp 485–486

Prinzip

Im Salzsauren reagieren Pentosen mit Eisen(III)-chlorid und Orcin zu einem grünen Farbprodukt, das photometrisch ausgewertet werden kann. Da auch 6-Desoxyhexosen, Hexuronsäuren, Heptosen, Triosen und in hohen Konzentrationen D-Mannose und D-Galactose dieselbe Reaktion mit diesen Reagentien zeigen, muß ihre Abwesenheit zur quantitativen Auswertung gesichert sein.

Durchführung

Geräte und Hilfsmittel: Reagenzglas, Wasserbad

Chemikalien: Eisen(III)-chlorid R, Salzsäure 36% R, Orcin

Bestimmung: 1 g Probe wird in 5 ml Wasser gelöst, mit 5 ml Salzsäure, die 0,1 g Eisen(III)-chlorid und 0,1 g Orcin/100 ml enthält, versetzt und die Mischung 20 min im siedenden Wasserbad erhitzt. Unter gleichen Bedingungen werden Standard-Lösungen (1, 5 und 10 mg Pentose) und ein Blindwert mit reinem Wasser hergestellt. Die Absorption der Lösungen wird bei 670 nm gegen den Blindwert gemessen.

Auswertung

Qualitativ: Pentosen ergeben eine grüne Färbung der Lösung.

Quantitativ: bei Abwesenheit störender Substanzen kann der Absorptionswert in einer zu erstellenden Eichgeraden aus den Standard-Lösungen abgelesen werden.

5. Nachweis freier und glykosidisch gebundener Hexosen mittels Anthrontest

Literatur: Dische Z (1962) in Whistler RL, Wolfrom ML (eds) Methods in Carbohydrate Chemistry, Vol. 1 Academic Press, New York, pp 490–491

Prinzip

In schwefelsaurer Lösung reagieren Hexosen, aber auch 6-Desoxyhexosen mit Anthron unter Bildung von Farbprodukten, die photometrisch ausgewertet werden können.

Durchführung

Geräte und Hilfsmittel: Reagenzgläser, Eisbad, Wasserbad, Küvetten

Chemikalien: Anthron, Schwefelsäure 96 % R

Anthron-Reagenz: 0,2 g Anthron in 100 ml Schwefelsäure lösen, kühl aufbewahren und gut gekühlt verwenden (10–15 °C).

Bestimmung: 250 µl wäßrige Hexose-Lösung (100–200 µg/ml) wird mit 1,25 ml Anthron-Reagenz versetzt und gemischt. Die Mischung wird 10 min im siedenden Wasserbad erhitzt und anschließend 10 min im Eisbad gekühlt.

In gleicher Weise werden eine Blindlösung mit Wasser (statt Zucker-Lösung) und Standard-Lösungen mit 100, 150 und 200 µg/ml Hexose hergestellt.

Die Standard- und Meß-Lösungen werden bei 620 nm gegen die Blindlösung vermessen.

Auswertung

Qualitativ: Eine Blaufärbung der Lösung zeigt Anwesenheit von Hexosen an, kann aber auch von 6-Desoxyhexosen stammen.

Quantitativ: Aus den Standard-Lösungen ist eine Eichgerade zu erstellen, in der die Menge an Hexosen abzulesen ist.

6. Nachweis freier und glykosidisch gebundener 6-Desoxyhexosen mittels Cystein/Schwefelsäure-Test

Literatur: Dische Z, Shettles LB (1948) J. Biol. Chem. 175:595
Dische Z (1962) in Whistler RL, Wolfrom ML (eds) Methods in Carbohydrate Chemistry,
  Vol. 1 Academic Press, New York, 501–502

Prinzip

In schwefelsaurer Lösung bilden 6-Desoxyhexosen 5-Methylfurfural, das mit L-Cystein unter Bildung eines Farbprodukts reagiert.

Durchführung

Geräte und Hilfsmittel: Reagenzgläser, Wasserbad, Vortex-Mixer, Küvetten

Chemikalien: Schwefelsäure 96% R, L-Cysteinhydrochlorid-Monohydrat (Fluka)

L-Cystein-Lösung: 3 g L-Cysteinhydrochlorid-Monohydrat in 100 ml Wasser lösen.

Bestimmung: 1 ml Lösung von 6-Desoxyhexose (5–50 µg) wird unter Kühlung mit 4 ml Schwefelsäure versetzt und kräftig geschüttelt (Vortex). Anschließend wird am siedenden Wasserbad 10 min erhitzt und wieder auf Raumtemperatur abgekühlt. Unter Schütteln wird 0,1 ml L-Cystein-Lösung zugesetzt und die Absorption nach 2 h bei 400 nm gegen die Blindlösung gemessen.

Unter gleichen Bedingungen werden eine Blindlösung mit reinem Wasser (statt Zucker) und Standard-Lösungen mit 5, 25, und 50 µg/ml 6-Desoxyzucker hergestellt und vermessen.

Auswertung

Qualitativ: Bei Anwesenheit von 6-Desoxyzuckern entstehen blaue Lösungen.

Quantitativ: Aus den Standard-Lösungen kann eine Eichgerade erstellt werden, in der die entsprechende Menge der unbekannten Lösung abgelesen werden kann. Große Mengen an Hexosen können durch Absorption bei der selben Wellenlänge stören.

7. Nachweis freier und glykosidisch gebundener Uronsäuren mittels Hydroxy-biphenyl-Test

Literatur: Filisetti-Cozzi TMCC, Carpita NC (1991) Analytical Biochem. (im Druck)
Blumenkrantz N, Asboe-Hansen G (1973) Anal Biochem 54:484–489

Prinzip

Durch Erhitzen von Uronsäuren in Schwefelsäure-Tetraborat-Reagenz und anschließende Reaktion mit 2-Hydroxy-biphenyl bildet sich ein spezifisches Farbprodukt, das photometrisch vermessen wird. Störende Braunfärbung durch in größeren Mengen vorhandene Neutralzucker kann mittels Sulfamatzusatz vermieden werden.

Durchführung

Geräte und Hilfsmittel: Reagenzglas, Vortex-Mixer, Wasserbad, Eiswasserbad, Küvetten

Chemikalien: Schwefelsäure 96% R, Natriumtetraborat R, gestoßenes Eis, Natriumhydroxid R, 2-hydroxy-biphenyl (Fluka)), Sulfaminsäure R, Kaliumhydroxid R,

Sulfamat-Lösung: 1 g Sulfaminsäure in 5 ml Wasser kräftig rühren, tropfenweise mit gesättigter Kaliumhydroxid-Lösung versetzen bis die Sulfaminsäure gelöst ist. Nach Kühlen der Lösung den pH mit Schwefelsäure auf 1,6 einstellen und die Lösung auf 10 ml verdünnen.

Schwefelsäure-Tetraborat-Reagenz: 0,0125 M Lösung von Natriumtetraborat in Schwefelsäure (= 477 mg in 100 ml)

Natriumhydroxid-Lösung: 0,5 g in 100 ml Wasser

2-hydroxy-biphenyl-Reagenz: 0,5 g 2-Hydroxy-biphenyl in 100 ml Natriumhydroxid-Lösung lösen.

Bestimmung: 200 µl Uronsäure-Lösung (= 0,5–20 µg Uronsäuren) wird 5 min im Eisbad gekühlt. 1,2 ml Schwefelsäure-Tetraborat-Reagenz wird zugesetzt, die Mischung im Eisbad 2 min gekühlt, am Vortex gemischt, auf einem siedenden Wasserbad 5 min erhitzt, geschüttelt und im Eisbad weitere 10–15 min gekühlt. Nach Zusatz von 20 µl 2-Hydroxy-biphenyl-Reagenz wird die Lösung gemischt und nach 15 min und erneutem Mischen bei 520 nm photometrisch gegen den Blindwert vermessen.

Bei Anwesenheit größerer Mengen Neutralzucker kann der Uronsäure-Lösung vor Zugabe des Schwefelsäure-Tetraborat-Reagenzes bis zu 160 µl Sulfamat-Lösung zugesetzt und sorgfältig gemischt werden.

Es wird ein *Blindwert* wie oben jedoch mit 20 µl Natriumhydoxid-Lösung anstelle des 2-Hydroxy-biphenyls hergestellt.

Eichgerade: Es wird eine Stammlösung aus 65,56 mg Galacturonsäure · H_2O und 10 mg Glucuronsäure (im Verhältnis 6:1) in 1000 ml Wasser hergestellt. Von dieser Stammlösung werden 200 µl (=14 µg), 150 µl (=10,5 µg), 100 µl (=7 µg), 50 µl (=3,5 µg) und 25 µl (=1,75 µg) wie oben aufgearbeitet und vermessen.

Auswertung

Qualitativ: In Gegenwart von Uronsäuren bilden sich bei dieser Reaktion violett gefärbte Lösungen.

Quantitativ: Durch Ablesen des gemessenen Wertes in der Eichgeraden läßt sich die Menge ermitteln.

8. Bestimmung von Cellulose mittels Updegraff-Test in biologischen Materialien und technischen Produkten wie Zeitungspapier u.ä.

Literatur: Updegraff DM (1969) Anal. Biochem. 32:420–424
(siehe auch Nachweis von Hexosen mit Anthrontest)

Prinzip

Nach Extraktion von Lignin und Hemicellulosen mit Essigsäure-Salpetersäure-Reagenz wird die Cellulose im Rückstand mit Schwefelsäure hydrolysiert und mit Anthron-Reagenz nachgewiesen.

Durchführung

Geräte und Hilfsmittel: 15 ml Schliffzentrifugenglas, Zentrifuge, Vortex-Mixer, Wasserbad, Schraubdeckelglas (150 mm H, 18 mm ID), Eisbad, Exsikkator, Küvetten

Chemikalien: Essigsäure 80 %, Salpetersäure 65 % R, Schwefelsäure 96 % R, Anthron (Fluka)

Essigsäure-Salpetersäure-Reagenz: 150 ml Essigsäure und 15 ml Salpetersäure mischen

Anthron-Reagenz: 0,2 g Anthron in 100 ml Schwefelsäure lösen, frisch bereiten und 2 h vor Gebrauch im Kühlschrank aufbewahren.

Bestimmung: 10 mg pulverisiertes Material (pflanzliche Zellwände, textiles Gewebe, Zeitung u.ä.) genau gewogen wird in einem Schliffzentrifugenglas zunächst mit 1,0 ml Essigsäure-Salpetersäure-Reagenz versetzt, gut gemischt (Vortex) und nach Zugabe von weiteren 2,0 ml erneut gemischt. Mit einem Schliffstopfen wird das Glas locker verschlossen, für 30 min in ein kochendes Wasserbad gestellt (Flüssigkeitsspiegel auf Höhe des Wasser-spiegels) und anschließend abgekühlt. Bei 3000 U/min wird 5 min zentrifugiert und der Überstand abdekantiert und verworfen. Zum Rückstand werden erst 2 ml (am Vortex mischen), dann 8 ml Wasser gegeben, 5 min bei 300 U/min zentrifugiert und der Überstand wieder verworfen.

Hydrolyse: Der Rückstand wird mit 1 ml Schwefelsäure gemischt, 1 h bei Raumtemperatur stehen gelassen und 10 min im Ultraschallbad behandelt. Die Lösung wird mit Wasser auf 10,0 ml verdünnt und erneut 10 min ultra-schallbehandelt.

Farbreaktion: 50 µl Verdünnung wird in einem Schliffreagenzglas mit 200 µl Wasser versetzt, in einem Eisbad gekühlt, mit 1,25 ml kaltem Anthron-Rea-genz am Vortex gut gemischt, das Glas locker verschlossen und 10 min in ein kochendes Wasserbad gestellt. Anschließend wird 10 min im Eisbad gekühlt und gegen Schwefelsäure (1 ml auf 10,0 ml aufgefüllt) als Blindwert bei 620 nm photometrisch vermessen.

Eichkurve
Standard-Lösung: 10,00 mg reine Cellulose (bei 105 °C 6 h getrocknet und im Exsikkator abgekühlt) wird mit 1 ml Schwefelsäure gemischt, 1 h bei Raumtemperatur stehen gelassen und 10 min im Ultraschallbad behandelt. Die Lösung wird mit Wasser auf 100 ml verdünnt (= 100 µg Cellulose/ml) und erneut 10 min ultraschallbehandelt.

0,5, 1,0 und 1,5 ml Standard-Lösung entsprechend 50, 100 und 150 µg Cel-lulose werden wie unter *Farbreaktion* weiter behandelt, wobei zunächst jeweils mit Wasser zu 10 ml ergänzt werden muß.

Auswertung

Der Gehalt an Cellulose kann nach der Eichgeraden berechnet werden.

9. Gewinnung der Rohpolysaccharide durch Extraktion aus Drogenmaterial

Literatur: Bräutigam M, Franz G (1985) Planta Medica 293–297
siehe auch:
Kraus J, Franz G (1987) DAZ 127(13):665–669
Müller BM, Kraus J, Franz G (1989) Planta Medica 55:536–539
Müller BM, Franz G (1990) PZ Wissenschaft 135(6):243–251
Asamizu T, Nishi A (1979) Planta 146:49–54

Prinzip

Durch Kochen der Droge mit Ethanol werden lipophile Begleitstoffe abge-trennt und Enzyme inaktiviert. Mit Wasser werden die Polysaccharide aus der Droge extrahiert, der eingeengte Extrakt zur Abtrennung niedermolekularer Begleitstoffe dialysiert und gefriergetrocknet. Dieser Rohextrakt kann zur näheren Untersuchung der Zuckerzusammensetzung eingesetzt werden.

Durchführung

Geräte und Hilfsmittel: Soxhlet-Apparatur, 1000 ml Rundkolben, 2000 ml Erlenmeyerkolben, Zentrifugenbecher, Zentrifuge, Rotationsverdampfer, Dialysierschlauch MWCO = 3 500 d, Gefriertrocknungsanlage

Chemikalien: Ethanol 96% R

Bestimmung: Ca. 50 g pulverisierte Droge wird in einer Soxhlet-Apparatur mit Ethanol erschöpfend extrahiert und luftgetrocknet. Zur Isolierung der Rohpolysaccharide wird der Drogenrückstand mit 950 ml Wasser 24 h bei 20 °C gerührt und anschließend abzentrifugiert. Der klare Überstand wird im Vakuum bei max. 40 °C eingeengt, über 48 h mit täglich dreimaligem Wasserwechsel dialysiert und gefriergetrocknet.

Die Gehaltsbestimmung der Polysaccharide im Rohextrakt kann mit dem **Anthron-Test** (5., S. 259) durchgeführt werden.

Um den Gehalt an Uronsäuren im isolierten Rohpolysaccharid zu ermitteln, kann hier ein **Hydroxy-Biphenyl-Test** (7., S. 261) durchgeführt werden.

Zur Abtrennung der Schleimpolysaccharide von mitextrahierter Stärke sollte eine **α-Amylase-Behandlung** angeschlossen werden. (Asamizu et al. 1983)

Zur weiteren Untersuchung des Rohpolysaccharids empfiehlt sich eine **Acetylierungs-** (21., S. 279) **oder Silylierungsanalyse** (20., S. 278).

Die Auftrennung des Rohpolysaccharids in Fraktionen unterschiedlichen Molekulargewichts gelingt mit **Gelpermeations-Chromatographie**. (Kraus 1987)

Zur Auftrennung saurer und neutraler Polysaccharide im Rohextrakt empfiehlt sich die **Ionenaustausch-Chromatographie** (10., s. unten).

Die strukturelle Zusammensetzung der einzelnen Fraktionen läßt sich mit der **Methylierungsanalyse** (22., S. 280) ermitteln.

10. Ionenaustauschchromatographische Auftrennung saurer und neutraler Fraktionen in Rohpolysacchariden aus Drogen

Literatur: Kraus J, Franz G (1987) DAZ 127(13):665–669
siehe auch: Müller BM, Kraus J, Franz G (1989) Planta Medica 55:536–539
Müller BM, Franz G (1990) PZ Wissenschaft 135(6):243–251

Prinzip

Mit dieser Trennmethode können in einem Schritt neutrale von sauren Polysacchariden getrennt, letztere zugleich fraktioniert sowie Begleitstoffe (z.B. Proteine) entfernt werden.

Durchführung

Bestimmung: 100–500 mg Rohpolysaccharid wird in der geringstmöglichen Menge Wasser (15–20 ml) vollständig gelöst und zur Chromatographie verwendet

Chromatographische Bedingungen:

Säule: DEAE-Sephacel, Phosphatform (Pharmacia), 3 cm *ID*, 17 cm *L*
Flußrate: 70 ml/h
Fraktionsgröße 10 ml
Eluens: 1) Wasser 400 ml
2) Phosphatpuffer Gradient 0–1 M, pH 6,0, 600 ml
3) 0,2 M Natriumhydroxid-Lösung 400 ml
Detektion: Anthron-Test (siehe 5., Seite 259)

Auswertung

Die gemessenen Extinktionen im Anthron-Test werden gegen die Zeit aufgetragen und ergeben Elutionsprofile für die einzelnen Polysaccharidfraktionen.

11. DC-Nachweis von Aldohexosen und -pentosen sowie Hexuronsäuren

Literatur: Siegenthaler U, Ritter W (1977) Mitt. Lebensm. Unters. 68:448
Kopp H, Danner M (1983) Sci. Pharm. 51:227–237
Bailey RW, Bourne EJ (1960) J. Chromatogr. 4:206

Prinzip

Durch Mehrfachchromatographie werden die Zuckermonomeren auf Kieselgel getrennt und mit Anilin-Diphenylamin-Phosphorsäure-Reagenz nachgewiesen.

Durchführung

Geräte und Hilfsmittel: Reagenzgläser, DC-Kammer

Chemikalien: Methanol R, D-Galacturonsäure und D-Glucuronsäure (Roth),, D-Galactose R, D-Glucose R, D- Mannose R, L-Arabinose R, D-Xylose R, L-Rhamnose R, Acetonitril R, Diphenylamin R, Anilin R, Phosphorsäure 85 % R

Bestimmung: Es wird eine Lösung von Zuckermonomeren (ca. 10 mg je Zucker), eventuell aus Hydrolysaten von Polymeren in Methanol-Wasser-Mischung (1+1) hergestellt.

Chromatographische Bedingungen:

Referenzlösungen: je 10 mg D-Galacturonsäure, D-Glucuronsäure, D-Galactose, D-Glucose, D-Mannose, L-Arabinose, D-Xylose und L-Rhamnose in je 4 ml Methanol-Wasser-Mischung (1+1) lösen.

DC-Fertigplatte: Kieselgel 60

Fließmittel 1: Acetonitril + Wasser (85+15)

Laufhöhe: 4 × 13 cm mit Zwischentrocknung

Fließmittel 2: Ethylacetat + Methanol + Acetanhydrid + Borsäure (50+20+15+10)

Laufhöhe: 2 × 15 cm mit Zwischentrocknung

Auftragemenge: 2 µl

Anilin-Diphenylamin-Phosphorsäure-Reagenz: 0,5 g Diphenylamin in 25 ml Methanol lösen, mit 0,5 ml Anilin und 2,5 ml Phosphorsäure versetzen.

Nachbehandlung: Nach vollständigem Verdunsten des Fließmittels wird mit dem Reagenz besprüht und 5 min auf 120 °C erwärmt.

Auswertung

Die Aldohexosen und Hexuronsäuren sind durch blaugraue Färbung zu erkennen und die Aldopentosen durch grünlichgraue (Fructose färbt sich rötlich). Mit steigenden Rf-Werten erscheinen die Zuckermonomeren in folgender Reihenfolge:

D-Galacturonsäure, D-Glucuronsäure, D-Galactose, D-Glucose, D-Mannose, L-Arabinose, D-Xylose und L-Rhamnose

12. DC-Nachweis von reduzierenden Mono-, Di- und Trisacchariden in biologischem Material

Literatur: Vomhof DW, Tucker TC (1965) J. Chromatogr. 17:300–306 (Trennsystem)
Klaus R, Fischer W (1987) Chromatographia 23:137–140 (Nachweis)

Prinzip

Nach Zweifachentwicklung auf einer Celluloseplatte werden die Zucker durch Reduktion des Vanadins in Mandelins-Reagenz nachgewiesen.

Durchführung

Geräte und Hilfsmittel: Reagenzgläser, DC-Kammer

Chemikalien: Ethanol 96 % R, Ameisensäure wasserfrei R, Ethylmethylketon R, tert-Butanol R, Ammoniumvanadat R, Schwefelsäure 96 % R

Bestimmung: Es werden Lösungen der Hexosen (1 mg/10 ml) durch Lösen der Zucker in Ethanol-Wasser-Mischung (1+1) oder durch entsprechende

Verdünnung nach Hydrolyse von Oligo- oder Polysacchariden hergestellt und zur DC verwendet.

Chromatographische Bedingungen:
Referenzlösung: je 1 mg L-Fructose, D-Mannose, D-Galactose und D-Glucose in 10 ml Ethanol-Wasser-Mischung (1+1) lösen.
DC-Fertigplatte: Cellulose mit Gips
Fließmittel: Ameisensäure + Ethylmethylketon + tert-Butanol + Wasser (15+30+40+15)
Auftragemenge: 20 µl bandförmig (20 mm)
Laufhöhe: 2 × 15 cm mit Zwischentrocknung
Nachweis: 1,2 g Ammoniumvanadat in 95 ml Wasser lösen und vorsichtig mit 5 ml Schwefelsäure versetzen.

Nachbehandlung: Nach vollständigem Verdunsten des Fließmittels wird mit dem Sprühreagenz bis zur Transparenz der DC-Platte besprüht und anschließend 5 min auf 100–120 °C erwärmt. Zur Entfärbung des Plattenuntergrundes kann nach dem Abkühlen nochmals kurz besprüht werden.

Auswertung

Nach zweimaligem Entwickeln und Besprühen erscheinen die blauen Zonen der Zucker mit steigendem Rf-Wert in der Reihenfolge: D-Galactose, D-Glucose, D-Mannose und als oberste L-Fructose. Ketosen reagieren schneller mit dem Reagenz als Aldosen.

Auch Disaccharide und Trisaccharide sind unter den oben genannten Bedingungen abzutrennen und nachzuweisen.

13. DC-Nachweis von Alginat in Getränken (Bier)

Literatur: Fey R, Mack FJ (1981) Lebensmittelchemie u. gerichtl. Chemie 35:50–51

Prinzip

Durch Gelfiltration werden die Alginate aus dem Bier angereichert, mit Natriumhydroxid die Ester verseift und nach Ansäuern mit Calciumchlorid gefällt. Nach Hydrolyse mit Schwefelsäure werden die Monosaccharide mittels DC getrennt und mit Naphthalindiol nachgewiesen.

Durchführung

Geräte und Hilfsmittel: 100 ml Becherglas, Glasfritte G 2, Zentrifugengläser, Zentrifuge, 20 ml Rundkolben, Rückflußkühler, Weißbandfilter, Glastrichter, Rotationsverdampfer

Chemikalien: Sephadex G-50–150 (Fluka), Natriumhydroxid-Lösung 1 N, 2 N, Essigsäure wasserfrei R, 2 N, 1 N und 0,2 N, Nachtblau-Lösung 0,2 g/100 ml, Calciumchlorid-Lösung 10 g/100 ml, Schwefelsäure 96%, Calciumcarbonat R, Aceton R, Benzylalkohol R, 1,3-Dihydroxy-naphthalin (Fluka) (=Naphthalindiol), Ethanol 96% R, Trichloressigsäure R, Mannuronsäure (Sigma), Natriumalginat (Roth)

Bestimmung: 35 ml Bier wird mit 5 g Sephadex G-50–150 nach Austreiben der Kohlensäure verrührt, 15 min gequollen und über ein Glasfritte filtriert. Das Filtrat wird mit 0,2 ml Natriumhydroxid-Lösung (2 N) 1 min gekocht, abgekühlt und bei evtl. Fällungen zentrifugiert. Der Überstand wird mit 0,2 ml Nachtblau-Lösung versetzt, mit Essigsäure (2 N) bis zum Farbumschlag rotbraun nach blau angesäuert und nach Zusatz von 0,2 ml Calciumchlorid-Lösung etwa 1 h absetzen lassen. Anschließend wird zentrifugiert, der Überstand verworfen, das blaue Sediment mit Essigsäure (0,2 N) nachgewaschen, erneut zentrifugiert und der Überstand wieder verworfen.

Hydrolyse
Das weitgehend trockne Sediment wird mit 0,3 ml Schwefelsäure überschichtet und 3–4 h bei Raumtemperatur vorhydrolysiert. Nach Verdünnen mit Wasser auf 7 ml wird 3 h unter Rückfluß gekocht, nach dem Abkühlen mit festem Calciumcarbonat auf pH 5 gebracht, kurz gekocht und erneut abgekühlt. Über ein Weißbandfilter wird das Reaktionsgemisch filtriert und das Filtrat im Vakuum auf 0,2 ml eingeengt (Eintrocknen vermeiden!). Zur Entlactonisierung werden 50 ml Natriumhydroxid-Lösung (1 N) zugesetzt und 30 min gewartet. Nach Zugabe von 60 ml Essigsäure (1 N) wird sofort auf die DC-Platte aufgetragen.

Chromatographische Bedingungen:
Referenzlösung 1: 5 mg Mannuronsäure in 5 ml Wasser lösen, 50 µl Natriumhydroxid-Lösung zusetzen, 30 min warten, 60 µl Essigsäure (2 N) zusetzen, sofort auftragen.
Referenzlösung 2: 10 mg Natriumalginat in wie oben beschrieben hydrolysieren und aufarbeiten.
DC-Fertigplatte: Kieselgel 60 F_{254}
Fließmittel: Aceton + Benzylakohol + Wasser + Essigsäure (wasserfrei) (65+22+26+5)
Auftragemenge: 2–4 µl
Laufhöhe: 15 cm
Nachweis-Reagenz: *Lösung A*: 1,3-Naphthalindiol 0,2 g/100 ml Ethanol; *Lösung B*: 20% Trichloressigsäure in Wasser; vor Gebrauch Lösung A und B (1+1) mischen.

Nachbehandlung: Nach dem Entwickeln 10 min bei 110–120 °C trocknen, besprühen und 5 min bei 125 °C trocknen

Auswertung

Bei Anwesenheit von Alginaten im Untersuchungsmaterial erscheint die Mannuronsäure bei einem Rf-Wert von 0,23 und die Guluronsäure bei 0,15.

Daneben ist i.d.R. ein Fleck bei 0,58 zu erkennen, der von einem Gemisch verschiedener neutraler Monosaccharide (Arabinose, Glucose, Mannose) als Hydrolyseprodukte von genuinen Polysacchariden des Bieres stammt.

14. HPTLC-Nachweis der Zucker im Nektar von Digitalisblüten

Literatur: Lichius JJ, Daniel M, Fingerhut T, Wärtgen K (1990) DAZ 130 (40):2191–2193
vgl. auch: Würsch P, Roulet Ph (1982) J. Chromatogr. 244:177–182: Quantitative estimation of malto-oligosaccharides by high-performance thin-layer chromatography

Prinzip

Nach Lösen in Methanol werden die Zucker des Nektars durch HPTLC getrennt, mit Anilin/Diphenylamin-Reagenz nachgewiesen und können in ihrem prozentualen Anteil mit einem HPTLC-Scanner quantitativ bestimmt werden.

Durchführung

Geräte und Hilfsmittel: Auftragekapillare, Reagenzglas

Chemikalien: Methanol R und 70%, Chloroform R, Acetonitril R, Anilin R, Diphenylamin R, Phosphorsäure 85% R, Paraffin flüssig R, Hexan R

Bestimmung: 1 ml Nektar wird mit einer Kapillare am Grund der Kronröhre einer Digitalisblüte entnommen und mit 200 ml Methanol (70%) verdünnt.

Chromatographische Bedingungen:
Referenzlösung: Je 2 mg Fructose, Glucose und Saccharose in 10 ml Methanol (70%) lösen.
HPTLC-Fertigplatte: Si 50 000 (Merck), Vorreinigung: Leerchromatographie mit Chloroform + Methanol (1+1) bis zum oberen Rand, 30 min bei 110 °C trocknen.
Fließmittel: Acetonitril + Wasser (17+3) ohne Kammersättigung! im Trokkenschrank bei 80 °C 2 × entwickeln mit Zwischentrocknung.
Auftragemenge: 2 µl
Tauchlösung zum Nachweis: 2 ml Anilin und 2 g Diphenylamin in 80 ml Aceton lösen, 15 ml Phosphorsäure zusetzen, mit Aceton auf 100 ml auffüllen.

Nachbehandlung: Nach Trocknen im Warmluftstom wird die Platte 9 s in die Tauchlösung getaucht und anschließend bei 110 °C getrocknet. Zur Stabilisierung der Schicht wird die Platte abschließend in eine Lösung von Paraffin und n-Hexan (1+2) getaucht.

Auswertung

Fructose (höchster Rf-Wert) erscheint als rotbraune, Glucose (mittlere Zone) als blaue und Saccharose (unterste Zone) als grauviolette Zone.

Die quantitativen Auswertung der prozentualen Anteile der einzelnen Zucker kann mit einem HPTLC-Scanner (z.B. II V3.14 der Fa. Camag) bei 540 nm erfolgen.

15. PC-Trennung von Fructose und Glucose in einem Inulinhydrolysat

Literatur: Trevelyan WE, Procter DP, Harrison JS (1950) Nature 166:444–450

Prinzip

Durch Papierchromatographie wird das Inulinhydrolysat in die Monosaccharidbausteine Fructose und Glucose aufgetrennt und durch Reduktion von Silbernitrat im Alkalischen nachgewiesen.

Durchführung

Geräte und Hilfsmittel: 10 ml Schliffkolben, Rotationsverdampfer

Chemikalien: Trifluoressigsäure (TFA, Fluka) 0,5 N, Ethanol R und 30 %, L-Fructose R, D-Glucose R, 1- Propanol R, Ethylacetat R, Silbernitrat R, Aceton R, Natriumhydroxid R, Natriumthiosulfat R

Bestimmung: 5 mg Inulin wird in 1 ml TFA gelöst und 30 min auf 100 °C erhitzt. Durch mehrmaliges Verdünnen mit Wasser und Einengen im Vakuum wird die TFA entfernt. Von dem Rückstand wird eine etwa 4 %ige Lösung in Ethanol (30 %) hergestellt.

Chromatographische Bedingungen:
Referenzlösung: Je 2 g Fructose und Glucose in 100 ml Ethanol (30 %)
Papier: Schleicher & Schüll 2043 b
Fließmittel: 1-Propanol + Ethylacetat + Wasser (3+5+2)
Auftragemenge: 5 µl punktförmig
Laufzeit: 18–24 h absteigende Durchlaufentwicklung
Nachweis: *Lösung a*: 5 ml gesättigte Silbernitrat-Lösung mit 1 L Aceton mischen, tropfenweise soviel Wasser zusetzen, bis der entstandene Niederschlag wieder gelöst ist.

Lösung b: 20 g Natriumhydroxid in 30 ml Wasser lösen, mit Ethanol auf 1000 ml auffüllen.

Lösung c: 5 g Natriumthiosulfat in 100 ml Wasser lösen.

Nachbehandlung: Nach der Entwicklung wird das Papier getrocknet, und durch eine Schale mit Lösung a gezogen, bis es durchfeuchtet ist. Nach Abtropfen überschüssiger Lösung wird es durch Lösung b gezogen und zum Entfärben des Untergrundes abschließend durch Lösung c.

Auswertung

Da hier Durchlauf-Chromatographie durchgeführt wird, bleibt auf dem Papier keine Fließmittelfront. Man muß hier die Laufstrecken von Untersuchungs- und Referenzsubstanzen anstelle der sonst üblichen Rf-Werte zum Vergleich heranziehen. Die Laufstrecke ergibt sich aus der Entfernung der Startlinie zum Fleckmittelpunkt.

Die Zucker-Zonen färben sich bei der Detektion braun an.

16. Präparative PC-Trennung von Mono- und Oligomeren aus Polysaccharid-Partialhydrolysaten am Beispiel der Glucomannane aus Lilium-Arten

Literatur: Wozniewski T, Franz G (1992) Plant Physiol. (im Druck)
Shimara H, Suzuki H, Sugiyama N, Nisizawa K (1975) Agr. Biol. Chem. 39:293–312

Prinzip

Das Glucomannan-Partialhydrolysat wird in die Mono- und Oligomeren aufgetrennt, die vom PC-Papier mit Wasser einzeln eluiert werden.

Durchführung

Geräte und Hilfsmittel: 15 ml Schliffzentrifugenglas, Zentrifuge, Gefriertrocknungsanlage, PC-Kammer

Chemikalien: Schwefelsäure 0,5 M, Calciumcarbonat R, Amberlite MB 3 Ionenaustauscher, Methanol R, D-Glucose R, D-Mannose R, 1-Butanol R, Pyridin R, Silbernitrat R, Aceton R, Natriumhydroxid R, Ethanol R, Natriumthiosulfat R

Bestimmung: 500 mg Glucomannan (z.B. von Lilium-Arten) wird mit 10 ml Schwefelsäure 3 h bei 100 °C hydrolysiert, von unlöslichen Bestandteilen abzentrifugiert und der Überstand mit festem Calciumcarbonat neutralisiert. Das entstandene Calciumsulfat wird ebenfalls abzentrifugiert und der Überstand mit Amberlite MB 3 Ionenaustauscher entsalzt. Die Lösung wird

gefriergetrocknet und vom Rückstand eine 1–5%ige Lösung in Methanol/
Wasser (1+1) hergestellt.

Chromatographische Bedingungen:
Referenzlösung 1: je 1 g Glucose und Mannose in 100 ml Methanol/Wasser
    (1+1) lösen.
PC-Papier: Schleicher & Schüll gewaschen 2316 prep. 50x30 cm^2
Fließmittel: 1-Butanol + Pyridin + Wasser (6+4+3)
Auftragemenge: 20 µl Untersuchungslösung bandförmig (20 cm), rechts und
    links der Bande je 5 µl Referenzlösung punktförmig
Laufzeit: 48 h absteigende Durchlaufchromatographie
Nachweis: *Lösung a*: 5 ml gesättigte Silbernitrat-Lösung mit 1000 ml Aceton
    mischen, tropfenweise soviel Wasser zusetzen, bis der entstandene Nie-
    derschlag wieder gelöst ist.
Lösung b: 20 g Natriumhydroxid in 30 ml Wasser lösen, mit Ethanol auf
    1000 ml auffüllen.
Lösung c: 5 g Natriumthiosulfat in 100 ml Wasser lösen.

Nachbehandlung: Nach der Laufzeit wird das Papier getrocknet. Die Strei-
fen mit den Referenzchromatogrammen am rechten und linken Rand und je
1 cm der Hydrolysatzone werden abgeschnitten und zunächst durch Lösung
a, nach Abtropfen überschüssigen Lösungsmittels durch Lösung b und
anschließend zum Entfärben des Untergrundes durch Lösung c gezogen.
Nun werden sie neben den nicht detektierten Mittelstreifen des PC mit der
Untersuchungslösung gelegt und aus diesem die Zonen auf Höhe der positi-
ven Nachweise quer herausgeschnitten. Durch absteigende Durchlaufchromatographie mit Wasser in bereitgestellte Auffangrinnen werden die heraus-
geschnittenen Zonen eluiert, die Eluate gefriergetrocknet und gaschromatographisch charakterisiert.

Auswertung

Auf dem Chromatogramm zeigt Mannose die größte Laufstrecke, gefolgt
von Glucose, den Disacchariden aus Glucose und Mannose, aus Mannose,
aus Glucose, aus Mannose und Glucose sowie einem Trisaccharid und evtl.
einem Tetrasaccharide.

17. HPLC-Bestimmung der Neutralzucker aus Schleimpolysacchariden

Literatur: Blaschek W (1983) J. Chromatogr. 256:157–163
siehe auch:
Quindos G, Ponton J (1990) J. Chromatogr. 525:169–175
Armstrong DW, Jin HL (1989) J. Chromatogr. 462:219–232
Hall NA, Patrick AD (1989) Analytical Biochem. 178:378–384
Zaton A (1990) J. Chromatogr. 525:169–175
Nomura Y, Tade H, Takahashi K, Wada K (1989)Agric. Biol. Chem. 53 (12):3313–3315 und
Shaw PE (1988) Handbook of Sugar Separation in Foods by HPLC, CRC Press

Prinzip

Mit Wasser werden die Schleimpolysaccharide aus der Droge extrahiert und durch Ausfällung mit Ethanol von Begleitstoffen getrennt. Nach Gefriertrocknung erfolgt eine saure Hydrolyse und ein Reinigungsschritt über eine Ionenaustauschersäule. Auf einer Amino-gebundenen Phase werden die Hydrolyseprodukte durch HPLC vorgetrennt und auf einer Kationenaustauschersäule vollständig aufgetrennt.

Durchführung

Geräte und Hilfsmittel: Soxhlet-Apparatur, 200 ml Erlenmeyerkolben, Filter, Glastrichter, 600 ml Becherglas, Dialysierschlauch, Gefriertrocknungsanlage, Rotationsverdampfer, 25 ml Rundkolben, Ionenaustauschersäule (MB-2, 20–50 mesh, 100 mm L, 0,6 mm ID, Fa. Serva)

Chemikalien: Ethanol 96 % R, Trifluoressigsäure (Fluka), L- Rhamnose R, L-Arabinose R, D-Xylose R, D-Mannose R, D- Galactose R, D-Glucose R

Bestimmung: 5 g pulverisierte Droge wird mit Ethanol in einer Soxhlet-Apparatur 1 h vorbehandelt, anschließend mit 100 ml Wasser bei 40 °C 48 h extrahiert und die Lösung filtriert. Aus dem Filtrat werden mit 400 ml Ethanol bei 4 °C die Polysaccharide ausgefällt und filtriert. Der Rückstand wird in der geringstmöglichen Menge Wasser gelöst, über Nacht dialysiert und gefriergetrocknet.

Hydrolyse: Der so gewonnene Rohschleim wird mit 10 ml Trifluoressigsäure 1 h bei 120 °C hydrolysiert, im Vakuum eingeengt und zur vollständigen Entfernung der Trifluoressigsäure gefriergetrocknet. Anschließend wird der Rückstand in 1–5 ml Wasser zur klaren Lösung gelöst und über eine Ionenaustauschersäule gegeben. Mit 510 ml Wasser (je nach Rohschleim-Ausbeute) wird eluiert und das Eluat im Vakuum zur Trockne destilliert. Zur HPLC wird der Rückstand in 1 ml Eluens gelöst.

Chromatographische Bedingungen:
Referenzlösung: je 10–500 µg L-Rhamnose, L-Arabinose, D-Xylose, D-Mannose, D-Galactose und D-Glucose in 20 µl Wasser lösen.

Vortrennung
Säule: APS-Hypersil, 5 µm (250 mm *L*, 4,6 mm *ID*), Vorsäule: selbes Material (10 mm *L*, 4,6 mm *ID*)
Eluens: Acetonitril + Wasser (75+25)
Flußrate: 1 ml/min
Detektion: RI-Detektor 30 °C
Probevolumen: 20 µl

Die beiden unvollständig getrennten Fraktionen werden getrennt aufgefangen und im Vakuum zur Trockne eingeengt. Der Rückstand wird in Wasser gelöst und zur Endtrennung eingesetzt.

Endtrennung
Säule: Kationenaustauscherharz Aminex HPX-87P, Schwermetall, 9 µm (300 mm *L*, 7,8 mm *ID*), Vorsäule mit Aminex Q 150S, 27 µm (20 mm *L*, 7,8 mm *ID*) bei 80 °C
Eluens: Wasser
Flußrate: 0,6 ml/min
Probenvolumen: 20 µl

Auswertung

Qualitativ: Bei der Vortrennung erfolgt eine Auftrennung in Rhamnose (4,4 min) und zwei unvollständig getrennt Fraktionen aus 1.: Xylose und Arabinose (ca. 5 min) sowie 2.: Mannose, Glucose und Galactose (ca. 7 min).

In der Endtrennung werden die beiden Mischfraktionen jeweils in ihre Einzelkomponenten aufgetrennt. Im HPLC der 1. Mischfraktion erscheint der Peak der Xylose bei etwa 14 min und der der Arabinose bei etwa 16 min; in der 2. Mischfraktion eluiert Glucose bei 13 min, Galactose bei 15 min und Mannose bei 17 min.

Quantitativ: Die Bestimmung erfolgt nach der Methode des externen Standards.

18. HPLC-Bestimmung von Uronsäuren, Aldonsäuren, deren Lactonen und verwandten Verbindungen in Polysacchariden

Literatur: Hicks KB, Lim PC, Haas MJ (1985) J. Chromatogr. 319:159–171

Prinzip

Durch Gelpermeations-HPLC auf Kationenaustauscher-Harzen lassen sich die in der Überschrift genannten Verbindungen unter Anwendung eines isokratischen Lösungsmittelsystems und eines UV-Detektors trennen.

Durchführung

Geräte und Hilfsmittel: Reagenzgläser, 20 ml Reaktionsgefäß, 0,2 µm Filter, Glastrichter, Wasserbad, 200 ml Rundkolben, Rotationsverdampfer, 50 ml IR-120-H$^+$-Säule (Fa. Amberlite)

Chemikalien: Schwefelsäure 80 % und 0,009 N, Calciumcarbonat R, 1 N Natriumhydroxid-Lösung, Pektinase (Sigma), Toluol R

Bestimmung: *Säurehydrolyse uronsaurer Polysaccharide*: 200 mg Polygalacturonsäure wird in 1 ml eisgekühlter Schwefelsäure suspendiert und 18 h bei 25 °C aufbewahrt. Die Probe wird anschließend auf 13 ml verdünnt, in einem Reaktionsgefäß versiegelt und 5 h am siedenden Wasserbad erhitzt. Die entstehende dunkle Lösung wird mit festem Calciumcarbonat neutralisiert, filtriert und das Filtrat zur Chromatographie verwendet.

Bestimmung: *Enzymatische Hydrolyse uronsaurer Polysaccharide*: 5 g Polygalacturonsäure wird in 60 ml Wasser gelöst und mit ca. 13 ml Natriumhydroxid-Lösung auf pH 4 eingestellt. Nach Zugabe von 1250 Einheiten Pektinase wird die Lösung gerührt und 5 ml Toluol zugesetzt, um Mikrobenwachstum zu verhindern. Die Mischung wird 40 h bei 25 °C inkubiert, anschließend bei 35 °C im Vakuum eingeengt und der sirupöse Rückstand mit Wasser auf 50 ml verdünnt. Die verdünnte Lösung wird durch eine Säule mit IR-120-H$^+$ (50 ml) passiert und anschließend zur HPLC verwendet.

Chromatographische Bedingungen:

Referenzlösung: D-Galacturonsäure 5 mg/ml Wasser, über 0,2 µm Nylon 66 Filter filtriert
Säule: BioRad HPX-87-H$^+$ (30 cm *L*, 7,8 mm *ID*) mit 9 µm sulfatierte Polystyrol-Divinylbenzol Kugeln mit 8 % Verzweigung, 35 °C
Vorsäule: BioRad mit starkem Kationenaustauscher Harz
Eluens: 0,009 N Schwefelsäure, über 0,2 µm Nylon 66 Filter filtriert
Detektion: UV 220 nm
Flußrate: 0,6 ml/min

Auswertung

Qualitativ: D-Galacturonsäure eluiert etwa bei 8,5 min.
Die saure Hydrolyse ergibt einen niedrigeren Gehalt an D-Galacturonsäure als die enzymatische und einen höheren Anteil an Nebenprodukten, die wahrscheinlich Decarboxylierungs- oder Dehydrierungsprodukte darstellen.

Mit der HPLC-Methode, deren Trennung wahrscheinlich durch Kombination von Molekülgrößen- und Ionenausschluß-Mechanismen erfolgt, können Aldon- und Uronsäuren, Ascorbinsäure, neutrale Lactone und N-acetylierte Aminozucker in der angegebenen Reihenfolge eluiert und getrennt werden. Durch Varianz der Säulentemperatur ist eine Optimierung der Trennung je nach Problematik möglich.

Eventuell anwesende Neutralzucker (z.B. aus Zellwandmaterial) stören die Analytik kaum, da sie nicht im gleichen Retentionszeitbereich wie Uron- oder Aldonsäuren eluieren und auf den verwendeten Detektor kaum ansprechen (Response factor: Glucose 0,009, Galactose 0,007).

Quantitativ: Im Bereich von 0,25–10,0 mg/ml zeigen alle genannten Substanzen lineare Abhängigkeiten von Konzentration und Peakhöhe. Die Responsefaktoren variieren stark mit den Temperaturen und innerhalb der verschiedenen Verbindungsklassen: Lactone zeigen niedrigere Intensitäten als Säuren. Zur quantitativen Auswertung muß daher ein externer Standard unter denselben Analysenbedingungen chromatographiert werden wie die unbekannte Probe.

19. HPLC-Bestimmung der Kohlenhydrate in Honig mit Nachweis durch gepulsten Amperometrie-Detektor (PAD)

Literatur: Swallow KW, Low NH (1990) J. Agric. Food Chem. 38(9):1828–1832
Martens DA, Frankenberger WT (1990) Chromatographia 29(1/2):7–12

Prinzip

Durch Reinigung über verschiedene säulenchromatographische Systeme werden die Oligosaccharide des Honigs isoliert und nach Trennung durch HPLC als sortentypischer Fingerprint ausgewertet.

Durchführung

Geräte und Hilfsmittel: Erlenmeyerkolben, C-18 Sep-Pak Kartusche, Glassäule 3,0 cm ID, Gefriertrocknungsanlage, 0,2 mm Nylon 66 Filter, Glastrichter

Chemikalien: AG 501-X8 mixed bed Harz (20–50 mesh), AG 1-X4 Anionen austauscherharz (100–120 mesh), Aktivkohle, Celit, Ethanol 0,1 % und 50 %, Natriumhydroxid-Lösung 0,1 M und 0,3 M, Natriumacetat R

Bestimmung: *Oligosaccharide*: 1 g Honig wird in 19,0 g bidestilliertem Wasser gelöst, durch eine C-18 Sep-Pak Kartusche passiert, mit 3 ml AG 501-X8 mixed bed Harz, 20- 50 mesh und anschließend zum Entfernen der organischen Säuren mit 3 ml AG 1-X4 Anionenaustauscherharz, 100–120 mesh behandelt. Dann wird die Probe mit 4,0 g Aktivkohle, 50- 200 mesh 17 h bei 4 °C gerührt und auf eine Säule (3,0 cm ID) mit 4,0 g Aktivkohle-Celit-Mischung (1+1) gegeben. Mit 1 L Ethanol (0,1 %) werden die Monosaccharide bei Raumtemperatur mit einer Flußrate von 10,0 ml/min eluiert. Die verbleibenden Oligosaccharide werden mit 500 ml 60 °C warmem Ethanol (50 %) mit derselben Flußrate eluiert. Das Eluat wird gefriergetrocknet, in 10 ml Wasser gelöst und vor der Chromatographie durch ein 0,2 µm Nylon 66 Filter filtriert.

Chromatographische Bedingungen:
Säule: 2 10 µm Carbo Pac PA1 Anionenaustauschersäulen (250 mm *L*, 4 mm *ID*) hintereinander geschaltet
Eluens: 0,1 M Natriumhydroxid-Lösung 4 min, nach 20 min 0,1 M Natriumhydroxid-Lösung mit 0,03 M Natriumacetat, nach 50 min 0,1 M Natriumhydroxid-Lösung mit 0,1 M Natriumacetat, nach 10 min mit 0,3 M Natriumhydroxid-Lösung waschen und mit 0,1 M Natriumhydroxid-Lösung reäquilibrieren.
Detektion: PAD (pulsed amperometric Detektor) mit Goldelektrode und dreifach gepulster Amperometrie bei 10K, die Elektrode wurde bei folgenden Potentialen für die jeweils angegebene Dauer geschaltet: $E_1 = 0,05$ V ($t_1 = 120$ ms), $E_2 = 0,80$ V ($t_2 = 120$ ms), $E_3 = -0,60$ V ($t_3 = 420$ ms)
Flußrate: 0,70 ml/min
Probevolumen: 50 µl

Auswertung

Alle Honigsorten verschiedenster Herkunft enthalten immer Fructose, Glucose und Saccharose neben geringen Konzentrationen von bis zu 23 verschiedenen Oligosacchariden.

Qualitativ ist die Zusammensetzung dieser Oligosaccharide gleich. Sie unterscheidet sich jedoch quantitativ. So ist es möglich, aus dem Oligosaccharidmuster im HPL-Chromatogramm ein Fingerprint-Profil für jede Honigsorte zu ermitteln.

20. GC-Bestimmung von Mono-, Di- und Trisacchariden über ihre Trimethylsilylderivate (Silylierungsanalyse von Oligosacchariden)

Literatur: Zürcher K, Hadorn H, Strack H (1975) Deutsche Lebensm. Rundsch. 71(11):393–399
vgl. auch: Andrews MA (1989) Carbohydr. Res. 194:1–9
Davies HV (1988) Potato Research 31:569–572

Prinzip

Die Zucker werden zunächst zu Oximen derivatisiert, die dann silyliert und durch GC getrennt und bestimmt werden.

Durchführung

Geräte und Hilfsmittel: 2 ml Reaktionsgläser

Chemikalien: Pyridin wasserfrei R, Hydroxylaminhydrochlorid R, N-Methyl-N-trimethylsilyl-2,2-trifluoracetamid (MSTFA, Fluka), Trimethylchlorsilan (TMCS, Fluka)

Hydroxylaminhydrochlorid-Lösung: 1,25 g Hydroxylaminhydrochlorid in 50 g Pyridin lösen

Bestimmung: 1–5 mg Mono-, Di- und oder Trisaccharide und 1 mg interner Standard werden mit 75 µl Hydroxylaminhydrochlorid-Lösung 30 min im Trockenschrank auf 75 °C erhitzt, anschließend mit 100 µl MSTFA und 25 ml TMCS versetzt und erneut 30 min auf 75 °C erhitzt. Das Reaktionsgemisch wird direkt zur GC verwendet.

Chromatographische Bedingungen:
Referenzen: je 1 mg L-Fructose, D-Glucose und myo-Inosit wie unter 'Bestimmung' derivatisieren.
interner Standard: myo-Inosit

Säule: fused silica, OV-1 CB, 0,25 µm (25 m *L*, 0,25 mm *ID*)
Säulentemperatur: 130 °C, 6 °/min, 300 °C, 10 min
Injektortemperatur: 250 °C
Detektortemperatur: 320 °C
Carriergas: Stickstoff
Flußrate: 0,8 ml/min, Split 1:30
Detektion: FID
Einspritzmenge: 1 µl

Auswertung

Die Monosaccharide haben Retentionszeiten zwischen 10 und 15 min und erscheinen in der Reihenfolge: Fructose, Glucose und myo-Inosit. Die Retentionszeiten der Disaccharide liegen zwischen 20 und 25 min und die der Trisaccharide bei 30–35 min.

Durch Silylierung und Chromatographie der Referenzsubstanzen lassen sich die Responsefaktoren ermitteln und mit diesen und dem internen Standard die Mengen der Zucker errechnen.

21. GC-Bestimmung von Monosacchariden nach Derivatisierung zu Alditolacetaten (Acetylierungsanalyse)

Literatur: Blakeney AB, Harris PJ, Henry RJ, Stone BA (1983) Carbohydr. Res. 113:291–299
Albersheim P, Nevins JN, English PD, Karr A (1967) Carbohydr. Res. 5:340–345

Prinzip

Durch Reduktion und Acetylierung werden die Monosaccharide in flüchtige Verbindungen überführt, die gaschromatographisch getrennt und bestimmt werden können.

Durchführung

Geräte und Hilfsmittel: 15 ml Schliffreagenzgläser, Pasteurpipetten

Chemikalien: Natriumborhydrid (Roth), Dimethylsulfoxid R (1 Tag über Molekularsieb A 4 getrocknet), Ammoniak 1 M, Essigsäure wasserfrei R, 1-Methylimidazol (Fluka), Acetanhydrid R (frisch destilliert), Dichlormethan R, Schwefelsäure 0,1 M

Natriumborhydrid-Lösung: 1,0 g Natriumborhydrid in 50 ml Dimethylsulfoxid lösen und bei 100 °C 30 min rühren. (Nach dem Abkühlen muß ein kleiner Niederschlag bleiben.) Lösung im Kühlschrank aufbewahren

Bestimmung: *Reduktion*: 1–10 mg Monosaccharide und die entsprechende Menge (1 mg) interner Standard (myo-Inosit) werden in 200 µl 1 M Ammoniak gelöst, mit 1 ml Natriumborhydrid-Lösung versetzt und 90 min bei 40 °C reduziert. Nach der Reduktion wird der Überschuß an Natriumborhydrid durch Zusatz von 0,1 ml Essigsäure unter Schütteln zerstört.

Acetylieyrung: Nach Zugabe von 0,2 ml 1-Methylimidazol und 2 ml Acetanhydrid zur Lösung der reduzierten Monosaccharide wird gemischt, 10 min bei Raumtemperatur stehen gelassen und anschließend 10,0 ml Wasser zugefügt, um den Überschuß an Acetanhydrid zu zerstören. Nach Kühlung der Reaktionsmischung wird 1 ml Schwefelsäure zugesetzt, dreimal mit je

2 ml Dichlormethan ausgeschüttelt, die organischen Phasen vereinigt und das Dichlormethan mit Stickstoff abgeblasen. Der Rückstand wird in 1 ml Dichlormethan gelöst und zur GLC verwendet.

Eichung: Die *Eichlösung* wie oben reduzieren und acetylieren und mehrfach injizieren.

Chromatographische Bedingungen:
interner Standard: myo-Inosit
Eichlösung: L-Rhamnose, L-Fucose, L-Arabinose, D-Xylose, D- Mannose,
   D-Galactose, D-Glucose und myo-Inosit je 1,0 mg/ml Dichlormethan
Säule: fused silica DB-225 0,25 µm (30 m *L*, 0,25 mm *ID*)
Säulentemperatur: 207 °C isotherm
Injektortemperatur: 250 °C
Detektortemperatur: 260 °C
Carriergas: Helium
Flußrate: 5 ml/min, Split 1:50
Detektion: FID
Einspritzmenge: 1 µl

Auswertung

Mit der Eichlösung werden die Responsefaktoren der einzelnen Monomeren ermittelt, Inosit dient als interner Standard.

Qualitativ: Die Alditolacetate eluieren in der Reihenfolge L-Rhamnose, L-Fucose, L-Arabinose, D-Xylose, D-Mannose, D- Galactose, D-Glucose und myo-Inosit in der Zeit von 10- 25 min.

Quantitativ: Unter Berücksichtigung der Responsefaktoren lassen sich aus den Peakflächen der einzelnen Zuckerderivate die anteiligen Mengen berechnen.

22. Strukturanalyse von Polysacchariden durch GC-Analyse der Monosaccharidbausteine nach Derivatisierung zu Acetyl-methyl-alditolderivaten (Methylierungsanalyse)

Literatur: Harris PJ, Henry RJ, Blakeney AB, Stone BA (1984) Carbohydr. Res. 127:59
GC/MSD:
Aspinall G (1982) The Polysaccharides Vol. I:45
Björndal H, Hellerqvist CG, Lindberg B, Svensson S (1970) Angew. Chem. 82:643
Björndal H, Lindberg B, Svensson S (1967) Carbohydr. Res. 5:411

Prinzip

Die Polysaccharide werden an ihren freien Hydroxylgruppen methyliert und anschließend hydrolysiert. Die entstandenen O-Methylaldosen werden zu

den Alditolen reduziert und in diesen die nach der Hydrolyse frei geworde-
nen Hydroxylgruppen acetyliert. Die Acetylmethylalditole können durch
GC getrennt und bestimmt werden.

Eine sichere Analyse dieser Verbindungen gelingt mit einem massenselektiven Detektor am Gaschromatographen.

Durchführung

Geräte und Hilfsmittel: 15 ml Schlenkrohr (=Schliffreagenzglas mit Gaszu-
leitungshahn) oder 20 ml Rundkolben mit Schliffhahn (mit Argon
gespült!!), Vakuumexsikkator, Schraubdeckelzentrifugenglas, Pipetten,
Ultraschallbad, Wasserbad, Vortex-Mixer, Eisbad, Magnetrührer, Zentrifuge, Gefriertrockenanlage, Wasserbad, Autoklav

Chemikalien: Dimethylsulfoxid R (= DMSO) frisch destilliert, Kaliumhydrid ca. 20 % in Öl (Fluka), Hexan R, Argongas, Phosphorpentoxid R,
Methyljodid (Roth), Dichlormethan R, Chloroform R, Natriumthiosulfat
R, 2,2-Dimethoxypropan (= Aceton-dimethylacetal, Fluka), Essigsäure
wasserfrei R, Trifluoressigsäure (TFA, Fluka) 0,5 M und 2 M, Natriumborhydrid (Roth), Natriumbordeuterid (Fluka), Ammoniak 2 M, Aceton R,
Stickstoff gasförmig und flüssig, Ethylacetat R, Acetanhydrid R, 1-Methyl-
imidazol (Fluka), Schwefelsäure 0,1 M, Helium

Dimsyl-Kalium: 1 g Kaliumhydrid in Öl (= 300 mg reines Kaliumhydrid)
viermal mit ca. 7 ml Hexan in einem mit Argon gespülten und tarierten
Schlenkrohr waschen und das Hexan jeweils abdekantieren, das restliche
Hexan nach der letzten Spülung mit Argon abblasen. Das trockne Kaliumhydrid in Argon-Atmosphäre belassen und wiegen. Das Schlenkrohr in Eis
kühlen, langsam in Argon-Atmosphäre mit DMSO (13,0 ml pro 1,0 g Kaliumhydrid) versetzen (schäumt kräftig!!), auf Raumtemperatur erwärmen
und 30 min rühren. Die Lösung muß hellgrün bis gelb sein und bei Bedarf
immer frisch zubereitet werden.

Bestimmung: *Methylierung*: 1–5 mg Polysaccharid wird in einem Schraubdeckelzentrifugenglas im Vakuum über Phosphorpentoxid 16 h getrocknet.

Alle folgenden Schritte erfolgen in Argon-Atmosphäre!!

Anschließend werden 200 µl DMSO zugesetzt und – nachdem alles gelöst ist
(Ultraschall oder Wasserbad) – in der angegebenen Reihenfolge zupipettiert
sowie nach jeder Reagenzzugabe gemischt (Vortex) und 5 min mit Ultraschall behandelt:

je 20 µl Dimsyl-Kalium, eiskühlen!
5 µl eisgekühltes Methyljodid
60 µl Dimsyl-Kalium, eiskühlen!
15 µl eisgekühltes Methyljodid
200 µl Dimsyl-Kalium

Nach der letzten Reagenzzugabe wird das Gemisch zusätzlich 30 min bei Raumtemperatur gerührt, anschließend mit flüssigem Stickstoff eingefroren, mit 150 µl eisgekühltem Methyljodid versetzt, auf Raumtemperatur erwärmt, gemischt und erneut 5 min mit Ultraschall behandelt. Nun muß eine klare Lösung vorliegen.

(Je höher der Anteil an Uronsäuren im Molekül ist, desto häufiger muß die Methylierungsreaktion wiederholt werden, bis eine klare Lösung erhalten wird.)

Die weiteren Schritte können ohne Argon-Atmosphäre durchgeführt werden!

Es werden 3 ml Dichlormethan-Chloroform-Mischung (2+1) sowie 2 ml Wasser und einige Kristalle Natriumthiosulfat zugegeben, nach gutem Durchmischen (Vortex) 2 min bei 1500 U/min zentrifugiert. Die obere wäßrige Phase wird vorsichtig abpipettiert, verworfen und die untere organische Phase viermal mit je 2 ml Wasser gewaschen. Nach Zusatz von 2 ml 2,2-Dimethoxypropan und 20 µl Essigsäure wird wieder geschüttelt, auf 40 °C erwärmt und das Lösungsmittel mit Argon abgeblasen.

Hydrolyse von methylierten Fructosanen: Das methylierte Fructosan wird mit 1 ml TFA (0,5 N) 30 min bei 100 °C hydrolysiert und nach Zugabe von 1 ml Wasser gefriergetrocknet.

Hydrolyse: Der Rückstand der Methylierung wird mit 1,0 ml TFA (2 M) 1 h bei 121 °C im Autoklaven behandelt, anschließend mit 2 ml Wasser versetzt und gefriergetrocknet.

Reduktion und Acetylierung: Das gefriergetrocknete Hydrolysat wird mit 19 mg Natriumborhydrid (bei Fructosanen zur Unterscheidung 1,2- und 1,6-verknüpfter Fructosen mit 21 mg Natriumbordeuterid) in 1 ml Ammoniak versetzt und 1 h auf 60 °C erwärmt. Nach Zugabe von 500 ml Aceton wird gemischt und das Lösungsmittel mit Stickstoff bei Raumtemperatur abgeblasen. Der Rückstand wird in 200 µl Essigsäure (18 M) gelöst, mit 1 ml Ethylacetat, 3 ml Acetanhydrid und 100 µl Perchlorsäure gemischt und 10 min bei Raumtemperatur gerührt. Anschließend wird 10 min eisgekühlt, mit 10 ml eisgekühltem Wasser vermischt, 200 µl 1-Methylimidazol zugesetzt, gemischt, 10 min stehen gelassen, 2 ml Dichlormethan sowie 1 ml Schwefelsäure (0,1 M) zugesetzt und gemischt. Die Dichlormethan-Phase wird abpipettiert und die verbleibende wäßrige Phase dreimal mit je 2 ml Dichlormethan ausgeschüttelt. Die vereinigten Dichlormethan-Phasen werden mit Stickstoff trocken geblasen. Der Rückstand wird in 1 ml Dichlormethan gelöst und zur GC verwendet.

Chromatographische Bedingungen:
Säule: fused silica DB 1701, 0,25 µm (30 m *L*, 0,25 mm *ID*)
Säulentemperatur: 170 °C, 2 min, 1 °C/min 210 °C, 10 min
Injektortemperatur: 200 °C

Detektortemperatur: 250 °C
Carriergas: Helium
Flußrate: 0,8 ml/min, Split 1:30
Detektion: FID oder MSD
Einspritzmenge: 1 µl

Auswertung

Qualitativ: Die acetylierten, methylierten Alditole eluieren im GC in strukturabhängiger Reihenfolge nach folgender Gesetzmäßigkeit:

- Pentitole eluieren vor Hexitolen
- je höher der Grad der Methylierung desto geringer ist die Retentionszeit, entsprechend steigt die Retentionszeit mit dem Grad der Acetylierung im Molekül.
- Als letzte Peaks erscheinen die Hexitolhexaacetate etwa bei 40 min.

Hexosen als Endgruppen weisen nur eine Verknüpfungsstelle auf, sie sind vierfach methyliert und zweifach acetyliert (an den Verknüpfungsstellen und der Sauerstoffbrücke im Molekül) und eluieren zu Beginn des Chromatogramms. Hexosebausteine aus linearen Ketten weisen zwei Verknüpfungsstellen auf, sie sind dreifach methyliert und dreifach acetyliert. Die Hexosen an Polysaccharid-Verzweigungen haben drei Verknüpfungsstellen, sind also vierfach acetyliert und zweifach methyliert. Entsprechend erscheinen die Peaks der 'Kettenhexosen' vor den Peaks der 'Verzweigungshexosen'. Diese Gesetzmäßigkeiten sind auch auf Pentosebausteine zu übertragen, die jeweils vor den entsprechenden Hexosemonomeren erscheinen.

Je komplexer die Zusammensetzung der Polysaccharide ist, desto schwieriger ist das Chromatogramm der derivatisierten Monomeren an Hand von Referenz-Standards zu interpretieren. Eine genaue Zuordnung der einzelnen Peaks zu Monosaccharidbausteinen der Polysaccharide gelingt mit einem massenselektiven Detektor (MSD) am Gaschromatographen. Hier wird nach gaschromatographischer Auftrennung jede Einzelkomponente in typische Massenfragmente zerlegt.

Quantitativ: Da die derivatisierten Zuckerbausteine sehr zahlreich und nur unter großem Aufwand rein zu gewinnen und somit die Responsefaktoren nicht zu ermitteln sind, ist hier nur eine anteilmäßige Verteilung der Einzelkomponenten aus den Flächenprozenten zu errechnen.

Kapitel 10 **Lipide und Lipoide**

Fette und fette Öle

Fette und fette Öle dienen Pflanzen und Tieren als Reservestoffe. Sie bestehen aus Triglyceriden höherer Fettsäuren.

Die physikalischen und chemischen Eigenschaften der Fette werden in erster Linie durch die Struktur des Fettsäureanteils bestimmt. Fette sind daher wasserunlöslich und löslich in lipophilen Lösungsmitteln. Mit einem hohen Anteil ungesättigter Fettsäuren sind Fette bei Raumtemperatur flüssig. Zunahme an gesättigten Fettsäuren führt zu festerer Konsistenz.

Fette und fette Öle lassen sich aufgrund ihrer Fettsäurezusammensetzung in vier Gruppen unterteilen in Fette mit hohem Gehalt an:

1. **gesättigten Fettsäuren** (z.B. Kokosfett)
2. **einfach ungesättigten Fettsäuren** (z.B. Erdnußöl, Olivenöl)
3. **zweifach ungesättigten Fettsäuren** (z.B. Maiskeimöl, Sonnenblumenöl)
4. **mehrfach ungesättigten Fettsäuren** (z.B. Leinöl)

Wachse

Als Wachse im weiteren Sinn werden lipophile Substanzen von plastischer ("wachsartiger") Konsistenz bezeichnet.

Pflanzenwachse sind Exkrete der Epidermis, die auf Blättern, Stengeln und Früchten als Verdunstungsschutz dienen.

Bei den Wachsen im engeren Sinn handelt es sich um Ester langkettiger oder zyklischer, ein- oder zweiwertiger Alkohole (C_{21}-C_{33}) mit langkettigen Fettsäuren (C_{-14}-C_{34}), häufig mit gleicher Kohlenstoffzahl bei Alkohol und Fettsäure.

Die fettähnlichen Produkte schmelzen oberhalb 40 °C ohne Zersetzung und zeigen temperaturabhängige Löslichkeit und Konsistenz. Sie sind schwer zu verseifen und werden von Sauerstoff und Wärme wenig verändert.

Beispiel: Carnaubawachs

DC-Nachweis fetter Öle

Literatur: DAB 9 Kommentar Bd 1 S.113

Prinzip

Die Triglyceride der in Chloroform gelösten Fette werden auf Umkehrpha-
sen- oder Paraffin-imprägnierten DC-Platten aufgetrennt und mit Jod-
Stärke-Reaktion nachgewiesen.

Durchführung

Geräte und Hilfsmittel: Reagenzgläser, DC-Kammer

Chemikalien: Chloroform R, Paraffin flüssig R, Petrolether R, Essigsäure
98 % R, Aceton R, Acetonitril R, Jod R, Stärke löslich R, Quecksilber(II)-
iodid R

Bestimmung: *Untersuchungslösung*: Etwa 20 mg Substanz (1 Tropfen) wird
in 4 ml Chloroform gelöst.

Chromatographische Bedingungen:
Referenzlösung: Etwa 20 mg Maisöl (1 Tropfen) in 4 ml Chloroform lösen.
DC-Fertigplatte: RP-18-Fertigplatte (HPTLC) oder
   Kieselgur G R, Imprägnierung: Platte in DC-Kammer mit flüssigem
   Paraffin + Petrolether (5+95) stellen, Fließmittelfront bis mindestens
   14 cm, 5 min Abdampfen des Lösungsmittels (Chromatographie in dersel-
   ben Richtung wie Imprägnierung!!)
Fließmittel 1: Essigsäure
Laufhöhe: 12 cm
Fließmittel 2: Lösungsmittelgemisch: Aceton + Acetonitril (70+30) mit flüs-
   sigem Paraffin schütteln; paraffingesättigte Lösungsmittelphase + reines
   Lösungsmittelgemisch (80+20)

Laufhöhe: je nach Trennproblem 2–3 mal 12 cm

Auftragemenge: je 2 µl

Reagenz: durch Einstellen einer Abdampfschale mit Jod in eine DC-Kammer Joddämpfe entwickeln.

Stärke-Lösung: 1,0 g lösliche Stärke mit 5 ml Wasser anreiben, unter
Umrühren in 100 ml siedendes Wasser mit 10 mg Quecksilber(II)-iodid gießen. (frisch bereiten)

Nachbehandlung: Nach dem Entwickeln wird die Platte 10 min bei 110 °C
getrocknet, nach Abkühlen auf Raumtemperatur in eine Joddampf-gesät-

tigte DC-Kammer eingestellt und bis zum Erscheinen brauner Flecken stehen gelassen. Die Platte wird aus der Kammer genommen. Es wird gewartet bis die braune Untergrundfärbung verschwunden ist und anschließend mit Stärke-Lösung besprüht.

Auswertung

Die Fettsäuretriglyceride, die in diesem Verfahren nach ihrem Molekulargewicht getrennt werden, färben sich blau, nach Trocknen der Platte auch braun und durch Nachsprühen mit Wasser wieder blau. Nach der genannten Trennmethode lassen sich Baumwollsamen-, Mandel-, Sesam-, Mais-, Sonnenblumen- und Saffloröl wegen ihrer ähnlichen Fettsäurezusammensetzung kaum unterscheiden. Etwas spezifischer verlaufen die Chromatogramme von Raps-, Erdnuß-, Leinöl und Kakaobutter. Vermischungen der verschiedenen Fette sind mit dieser Methode aber in keinem Fall klar zu erkennen.

1. DC-Nachweis der Triglyceride in Kakaobutter (Cacao oleum)

Literatur: DAB 9 Kommentar Bd 2 S.2026

Prinzip

wie 'Allgemeiner DC-Nachweis der Triglyceride in fetten Ölen', jedoch spezifischer Nachweis durch Rhodamin B-Lösung.

Durchführung

Bestimmung: *Untersuchungslösung 2*: Zusätzlich eine Lösung von 0,10 g Kakaobutter in 4 ml Chloroform herstellen.

Chromatographische Bedingungen:
Auftragemenge: zusätzlich 5 µl der *Untersuchungslösung 2*
Sprühreagenz: methanolische Rhodamin B-Lösung 0,05 g/100 ml
Kaliumhydroxid-Lösung: 40 g/100 ml

Nachbehandlung: Nach der Entwicklung wird die Platte 10 min bei 110 °C getrocknet, mit Sprühreagenz besprüht, nach einigen min mit Kaliumhydroxid-Lösung nachgesprüht, im warmen Luftstrom getrocknet und erneut mit Kaliumhydroxid-Lösung nachgesprüht

Auswertung

In der unteren Hälfte der Chromatogramme der Untersuchungslösungen sind drei bis vier deutlich sichtbare Flecke auf rotem Untergrund zu sehen.

Ihr oberster Fleck liegt etwa auf der Höhe des untersten des Chromatogramms der Referenzlösung.

Im oberen Bereich der Untersuchungslösung 2 auftretende Flecken weisen auf Verunreinigung mit Kokosfett hin.

2. DC-Nachweis der Fettsäureester in Carnaubawachs (Cera carnaubae)

Literatur: DAB 9 Kommentar Bd 2 S.1100

Prinzip

Das Carnaubawachs wird in Chloroform gelöst. Nach Auftrennung der
Inhaltsstoffe durch DC werden diese mit Molybdatophosphat nachgewiesen.

Durchführung

Geräte und Hilfsmittel: Reagenzgläser, DC-Kammer

Chemikalien: Chloroform R, Menthylacetat R, Menthol R, Thymol R,
Toluol R, Ethylacetat R, Schwefelsäure 96 % R, Molybdatophosphorsäure R

Bestimmung: *Untersuchungslösung*: 0,10 g Carnaubawachs wird unter
Erwärmen in 5 ml Chloroform gelöst und noch warm zur DC verwendet.

Chromatographische Bedingungen:
Referenzlösung: 5 µl Menthylacetat und je 5 mg Menthol und Thymol in
10 ml Toluol lösen.
DC-Fertigplatte: Kieselgel G R
Fließmittel: Ethylacetat + Chloroform (2+98)
Auftragemenge: 30 µl Untersuchungs- und 10 µl Referenzlösung bandförmig
(20 mm)
Laufhöhe: 10 cm
Molybdatophosphorsäure-Lösung: ethanolische Molybdatophosphorsäure-
Lösung 20 g/100 ml

Nachbehandlung: Nach vollständigem Verdunsten des Fließmittels bei
Raumtemperatur wird die Platte mit Molybdatophosphorsäure-Lösung
besprüht, 10–15 min auf 100–105 °C erhitzt und bei Tageslicht ausgewertet.

Auswertung

Das Chromatogramm der Referenzlösung zeigt als unterste Zone die dunkelblaue des Menthols, etwas darüber die rötliche des Thymols und darüber
die ebenfalls dunkelblaue des Menthylacetats.

Im Chromatogramm der Untersuchungslösung befindet sich zwischen Menthol und Thymol der Referenzlösung die starke, dunkelblaue Zone des n-Triacontanols (Melissylalkohol). Zwischen Thymol und Menthylacetat sind schwächere, ebenfalls blau gefärbte Zonen zu erkennen sowie oberhalb des Menthylacetats 1–2 deutliche und darüber 1 intensiv blaue Zone.

3. HPLC-Bestimmung der Fettsäurezusammensetzung in fetten Ölen oder Wachsen nach schonender Derivatisierung

Literatur: Wiesend B (1989) Pharm. Ztg. Wiss. 134(1):47–53
siehe auch:
Gertz Ch (1989) GIT Supplement 2 Lebensmittel: 5–15 Zur Analytik und Beurteilung von
  pflanzlichen Fetten und Ölen
Bruns A, Waldhoff H, Winkle W (1989) Henkel-Referate 205:78–83 Anwendung der
  Hochleistungs-Flüssigchromatographie mit Lichtstreudetektion in der Fett- und Koh-
  lenhydratchemie

Prinzip

Die Fettsäuren werden mit Kalium-Phenoxybenzylalkohol derivatisiert. Dies ist eine schonende Derivatisierungsmethode zur Erhaltung instabiler hochungesättigter Fettsäuren, die quantitativ verläuft und Produkte mit intensiver UV-Absorption ergibt.

Durchführung

Geräte und Hilfsmittel: Reagenzglas mit Schliffstopfen, 100 ml Rundkolben, Trockenrohr, Extrelut 20 Säule, Rotationsverdampfer, 50 ml Meßkolben

Chemikalien: Kalium metallisch, Argon, 3-Phenoxybenzylalkohol (Fluka), Acetonitril R, n-Hexan R, Acetacetat (Merck)

Kalium-Phenoxybenzylalkohol-Reagenz: 100 mg (2,56 mmol) Kalium in einem Schliffkolben mit Trockenrohr in Argon-Atmosphäre in 20 ml 3-Phenoxybenzylalkohol unter Erwärmen auf 60 °C lösen.

Bestimmung von Fetten und Ölen: *Untersuchungslösung*: 100 mg Probe und 25 mg Standard-Fettsäure werden in einem Reagenzglas mit Schliffstopfen mit 3 ml Kalium-Phenoxybenzylalkohol-Reagenz versetzt und unter gelegentlichem Umschütteln bei Raumtemperatur reagieren gelassen. Anschlie-ßend wird die Mischung mit 15 ml Acetonitril auf eine Extrelut 20 Säule übergespült und nach 10–15 min mit insgesamt 100 ml n-Hexan eluiert. Das Eluat wird im Vakuum zur Trockne eingeengt, der Rückstand mit Acetacetat in einen 50 ml Meßkolben überführt und zur Marke aufgefüllt.

Bestimmung von Wachsen: wie unter Fette und Öle beschrieben, jedoch statt einer Reaktion von 45 min bei Raumtemperatur hier 1 h bei 60 °C.

Chromatographische Bedingungen:
Säule: Hypersil MOS, 5 μm (250 mm *L*, 4 mm *ID*)
Eluens: A: Wasser, B: Acetonitril
Gradient: 70 % B auf 100 % in 20 min
Flußrate: 1,5 ml/min
Detektion: 271 nm
Einspritzmenge: 10 μl

Auswertung

Die Retentionszeiten der in pflanzlichen und tierischen Fetten enthaltenen Fettsäuren liegen zwischen 10 und 20 min. Nicht abtrennbare Reagenzreste erscheinen bereits zwischen 0 und 5 min.

Zur quantitativen Bestimmung muß eine im zu analysierenden Fett nicht vorhandene Fettsäure als Standard zugesetzt werden: Der Gehalt der Komponenten des unbekannten Gemisches läßt sich aus der Menge der Standardfettsäure nach folgender Formel errechnen:

$$x_i = y \cdot \frac{FE\,(x_i) \cdot MG\,(x_i)}{FE\,(y) \cdot MG\,(y)}$$

x_i = unbekannte Menge der Fettsäure i
y = bekannte Menge der Standard-Fettsäure
$FE(x_i)$ = Peakfläche der Fettsäure i
$FE(y)$ = Peakfläche der Standard-Fettsäure
$MG(x_i)$ = Molekulargewicht der Fettsäure i
$MG(y)$ = Molekulargewicht der Standard-Fettsäure

Eine separate Eichanalyse ist bei diesem Verfahren nicht erforderlich, da die Absorption der Fettsäurederivate nur von Benzylalkoholrest bestimmt wird und die Fettsäure keinen Einfluß ausübt. Somit sind auch keine authentischen Vergleiche zur Bestimmung erforderlich.

Anwendungsbeispiele:
a) Fischöle

Auswertung

Als Standard-Fettsäure dient Margarinsäure-methylester (17:0 = 17 C-Atome, 0 Doppelbindungen). Die in Fischölen enthaltenen hochungesättigten, zur Artherosklerose-Prophylaxe wirksamen Eicosapentaensäure (20:5) und Docosahexaensäure (22:6) können hier sehr gut quantitativ erfaßt und damit kann die Qualität von Fischölen hinsichtlich ihrer pharmakologischen Wirkung überprüft werden.

b) Murmeltierfett

Auswertung

Die Fettsäurezusammensetzung von Murmeltierfetten ist in der Literatur
angegeben mit ca. 16–20 % Linolensäure (18:3), 8–10 % Linolsäure (18:2),
46–50 % Ölsäure (18:1), 14–18 % Palmitinsäure (16:0), 1,4–2,1 % Stearin-
säure (18:0), 1,5–1,8 % Myristinsäure (14:0) und 0,9–3,5 % Palmitolein-
säure (16:1). Mit dem genannten Verfahren lassen sich Abweichungen von
diesen Mengenverhältnissen leicht feststellen und damit Verschnitte mit
anderen Fetten oder Ölen.

c) Leinöl und Jojobaöl

Auswertung

Leinöl besitzt einen hohen Anteil an ungesättigten Fettsäuren als Triglyceride. Jojobaöl hingegen ist ein flüssiges Wachs.
   Die Durchführung beider Aufarbeitungsverfahren (von Fetten und Ölen
45 min bei RT sowie von Wachsen 60 min bei 60 °C) und jeweilige Aufnahme der HPLC zeigt, daß bei beiden Verfahren dieselben Fettsäure-Peaks
auftreten (18:3, 18:2, 16:0, 18:1), nämlich die des Öls und zusätzlich die des
Wachses (20:1, 22:1) bei den entsprechenden geänderten Derivatisierungs-
bedingungen.

4. HPLC-Bestimmung von Fettsäuren in pflanzlichen Fetten und Harzen nach Verseifung

Literatur: King JW, Adams EC, Bidlingmeyer BA (1982) J. Liquid Chromatogr. 5(2):275–304

Prinzip

Nach ihrer Verseifung werden die freien Fettsäuren aus dem Öl oder Harz
durch HPLC aufgetrennt und durch Vergleich mit Standard-Gemischen
identifiziert.

Durchführung

Geräte und Hilfsmittel: 100 ml Rundkolben, Rückflußkühler, Eisbad,
Schütteltrichter, Rotationsverdampfer

Chemikalien: Methanol R, Kaliumhydroxid R, Hexan R, Tetrahydrofuran
R, Ether R, Acetonitril R

Bestimmung von pflanzlichen Ölen: 2 ml Pflanzenöl wird mit 50 ml gesättigter methanolischer Kaliumhydroxid-Lösung in einem 100 ml Rundkolben

mit Stickstoff-Zuleitung" 10 min unter Rückfluß erhitzt. Anschließend wird der Kolben 2 min auf ein Eisbad gestellt, 2 ml destilliertes Wasser zugesetzt und mit verdünnter Salzsäure auf pH 2 eingestellt. Nach dem vollständigen Erkalten des Reaktionsgemisches werden die Fettsäuren durch Ausschütteln mit 15–25 ml n-Hexan extrahiert. Die Hexan-Phase wird abgetrennt, das Hexan im Vakuum abdestilliert und der Rückstand in Tetrahydrofuran gelöst.

Harze

4–5 ml Harz wird wie oben unter Rückfluß erhitzt. Vor der Hexan-Ausschüttelung wird hier zunächst mit Ether ausgeschüttelt, um nichtverseifbare Anteile zu entfernen.

Chromatographische Bedingungen:

Referenzlösung: gesättigte Fettsäuren 100 mg/1,0 ml Tetrahydrofuran, ungesättigte Fettsäuren 25 mg/0,5 ml Tetrahydrofuran
Säule: μ-Bondapak Fettsäure-Analysen-Säule (30 cm *L*, 4 mm *ID*)
Eluens: Tetrahydrofuran + Acetonitril + Wasser (25+40+40)
Detektion: Differentialrefraktometer
Einspritzmenge: 0,5–5,0 μl

Auswertung

Sowohl für die gesättigten als auch für die ungesättigten Fettsäuren bestehen gesetzmäßige Beziehungen zwischen chemischer Struktur und Retentionszeit:
– Sie zeigen ansteigende Retention mit steigender C-Zahl.
– Mit steigender Anzahl der Doppelbindungen bei gleicher C-Zahl nimmt die Retention ab.
– zwei zusätzliche Doppelbindungen in einem Fettsäuremolekül vermindern die Retention ähnlich wie die Verminderung um zwei C-Atome, wodurch Überlagerungen möglich sind. Durch leichte Modifizierung der mobilen Phase können solche Überlagerungen i.d.R. vermieden werden.

Zur Auswertung sollten Modell-Kits von Fettsäuren ähnlicher Zusammensetzung wie die der Probe als externer Standard chromatographiert werden.

5. GC-Analyse von fetten Ölen

Literatur: DAB 9 Kommentar Bd 1 S.138

Prinzip

In Gegenwart von Bortrifluorid werden die Fettsäuren methyliert und als Methylester durch GLC analysiert. Die Methode erfaßt freie Fettsäuren und Triglyceride sowie Phosphatide und Sterinester, nicht aber Epoxyfettsäuren oder cyclisch substituierte. Anhand einer Eichgeraden aus den Logarithmen der Nettoretentionszeiten von bekannten Fettsäuremethylestern und ihrer C-Atom-Zahl lassen sich die Fettsäuren identifizieren.

Durchführung

Geräte und Hilfsmittel: 25 ml Rundkolben, Rückflußkühler, Pipetten

Chemikalien: Methanol R, 0,5 N methanolische Natriumhydroxid-Lösung, Bortrifluorid [10% (1,3 M) in Methanol] (Fluka), Pentan R, Natriumchlorid R, Natriumsulfat wasserfrei R, je nach Bedarf zusammengestelltes Fettsäuremethylestergemisch (Roth)

Bestimmung: 150 mg Fett wird in einen 25 ml Rundkolben eingewogen und mit 2 ml methanolischer Natriumhydroxid-Lösung unter Rückfluß erhitzt, bis das Fett gelöst ist (ca. 5 min). Nach Zusatz von 5 ml methanolischer Bortrifluorid-Lösung wird weitere 2 min, nach Zugabe von 3 ml Pentan erneut 2 min unter Rückfluß gekocht. Anschließend wird der Kolben mit einer gesättigten Natriumchlorid-Lösung gefüllt, bis die Pentanschicht im Kolbenhals steht. Die Pentanphase wird abpipettiert, über Natriumsulfat getrocknet und zur GC verwendet.

Eichung der Säule: Das Fettsäuremethylestergemisch (Zusammensetzung wie nach Methylierung des zu analysierenden Fettes zu erwarten) wird injiziert, die Nettoretentionszeiten ermittelt und deren Logarithmen gegen die Anzahl der jeweiligen C-Atome in ein Koordinatensystem aufgetragen.

Chromatographische Bedingungen:
Standards: Fettsäuremethylestergemisch nach Bedarf (Roth)
Säule: Silar 5 CP,
Säulentemperatur: 120 °C, 5 °/min 250 °C
Injektortemperatur: 300 °C
Detektortemperatur: 280 °C
Carriergas: Stickstoff
Flußrate: 40 ml/min
Detektion: FID
Einspritzmenge: 0,1 µl

Auswertung

Qualitativ: An der aus der Eichung der Säule resultierenden Geraden (evtl. leicht S-förmig) lassen sich die Fettsäuren des zu analysierenden Fettsäuregemisches anhand ihrer Nettoretentionszeiten identifizieren.

Quantitativ: Nach der Methode des externen Standards

6. GC-Bestimmung von Erucasäure in Rapsöl (Oleum Rapae)

Literatur: persönliche Mitteilung

Prinzip

Nach Verseifung werden die Fettsäuren mit Heptan aus dem Reaktionsgemisch isoliert und zur GC verwendet.

Durchführung

Geräte und Hilfsmittel: 2 ml Reaktionsgefäß zum Versiegeln

Chemikalien: Stickstoff gasförmig, n-Heptan R, methanolische Kaliumhydroxid-Lösung 1,7 g/100 ml, Calciumchlorid R, Erucasäuremethylester (Roth)

Bestimmung: 0,100 g Öl wird in einem mit Stickstoff gespülten Reaktionsgefäß mit 0,50 ml n-Heptan und 0,10 ml methanolischer Kaliumhydroxid-Lösung versetzt, versiegelt und 30 min auf 50 °C erhitzt. Nach dem Abkühlen wird das Gefäß geöffnet, mit 0,100 g Calciumchlorid und 3,0 ml n-Heptan versetzt und leicht geschüttelt. Die n-Heptan-Phase wird zur Chromatographie verwendet.

Chromatographische Bedingungen:
Referenzlösung: 0,010 mg Erucasäuremethylester in 5,0 ml n-Heptan lösen. Zur Ermittlung der Standardabweichung wird die Referenzlösung fünfmal chromatographiert.
Säule: gepackte Glassäule (1,2 m *L*, 2 mm *ID*) mit
Trägergas: Stickstoff
Flußrate: 20,0 ml/min
Temperaturprogramm: 160 °C, 1 min, 8 °C/min, 220 °C, 15 min
Detektor: FID, 250 °C
Injektor: 220 °C
Einspritzmenge: 1,0 µl

Auswertung

Das Rapsöl darf max. 5,0 Flächenprozent Erucasäuremethylester enthalten. Ermittlung der Flächenprozent durch die Methode des externen Standards.

7. Gravimetrische Bestimmung der Fettfraktion in Mandeln (Amygdali semen)

Literatur: Jork H, Kraus Lj Arbeitsblätter für die Pharmazeutische Biologie, C-1 Blausäureglykosid-Drogen

Prinzip

Die Fettfraktion wird durch erschöpfende Soxhlet-Extraktion der Mandeln mit Petrolether gewonnen und gewogen.

Durchführung

Geräte und Hilfsmittel: Soxhlet-Apparatur, 250 ml Rundkolben, Rotationsverdampfer, Exsikkator, Mörser und Pistill

Chemikalien: Petrolether R

Bestimmung: 5,000 g fein geraspelte Mandeln werden 2 h mit 100 ml Petrolether (in einem gewogenen Rundkolben) in einer Soxhlet-Apparatur extrahiert. Nach der Extraktion wird das Lösungsmittel im Vakuum abdestilliert. Um eventuell noch vorhandenes Wasser zu entfernen, wird der Rückstand im Kolben 30 min bei 110 °C erhitzt und nach Abkühlen auf Raumtemperatur im Exsikkator auf 1 mg genau gewogen (Auswaage ca. 2,2 g).

Zur vollständigen Extraktion wird der Drogenrückstand der Soxhlet-Extraktion mit 10 g feinem Seesand im Mörser gut verrieben, in die oben benutzte Soxhlet-Hülse zurückgegeben und wie oben erneut extrahiert.

Auswertung

Die Auswaagen der beiden Extraktionsschritte werden addiert und der Gehalt im Vergleich zur Einwaage errechnet
Süße Mandeln enthalten 50–60 %, bittere Mandeln 40–50 % fettes Öl.

Sachverzeichnis

A

Abies-Arten s. Coniferenarten 63
Abietinsäure 93
Absinthii herba s. Wermutkraut 223
Absinthin 219
Acetoxyvalerensäure 52
Aceteugenol 49
Acetylierungsanalyse 279
Acetyl-methyl-alditol-Derivate 280
Acevaltrat 81
Adhumulon 235
Adlupulon 235
Adoniskraut 113
−DC-Nachweis der Herzglykoside 113
Adonitoxin 98
Aescin 153
Ätherische Öle 49
−Definition 49
−Eigenschaften 49
−GLC-Analyse 83
−Quantitative Bestimmung 84
−Sprühreagenzien 53
Agrimoniae herba s. Odermennig-
  kraut 214
Ajmalin 1
Aldohexosen 265
−DC-Nachweis 265
Aldonsäurelactone 275
−HPLC-Bestimmung 275
Aldonsäuren 275
−HPLC-Bestimmung 275
Aldopentosen 265
−DC-Nachweis 265
Alginat 267
−DC-Nachweis in Getränken 267
Alkaloide 1, 6, 8
−DC-Nachweis 8
−Definition 1
−Qualitative Nachweismethoden 6
Allicin 192, 194, 241
−DC-Nachweis 192
−HPLC-Bestimmung 194
−Scharfstoffe 241
Alliin 192
−DC-Nachweis 192

−GLC-Bestimmung 196
−HPLC-Bestimmung 194
−Synthese 194
Allii sativi bulbus s. Knoblauch 192
Alliin-Lyase 194
Allylsenföl 241
Aloe barbadensis s. Aloe, Curaçao- 179
Aloe capensis s. Aloe, Kap- 179
Aloe, Curaçao- 179
−DC-Nachweis der Antrachinon-
  glykoside 179
−Photometrische Bestimmung der
  Antrachinonderivate 189
Aloe, Kap- 179
−DC-Nachweis der Antrachinon-
  glykoside 179
−HPLC-Bestimmung von Aloin 183
−Photometrische Bestimmung der
  Antrachinonderivate 189
Aloe-Emodin 173
Aloesin B 173
Aloin 174
Aloinosid A 174
Aloinosid B 174
Amarogentin 220
Amaropanin 220
Amaroswerin 220
Aminozucker 255, 275
−Definition 255
−HPLC-Bestimmung 275
Ammeos visnagae fructus
  s. Ammi visnaga 250
Ammi majus 250
Ammi visnaga 250
−DC-Nachweis der Cumarine 250
−Photometrische Bestimmung der
  γ-Pyrone 253
Amperometrie (gepulste)-Detektor 276
Amygdali semen s. Mandeln 295
Andornkraut 223
−Mindestbitterwert 223
Anethol 49
Angelicin 247
Anilin-Diphenylamin-Phosphorsäure-
  Reagenz 266

Anis   76, 84
−DC-Nachweis des ätherischen Öls   76
−Quantitative Bestimmung des
   ätherischen Öls   84
Anisaldehyd   49
Anisaldehyd-Reagenz   53
Anisöl   77
−DC-Nachweis der Haupt-
   komponenten   77
Anserinae herba s. Gänsefinger-
   kraut 214
Anthron-Test   259
Antrachinonglykoside   173
−Allgemeine Nachweise   176
−Definition   173
Apigenin   124
Apigenin-5-O-glucosid   124
Apigenin-7-glucosid   125
Apiin   125
Arbutin   198
Arnicae flos s. Arnikablüten   224
Arnika chamissonis   224
Arnika montana   224
Arnikablüten   132, 134, 148, 224, 231,
   237, 238
−DC-Nachweis der Bitterstoffe   224
−DC-Nachweis der Flavonoide   132,
   134
−GLC-Bestimmung der Sesquiter-
   penlaktone   237
−HPLC-Bestimmung der Sesquiter-
   penlaktone   231
−Photometrische Bestimmung der
   Flavonoide   148
−Photometrische Bestimmung der
   Sesquiterpenlaktone   238
−Unterscheidung von A.montana und
   A. chamissonis   224
Artischocke   213
−HPLC-Bestimmung der Caffeoylchina-
   säuren und der Flavonoide   213
Asaron   50
Ascorbinsäure   276
−HPLC-Bestimmung   276
Astragalin   125
Atropamin   1
Aurantii pericarpium s. Pomeranzen-
   schale   223

B
Baldrianwurzel 80
−DC-Nachweis des ätherischen Öls   80
−HPLC-Bestimmung von Valerensäuren
   und Valerenal   81
−Quantitative Bestimmung des
   ätherischen Öls   81

Baljet-Reaktion   105
Balsame   93
−Definition   93
Bärentraubenblätter   200, 201, 203
−DC-Nachweis der Phenolderivate
   200
−HPLC-Bestimmung der Phenol-
   derivate   201
−Photometrische Bestimmung der
   Hydrochinonderivate   203
Baumwollsamenöl   287
−DC-Nachweis   287
Belladonnablätter/−wurzeln
   12, 26, 42
−DC-Nachweis der Alkaloide   12
−HPLC-Bestimmung   26
−Maßanalytische Alkaloid-
   bestimmung   42
Benediktenkraut   223
−Mindestbitterwert   223
Benzharze   93
Benzo-α-Pyrone   247
Benzoe   93
Benzoesäureconiferylester   93
Benzoesäuremethylester   93
Benzylbenzoat   93
Benzylcinnamat   94
Bergapten   247
Besenginsterkraut   21, 37
−DC-Nachweis der Alkaloide   21
−Photometrische Alkaloid-
   bestimmung   37
Betulae folium s. Birkenblätter
   132, 136
Bibernellwurzel   251
−HPLC-Bestimmung der Cumarine
   251
Bier   267
Birkenblätter   132, 136, 143, 148
−DC-Nachweis der Flavonoide
   132, 136
−HPLC-Bestimmung der Flavonoide
   143
−Photometrische Bestimmung der
   Flavonoide   148
Bisabolol   50
Bisdesmoside   152
Bitterholz   223
−Mindestbitterwert   223
Bitterstoffe   219, 223
−DC-Nachweis in Drogen   223
−Definition   219
−nichtterpenoide   219
−terpenoide   219
Bitterwert   222, 223
−Bestimmung   222

−Definition 222
Bleiacetat-Fällungsreaktion 208
Boldin 2
Boldoblätter 22, 39
−DC-Nachweis der Alkaloide 22
−Photometrische Boldin-Bestimmung 39
Borneol 50
Bornträger-Reaktion 176
Bornylacetat 50
Borsäure-Oxalsäure-Reagenz 140
Brucin 2
Buchweizensamen 141, 146
−DC-Nachweis der Flavonglykosyle 141
−HPLC-Bestimmung der Flavonglykosyle 146
Bufadienolide 98

C

Cacao oleum s. Kakaobutter 287
Caffeoylchinasäure 206, 213
Calami rhizoma s. Kalmus 58
Capsaicin 241
Capsici fructus acer s. Cayennepfeffer 242
Cardenolide 98
Cardui benedicti herba s. Benediktenkraut 223
Cardui mariae fructus s. Mariendistelfrüchte 150
Carnaubawachs 288
−DC-Nachweis der Fettsäureester 288
Carnosol 219
Carvacrol 50
Carvi aetheroleum s. Kümmelöl 74
Carvi fructus s. Kümmel 74
Carvon 50
Caryophyllen 50
Caryophyllenepoxid 50
Caryophylli aetheroleum s. Nelkenöl 69
Caryophylli flos s. Gewürznelken 67
Cascararinde 178, 182, 187
−DC-Nachweis der Antrachinonglykoside 178
−HPLC-Bestimmung der Antrachinonglykoside 182
−Photometrische Bestimmung der Antrachinonglykoside 187
Cascaroside 174
Catechin 206
Catechingerbstoffe 205
Cayennepfeffer 242, 243, 244
−DC-Nachweis der Scharfstoffe 242
−HPLC-Bestimmung der Capsaicinoide 243

−Photometrische Bestimmung der Capsaicinoide 244
Cellulose 262
−Bestimmung in biologischen Materialien und technischen Produkten 262
Centaurii herba s. Tausendgüldenkraut 227
Cephaelin 2
Cera carnaubae s. Carnaubawachs 288
Ceratoniae fructus s. Johannisbrot 214
α-Chaconin 2
Chamazulen 50
Chamomillae romanae flos s. Kamillenblüten, römisch 65
Chelerythrin 2
Chelidonii herba s. Schöllkraut 2
Chelidonin 2
Chinarinde 16, 30, 223
−DC-Nachweis der Alkaloide 16
−HPLC-Bestimmung der Alkaloide 30
−Mindestbitterwert 223
Chinidin 2
Chinin 2
Chloramin T-Lösung 107, 110
Chlorogensäure 206
α-Chromone 247
Chrysophanol 174
Cinchonae cortex s. Chinarinde 16, 30, 223
Cinchonidin 3
Cinchonin 3
Cineol 50
Cinnamein 93
Cinnamomi cortex s. Zimtrinde 70
Cinnamomi aetheroleum s. Zimtöl 71, 88
Cironellae aetheroleum s. Citonellöl 62
Citonellöl 62
−DC-Nachweis der Hauptkomponenten 62
−Maßanalytische Bestimmung der Hauptkomponenten (Acetylierung) 89
Citral 50
Citronellal 50
Citronellol 50
Citronenöl 61
−DC-Nachweis der Hauptkomponenten 61
−Maßanalytische Bestimmung der Hauptkomponenten (Oximbildung) 88
Codein 3
Coffein 3
Cohumulon 235
Colasamen 31, 33

−GC-Bestimmung von Coffein 33
−HPLC-Bestimmung von Coffein 31
Colchici semen s. Herbstzeit-
  losensamen 39
Colchicin 3
Colophonium 93
Columbianidin 247
Condurango cortex s. Condurango-
  rinde 239
Condurango-Glykosid A 220
Condurangorinde 223, 239
−Mindestbitterwert 223
−Photometrische Bestimmung der
  Bitterstoffe 239
Coniferenarten 63
−vergleichender DC-Nachweis der äthe-
  rischen Öle nach TAS-Auftragung 63
Convallariae herba s. Maiglöckchen-
  kraut 112, 117
Convallatoxin 98
Convallatoxol 99
Convallosid 99
Crataegi folium cum flore s. Weißdorn-
  blätter 148
Cucurbitacin 219
Cumarine 247, 249
−DC-Nachweis in Drogenextrakten 249
−Definition 247
−einfache 247
p-Cumarsäure 247
Curcumae rhizoma s. Javanische Gelb-
  wurz 72
·Curcumin 50
Curzerenon 93
Cymarin 99
Cynara scolymnus s. Artischocke 213
Cystein-Schwefelsäure-Test 260

D
Depsidone 205
o-Desmethoxy-curcumin 51
6-Desoxyhexosen 260
Nachweis 260
Dianisidin 70
Dicaffeoylchinasäure 206
Dichlorchinonchlorimid-Reagenz 73
Digitalinum verum 99
Digitalis lanatae folium s. Fingerhut,
  wollig 110
Digitalis purpureae folium s. Fingerhut,
  rot 120
Digitalisblüten, Nektar 269
−HPTLC-Nachweis der Zucker 269
Digitoxin 99
Dihydrocapsaicin 241
11,13-Dihydrohelenalin 220

Dihydrosamidin 247
Dinitrophenylhydrazin-Schwefelsäure-
Reagenz 150
Disaccharide 266, 278
−DC-Nachweis reduzierender 266
−GC-Bestimmung über die Trimethyl-
  silylderivate 278
Docosahexaensäure 290
Dragendorffs Reagenz 7

E
Eichenrinde 214
−Photometrische Bestimmung der
  Gerbstoffe (Hautpulvermethode)
  214
Eicosapentaensäure 290
Eisen(III)-chlorid-Reaktion 207
Ellagtannine 205
Emetin 3
Emodin 174
En-In-Dicycloether 67
Enzianwurzel 223, 226, 233
−DC-Nachweis der Bitterstoffe 226
−HPLC-Bestimmung der Bitterstoffe
  233
−Mindestbitterwert 223
Ephedrakraut 20
−DC-Nachweis der Alkaloide 20
Ephedrin 3
Equiseti herba s. Schachtelhalmkraut
  144
Erdnußöl 286
Eriocitrin 138
Erucasäure 294
Eucalyptusblätter 57
−DC-Nachweis des ätherischen Öls 57
−Quantitative Bestimmung des äthe-
  rischen Öls 84
Eugenol 51

F
Fagopyri semen s. Buchweizensamen
  141, 146
Farfarae folium s. Huflattichblätter
  132, 134
Farnesen 51
Faulbaumrinde 178, 182, 186
−DC-Nachweis der Antrachinon-
  glykoside 178
−HPLC-Bestimmung der Antrachinon-
  glykoside 182
−Photometrische Bestimmung der
  Antrachinonglykoside 186
Fehling-Reaktion 256
Fenchel 78, 84
−DC-Nachweis der ätherischen Öle 78

–Quantitative Bestimmung des ätherischen Öls 84
Fenchelöl 77, 83
–DC-Nachweis der Hauptkomponenten 77
–GLC-Bestimmung der Hauptkomponenten 83
Fenchon 51
Ferulasäure 247
Fette 285, 291
–Definition 285
–pflanzliche 291
Fette Öle 285, 286, 289, 292
–DC-Nachweis 286
–Definition 285
–GC-Analyse 292
–HPLC-Bestimmung der Fettsäurezusammensetzung 289
Fettsäuren 291
–HPLC-Bestimmung in pflanzlichen Fetten 291
Fettsäureester 288
Fieberklee 223
–Mindestbitterwert 223
Fingerhut, rot 107, 116, 120
–DC-Nachweis der Herzglykoside 107
–HPLC-Bestimmung der Herzglykoside 116
–Photometrische Bestimmung der Herzglykoside 120
Fingerhut, wollig 109, 110, 116, 119
–DC-Nachweis der Herzglykoside 110
–HPLC-Bestimmung der Herzglykoside 116
–Photometrische Bestimmung der Herzglykoside 119
–RP-TLC-Nachweis der Herzglykoside 109
Fischöle 290
–HPLC-Bestimmung der Fettsäurezusammensetzung 290
Flavonglykoside 124
–Definition 124
Flavonoide 124, 129, 132, 213
–Allgemeine Nachweise 129
–DC-Nachweis 132
–Definition 124
Foeniculi fructus s. Fenchel 78
Folins-Reagenz 229
Frangulae cortex s. Faulbaumrinde 186
Frangulin A 174
Frangulin B 174
Fructosane, Hydrolyse 282
Fructose 270
–PC-Trennung von Glucose 270

Furanocumarine 247
–Definition 247
Furanoeudesma-1,3-dien 94

G
g-Strophantin 122
Galgangae rhizoma s. Galgant 73
Galgant 73
–DC-Nachweis des ätherischen Öls 73
Gallotannine 205
Gallussäure 207
Gänsefingerkraut 214
–Photometrische Bestimmung der Gerbstoffe 214
Gelatine-Fällungsreaktion 208
Gentianae radix s. Enzianwurzel 226
Gentianose 219
Gentiobiosyloleandrin 115
Gentiopikrin 219
Gentiopikrosid 220
Gentisin 221
Geraniol 51
Gerbstoffe 205, 207, 214, 216
–Allgemeine Nachweise 207
–Definition 205
–Gravimetrische Bestimmung (Hautpulvermethode) 216
–hydrolysierbare 205
–kondensierte 205
–Photometrische Bestimmung (Hautpulvermethode) 214
Gewürznelken 67, 84
–DC-Nachweis des ätherischen Öls 67
–Quantitative Bestimmung des ätherischen Öls 84
Gingerole 241
Ginkgo biloba 147
–HPLC-Bestimmung der Flavonoide 147
Ginsengwurzel 161, 166, 171
–DC-Nachweis der Saponine 161
–HPLC-Bestimmung der Saponine 166
–Photometrische Bestimmung der Ginsenoside 171
Ginsenoside I 153
Ginsenoside II 153
Gitaloxin 99
Gitoxin 100
Glucoevatromonosid 100
Glucodigitoxigeninbisdigitoxosid 117
Glucofrangulin A 174
Glucofrangulin B 174
Glucogitaloxin 110
Glucogitorosid 117
Glucolanadoxin 117

Glucomannane 271
–PC-Trennung der Mono- und
  Oligomeren 271
Glucoscillaren A 100
Glucoscilliphäosid 120
Glucose 270
–PC-Trennung von Fructose 270
Glucoverodoxin 100
Glycyrrhetinsäure 154
Glycyrrhizinsäure 154
Glykoside 97
–Definition 97
Guajazulen 55
Gummiharze 93

H
Heteroside 97
–Definition 97
Haarstrangwurzel s. Sumpf-Haarstrang-
  wurzel 252
Hamamelisblätter, -rinde 212, 214
–DC-Nachweis der Gerbstoffe 212
–Photometrische Bestimmung der
  Gerbstoffe (Hautpulvermethode) 214
Hamamelitannin 207
Hämolyseversuch 155
Harpagophyti radix s. Teufelskrallen-
  wurzel 236
Harpagosid 221
Harze 93
–Definition 93
Helenalin 221
Helenalinacetat 221
Helenalinester 221
Helenalin-2-methylbutyrat 226
Helenalinisovaleriat 226
Hemicellulose 263
Herbstzeitlosensamen 39
–Photometrische Colchicin-Bestim-
  mung 39
Herniarin 51
Herzglykoside 98
–Allgemeine Nachweise 104
–Allgemeine DC-Nachweise 106
–Definition 98
Hesperidin 125
Hexosen, freie und glykosidisch
  gebundene 259
Hexuronsäuren 265
–DC-Nachweis 265
Hippocastani semen s. Roßkastanien-
  samen 168
Holunderblüten 148
–Photometrische Bestimmung der
  Flavonoide 148
Homodihydrocapsaicin 242

Honig 256, 276
–Nachweis reduzierender Zucker in
  256
–Nachweis von Ketosen in 256
–HPLC-Bestimmung der Kohlen-
  hydrate 276
Hopfenzapfen 229, 235
–DC-Nachweis der Bitterstoffe 229
–HPLC-Bestimmung der Bitterstoffe
  235
Huflattichblätter 132, 134
–DC-Nachweis der Flavonoide
  132, 134
Humulone 219, 221
Hydrochinon 198, 200, 203
7-Hydroxyaloin 174
p-Hydroxybenzoesäure-Hydrazid-Test
  257
Hydroxy-Biphenyl-Test 261
Hydroxycumarine 247
–Definition 247
5-Hydroxymethylfurfurol 256
Hyoscyamin 3
Hyoscyamusblätter 12
–DC-Nachweis der Alkaloide 12
Hyperici herba s. Johanniskraut 184
Hypericin 175
Hyperosid 125

I
Imperatorin 247
Ingwer 241
–Scharfstoffe 241
myo-Inosit 278, 279, 280
Inulinhydrolysat 270
–Trenunng Fructose und Glucose 270
Iodplatin-Reagenz 17
Ionenaustauschchromatographie 264
Ipecacuanhawurzel/-extrakt 15, 29, 44
–DC-Nachweis der Alkaloide 15
–HPLC-Bestimmung der Alkaloide 29
–Maßanalytische Alkaloidbestimmung
  (Wurzel) 45
–Maßanalytische Alkaloidbestimmung
  (Extrakt) 44
Isobergapten 248
Isobyak-angelicin-angelat 248
Isogentisinglykosid 227
Isomenthon 54
Isoorientin 125
Isopimpinellin 248
Isoquercitrin 125
Isorhamnetin 148
Isovaltrat 52
Isovitexin 126

J

Javanische Gelbwurz   72, 84
–DC-Nachweis des ätherischen Öls   72
–Quantitative Bestimmung des ätherischen Öls   84
Johannisbrot   211, 214
–DC-Nachweis der Gerbstoffe   211
–Photometrische Bestimmung der Gerbstoffe (Hautpulvermethode)   214
Johanniskraut   184
–HPLC-Bestimmung von Hypericin   184
Jojobaöl   291
–HPLC-Bestimmung der Fettsäurezusammensetzung   291
Juniperi pseudofructus s. Wacholderbeeren   64

K

Kaffee s. Tee   31
Kaffeesäure   126
Kaffeesäureester   201
Kakaobutter   287
–DC-Nachweis der Triglyceride   287
Kalium-Phenoxybenzylalkohol-Reagenz   289
Kaliumpermanganat-Schwefelsäure-Reagenz   53
Kalmus   58
–DC-Nachweis des ätherischen Öls   58
Kamillenblüten   65, 66, 142
–DC-Nachweis des ätherischen Öls nach Perkolation   66
–DC-Nachweis des ätherischen Öls nach TAS-Auftragung   65
–HPLC-Bestimmung der Flavonoide   142
Kamillenblüten, römisch   132, 135
–DC-Nachweis der Flavonoide   132, 135
Kämpferol   126
Kartoffelprodukte   28
–HPLC-Bestimmung der Glykoalkaloide   28
Kedde-Reaktion   104
Keller-Kiliani-Reaktion   106
Khellin   248
Knoblauch   192, 194, 196
–DC-Nachweis von Alliin und Allicin   192
–GLC-Bestimmung von Alliin   196
–HPLC-Bestimmung von Alliin und Allicin   194
–Scharfstoffe   241
Kohlenhydrate   255
–Definition   255

Kokosfett   285, 288
Kümmel   74, 84
–DC-Nachweis des ätherischen Öls   74
–Quantitative Bestimmung des ätherischen Öls   84
Kümmelöl   74, 83
–DC-Nachweis der Hauptkomponenten   74
–GLC-Bestimmung der Hauptkomponenten   83

L

Laiocarposid   198
Lanatosid A   101
Lanatosid B   101
Lanatosid C   101
Lavandinöl   61
Lavendelöl   60, 83, 86
–DC-Nachweis der Hauptkomponenten   60
–GLC-Bestimmung   83
–Quantitative Bestimmung der Ester   86
Leinöl   291
–DC-Nachweis   291
–Fettsäuren   291
–HPLC-Bestimmung der Fettsäurezusammensetzung   291
Levistici radix s. Liebstöckelwurzel   79
Liebstöckelwurzel   79
–DC-Nachweis des ätherischen Öls   79
–Gravimetrische Bestimmung des ätherischen Öls   90
Lignin   262
Ligustilid   51
Lilium-Arten   271
Limonen   51
Limonis aetheroleum s. Citronenöl   61
Linalool   51
Linalylacetat   60
Lindenblüten   132, 137
–DC-Nachweis der Flavonoide   132, 137
Lipide   285
–Definition   285
Lipoide   285
–Definition   285
Liquiritiae radix s. Süßholzwurzel   169
Lupuli strobulus s. Hopfenzapfen   229
Lupulon   221
Luteolin   126
Luteolin-5-glucosid   126
Luteolin-7-glucosid   135

M

Maiglöckchenkraut   112, 117

–DC-Nachweis der Herzglykoside 112
–HPLC-Bestimmung der Herz-
  glykoside 117
Maiskeimöl 285
Maisöl 286
–DC-Nachweis 286
Mandelins Reagenz 10
Mandeln 295
–Gravimetrische Bestimmung der Fett-
  fraktion 295
Mandelöl 287
–DC-Nachweis 287
Margarinsäuremethylester 290
Mariendistelfrüchte 132, 136, 150
–DC-Nachweis der Flavonoide 132, 136
–Photometrische Bestimmung der
  Flavanone 150
Marrubii herba s. Andornkraut 223
Matricariae flos s. Kamillenblüten 65
Matricin 51
Mayers Reagenz 7
Meerzwiebel 112, 119
–DC-Nachweis der Herzglykoside 112
–HPLC-Bestimmung der Herz-
  glykoside 119
Melissenblätter 55
–DC-Nachweis des ätherischen Öls 55
Melissylalkohol s. Triacontanol 289
Mentha crispa 54
Mentha pulegium 54
Menthae piperitae aetheroleum
  s. Pfefferminzöl 53
Menthae piperitae folium s. Pfefferminz-
  blätter 53
Menthofuran 51
Menthol 51
Menthon 51
Menthylacetat 51
Menyanthidis folium s. Fieberklee 223
Methoxyfuranodien 93
Methoxyzimtaldehyd 52
Methylarbutin 198
5-Methylfurfural 260
Methylhydrochinon 201
Methylierungsanalyse 280
Mikrowellenbedampfungstechnik 132
Molybdatophosphorsäure-Reagenz 7
Monodesmoside 152
Monosaccharide 255, 266, 278, 279
–DC-Nachweis reduzierender 266
–Definition 255
–GC-Bestimmung über die Alditol-
  acetate 279
–GC-Bestimmung über die Trimethyl-
  silylderivate 278
Morphin 4

Murmeltierfett 291
–HPLC-Bestimmung der Fettsäure-
  zusammensetzung 291
Muskat 241
–Scharfstoffe 241
Myristicin 241
Myrrhe 94
–DC-Nachweis der Sesquiterpene 94

N
Narcein 4
Naringin 126, 219
Natriumborhydrid-Reduktion von
  Flavonoiden 131
Natriumborhydrid-Reduktion von
  Monosacchariden 279
Nelkenöl 69, 87
–DC-Nachweis der Haupt-
  komponenten 69
–Volumetrische Bestimmung des
  ätherischen Öls 87
Neo-Glucodigifucosid 101
Neo-Odorosid G 101
Neohesperidin 219
Nerolidol 94
Neutralzucker 273
–HPLC-Bestimmung 273
Nicotin 4, 14
Ninhydrin-Reagenz 193
Nordihydrocapsaicin 242
Norephedrin 4
Norpseudoephedrin 4
Noscapin 4
NST/PEG-Reagenz 133, 224

O
Odermennigkraut 214
–Photometrische Bestimmung der
  Gerbstoffe 214
Oleanan 152
Oleanderblätter 114
–DC-Nachweis der Herzglykoside 114
Oleandrin 102
Oligosaccharide 255, 278
–Definition 255
–Silylierungsanalyse 278
Olivenöl 285
Opium 9, 25
–DC-Nachweis der Alkaloide 9
–HPLC-Bestimmung der Alkaloide 25
Orcin-Test 258
Orientin 127
Ostruthol 248
Ouabain 102
Oxipeucedanin 248
Oxipeucedaninhydrat 248

P

PAHBAH-Test   257
Papaverin   4
Paprika   241
−Scharfstoffe   241
Passionsblumenkraut   140, 148
−DC-Nachweis der Flavonoide   140
−Photometrische Bestimmung der
  Flavonoide   148
Pektinase   275
Pentosen, freie und glykosidisch
  gebundene   258
Perubalsam   95
−DC-Nachweis der Harzbestandteile
  95
Peucedanum palustre s. Sumpf-Haar-
  strangwurzel   252
Pew-Reaktion   131
Pfeffer   241
−Scharfstoffe   241
Pfefferminzblätter   53, 84
−DC-Nachweis der ätherischen Ölkom-
  ponenten   53
−Quantitative Bestimmung des
  ätherischen Öls   84
Pfefferminzöl   53
−DC-Nachweis der Haupt-
  komponenten   53
Pflanzenwachse   285
−Definition   285
Phenolglykoside   198
−Allgemeiner DC-Nachweis   198
Physcion   175
Picea-Arten s. Coniferenarten   63
Picein   198
Pikrinsäure-Lösung   7
Pikrosalvin s. Carnosol   219
Pimpinellae radix s. Bibernellwurzel
  251
Pimpinellin   248
Pinus-Arten s. Coniferenarten   63
Piperin   241
Polygalae radix s. Senegawurzel   157
Polysaccharide   255, 263, 275, 280
−Definition   255
−enzymatische Hydrolyse uronsaurer
  275
−GC-Analyse der Monosaccharid-
  bausteine   280
−Gewinnung der Rohpolysaccharide
  263
−HPLC-Bestimmung von Uronsäuren,
  Aldonsäuren in   275
−Säurehydrolyse uronsaurer   275
−Strukturermittlung durch Methylie-
  rungsanalyse   280

Pomeranzenschale   132, 138, 223
−DC-Nachweis der Flavonoide
  132, 138
−Mindestbitterwert   223
Presenegenin   154
Primelwurzel   156
−DC-Nachweis der Saponine   156
Primula elatior   156
Primula veris   156
Proscillaridin   102
Protoalkaloide   1
−Definition   1
Pseudoalkaloide   1
Pseudoephedrin   4
Psoralen   247
Pulegon   254
Purpureaglykosid A   102
Purpureaglykosid B   102
Purpureaglykosid E   103
Pyranocumarine   247
−Definition   247

Q

Quassiae lignum s. Bitterholz   223
Quebrachorinde   24, 41
−DC-Nachweis der Alkaloide   24
−Photometrische Yohimbin-
  Bestimmung   41
Quercetin   127
Quercetinarabinosid   127
Quercetinglucuronid   127
Quercetinsophorosid   127
Quercitrin   137
Quercus cortex s. Eichenrinde   214

R

Rapae oleum s. Rapsöl   294
Rapsöl   294
−GC-Bestimmung von Erucasäure   294
Ratanhiae radix s. Ratanhiawurzel   209
Ratanhiaphenole   207
Rathaniawurzel   209, 214
−DC-Nachweis der Gerbstoffe   209
−Photometrische Bestimmung der
  Gerbstoffe (Hautpulvermethode)
  214
Rautenkraut   148
−Photometrische Bestimmung der
  Flavonoide   148
Rauwolfiawurzel   18, 35
−DC-Nachweis der Alkaloide   18
−Photometrische Alkaloid-
  bestimmung   35
Raymond-Reaktion   105
Rescinnamin   5
Reserpin   5

Rhabarberwurzel   177, 185
−DC-Nachweis der Antrachinon-
   glykoside   177
−Photometrische Bestimmung der
Antrachinonglykoside   185
Rhamni purshianae cortex s. Cascara-
   rinde   187
Rhei radix s. Rhabarberwurzel   177
Rhein   175
Rhein-8-glucosid   175
Rohpolysaccharide, Extraktion   263
−Ionenaustauschchromatographie   264
Rosmarinblätter   224
−DC-Nachweis der Bitterstoffe   224
Rosmarinsäure   205, 213
Roßkastaniensamen   158, 162, 168
−DC-Nachweis der Saponine   158
−HPLC-Bestimmung der Saponine
   162
−Photometrische Bestimmung der
   Saponine   168
Rutae herba s. Rautenkraut   148
Rutosid   128

S
Saffloröl   287
−DC-Nachweis   287
Salbei, dreilappiger   56
−DC-Nachweis des ätherischen Öls   56
Salbeiblätter   56
−DC-Nachweis des ätherischen Öls   56
−DC-Nachweis der Bitterstoffe   224
−Quantitative Bestimmung des
   ätherischen Öls   84
Salicin   198, 202
Salicis cortex s. Weidenrinde   202
Sambuci flos s. Holunderblüten   148
Samidin   247
Sanguinarin   5
Santonin   225
Saponarin   128
Saponine   154, 164
−Allgemeine Nachweise   154
−Quantitative Analyse des Gesamt-
   gehalts   164
Saponinglykoside   152
−Definition   152
Sarothamni scoparii herba s. Besen-
   ginsterkraut   21
Schachtelhalmkraut   132, 138, 144
−DC-Nachweis der Flavonoide
   132, 138
−HPLC-Bestimmung der Flavonoide
   144
Scharfstoffe   241
Schaumprobe   154

Schleimpolysaccharide   273
−HPLC-Bestimmung der
Neutralzucker   273
Schokolade   31, 33
−GC-Bestimmung von Coffein   33
−HPLC-Bestimmung von Coffein   31
Schöllkraut   11, 34
−DC-Nachweis der Alkaloide   11
−Photometrische Chelidonin-Bestim-
   mung   34
Scillae bulbus s. Meerzwiebel   112
Scillaren A   103
Scillicyanosid   103
Scilliglaucosid   103
Scillirosid   103
Scopolamin   5
Scopoletin   249
Selivanow-Reaktion   256
Senegasaponine   157
Senegawurzel   157
−DC-Nachweis der Saponine   157
Senfölglykoside   192
Sennesblätter   181, 190
−DC-Nachweis der Antrachinon-
   glykoside   181
−Photometrische Bestimmung der
   Antrachinonglykoside   190
Sennoside A, B, C, D   175
Serpentin   5
Sesamöl   287
−DC-Nachweis   287
Sevikraut   84
−Quantitative Bestimmung des
   ätherischen Öls   84
Shinoda-Reaktion   130
Shouteten-Reaktion   176
Silybin   128
Silychristin   128
Silydianin   128
Silylierungsanalyse   278
Silymarin   136
α-Solanin   5
Sonnenblumenöl   287
−DC-Nachweis   287
Spartein   6
Sphondin   248
Steroidsaponine   152
Stramoniumblätter   12
−DC-Nachweis der Alkaloide   12
g-Strophantin   102
Strophantussamen   122
−Photometrische Bestimmung der
   Herzglykoside   122
Strychnin   6, 208
−Fällungsreaktion   208
Strychnossamen   19, 36, 46

−DC-Nachweis der Alkaloide 19
−Maßanalytische Alkaloid-
 bestimmung 46
−Photometrische Alkaloid-
 bestimmung 36
Sulfamat-Lösung 261
Sumpf-Haarstrangwurzel 252
−HPLC-Bestimmung der Furanocu-
 marine 252
Süßholzwurzel 159, 160, 165, 169
−DC-Nachweis der Glycyrrhizinsäure
 160
−DC-Nachweis der Saponine 159
−HPLC-Bestimmung der Glycyrrhizin-
 säure 165
−Photometrische Bestimmung der
 Saponine 169
Swertiamarin 221

T
Tabak 14
−DC-Nachweis von Nicotin (TAS-
 Verfahren) 14
Tausendgüldenkraut 223, 227
−DC-Nachweis der Bitterstoffe 227
−Mindestbitterwert 223
Taxifolin 128
Tee 31, 33
−GC-Bestimmung von Coffein 33
−HPLC-Bestimmung von Coffein 31
Terpenharze 93
Terpinen-4-ol 52
Terpineol 52
Teufelskrallenwurzel 230, 236
−DC-Nachweis der Bitterstoffe 230
−HPLC-Bestimmung von Harpagosid
 236
Thebain 6
Theobromin 6
Theophyllin 6
Thujon 52
Thymian 59
−DC-Nachweis des ätherischen Öls 59
Thymol 52
Tiliae flos s. Lindenblüten 137
Tormentillwurzelstock 210, 216
−DC-Nachweis der Gerbstoffe 210
−Gravimetrische Bestimmung der
 Gerbstoffe (Hautpulvermethode)
 216
Triacontanol 289
Triglyceride in Kakaobutter 287
Trisaccharide 266, 278
−DC-Nachweis reduzierender 266
−GC-Bestimmung über die Trimethyl-
 silylderivate 278

Triterpensaponine 152
Tropin 6

U
Umbelliferon 80
Updegraff-Test 262
Urginea maritima s. Meerzwiebel 112
Uronsäurelactone 275
−HPLC-Bestimmung 275
Uronsäuren 261, 275
−HPLC-Bestimmung 275
−Nachweis 261
Ursan 152
Uvae ursi folium s. Bärentrauben-
 blätter 200

V
Valepotriate 81
Valerenal 81
−HPLC-Bestimmung 81
Valerensäure 52, 81
−HPLC-Bestimmung 81
Valerianae radix s. Baldrianwurzel 80
Valtrat 52
Vanillylalkohol 198
Vanillin-Schwefelsäure-Reagenz 95
Vanillosid 198
Virgaureosid A 198
Visnadin 247
Visnagin 248
Vitexin 124, 128, 140
Vitexinrhamnosid 140
Viridiflorol 52

W
Wacholderbeeren 64, 84
−DC-Nachweis des ätherischen Öls 64
−Quantitative Bestimmung des
 ätherischen Öls 84
Wachse 285, 289
−Definition 285
−HPLC-Bestimmung der Fettsäure-
 zusammensetzung 289
Wasserdampfdestillation 84, 85
Weidenrinde 202
−HPLC-Bestimmung von Salicin 202
Weißdornblätter 132, 139, 148
−DC-Nachweis der Flavonoide
 132, 139
−Photometrische Bestimmung der
 Flavonoide 148
Wermutkraut 223
−Mindestbitterwert 223
Wilson-Tauböck-Reaktion 130

X

Xanthohumol 230
Xanthorrhizol 52
Xanthotoxin 248
Xanthydrol-Reaktion 105

Y

Yohimbin 6

Z

Zerewitinow-Reaktion 256
Zimmermann-Reagenz 225
Zimtaldehyd 52
Zimtalkohol 52

Zimtöl 71, 88
–DC-Nachweis der Haupt-
  komponenten 71
–Maßanalytische Bestimmung des äthe-
  rischen Öls (Oximbildung) 88
Zimtrinde 70, 84
–DC-Nachweis des ätherischen Öls 70
–Quantitative Bestimmung des
  ätherischen Öls 84
Zimtsäurebenzylester 94
Zimtsäuremethylester 94
Zirkonium-Citronensäure-Test 131
Zucker, HPTLC-Nachweis 269

E. Steinegger, Bern; **R. Hänsel,** München

Pharmakognosie

5., korr. u. durchges. Aufl. 1992. XXVII, 800 S.
496 Abb. 51 Tab. Geb. DM 98,–
ISBN 3-540-55649-4

Dieses Lehrbuch ist für den Studenten der Pharmazie im 2. Abschnitt des Studiums bestimmt.
Der Inhalt umfaßt die geforderten Kenntnisse gemäß Approbationsordnung für die pharmazeutische Prüfung auf dem Gebiet der pharmazeutischen Biologie. Hierzu gehören die Herkunft, die Inhaltsstoffe, die Qualitätsprüfung und die Anwendung von pflanzlichen Arzneidrogen. Zusätzlich sind Arzneimittel der besonderen Therapierichtung in Form der Phytopharmaka ausführlich abgehandelt.
Für Apotheker und für mit dieser Therapie befaßte Ärzte ist das Lehrbuch ein unentbehrliches Arbeitsbuch und Nachschlagewerk. In der Neuauflage ist die aktuelle Arzneibuchsituation eingearbeitet.

Preisänderungen
vorbehalten.

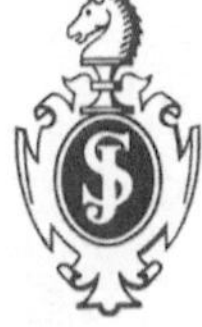

Springer-Lehrbuch

C.-D. Herzfeldt, Universität Frankfurt

Propädeutikum der Arzneiformenlehre

Galenik 1

1992. XIV, 240 Seiten. 139 Abb. 73 Tab.
Brosch. DM 49,– ISBN 3-540-50963-1

Das **Propädeutikum der Arzneiformenlehre** lehrt die
Kenntnis vom Aufbau, der Herstellung und der Anwendung von festen, flüssigen und halbfesten Arzneiformen. Den Arzneiformen sind die physikalischen, phar-
mazeutisch-technologischen und physikalisch-chemi-
schen Grundlagen der Systeme und die galenischen
Grundoperationen zugeordnet. Es werden traditionelle
Galenik, moderne pharmazeutische Technologie und
allgemeine naturwissenschaftliche Kenntnisse
verknüpft.

Mit dem Lehrbuch erwirbt der Pharmaziestudent und
der PTA-Schüler Kenntnisse über die Grundlagen
der Arzneiformenlehre. Diese Kenntnisse sind
im ersten Prüfungsabschnitt gemäß der
Approbationsordnung gefordert.

*Preisänderungen
vorbehalten.*

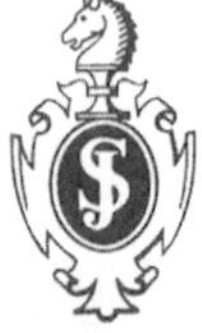

Springer-Lehrbuch